糖尿病药物

之噻唑烷二酮类药物

主编 郭莉霞 文 莉 殷钟意

TANGNIAOBING YAOWU

ZHI SAIZUOWANERTONG LEI YAOWU

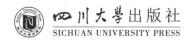

四川大学出版社
SICHUAN UNIVERSITY PRESS

项目策划：梁　胜　陈　纯
责任编辑：陈　纯
责任校对：龚娇梅
封面设计：墨创文化
责任印制：王　炜

图书在版编目（CIP）数据

糖尿病药物之噻唑烷二酮类药物 / 郭莉霞，文莉，
殷钟意主编 . — 成都：四川大学出版社，2021.4
（2021.11 重印）
　　ISBN 978-7-5690-2971-0

　　Ⅰ . ①糖… Ⅱ . ①郭… ②文… ③殷… Ⅲ . ①糖尿病
－药物 Ⅳ . ① R977.1

中国版本图书馆 CIP 数据核字（2019）第 155508 号

书名　糖尿病药物之噻唑烷二酮类药物

主　　编	郭莉霞　文　莉　殷钟意
出　　版	四川大学出版社
地　　址	成都市一环路南一段 24 号（610065）
发　　行	四川大学出版社
书　　号	ISBN 978-7-5690-2971-0
印前制作	四川胜翔数码印务设计有限公司
印　　刷	四川盛图彩色印刷有限公司
成品尺寸	170mm×240mm
印　　张	14
字　　数	266 千字
版　　次	2021 年 4 月第 1 版
印　　次	2021 年 11 月第 2 次印刷
定　　价	60.00 元

◆ 读者邮购本书，请与本社发行科联系。
　电话：(028)85408408/(028)85401670/
　(028)86408023　邮政编码：610065
◆ 本社图书如有印装质量问题，请寄回出版社调换。
◆ 网址：http://press.scu.edu.cn

四川大学出版社
微信公众号

前　言

　　2 型糖尿病（Type 2 Diabetes Mellitus，T2DM）是世界范围内广泛流行的重要慢性疾病，其发病率逐年递增，严重危害人类健康。2016 年，中国糖尿病患者数量高达 1.29 亿，与肥胖症患者数量共同进入了"双世界第一"的时代。胰岛素抵抗（Insulin Resisitance，IR）是 2 型糖尿病的主要发病机制之一，IR 发生的部位主要是外周组织（肌肉和脂肪）和肝脏，在前者可表现为胰岛素促进骨骼肌、脂肪组织摄取葡萄糖并加以利用或储存的能力减弱，在后者则表现为胰岛素抑制肝糖原输出的能力下降。噻唑烷二酮类糖尿病药物作为胰岛素增敏剂，在体内发挥作用的主要部位是肌肉、脂肪和肝脏细胞，通过激活这些组织细胞的过氧化物酶体增殖激活受体（Peroxisome Proliferators Activated Receptors，PPAR），使脂肪、肌肉、肝脏的细胞对胰岛素更加敏感，改善胰岛素抵抗，从而调节能量平衡及葡萄糖、脂肪代谢。然而，降糖药种类丰富，在众多的口服降糖药的选择时，要重点考虑三方面的因素，即有效性、安全性和简便性，能够平衡好这个"三角关系"的降糖药才是理想的选择。从有效性来看，二甲双胍、噻唑烷二酮类和磺脲类的降糖能力更胜一筹，并且治疗费用也相对较低，因此临床上对于血糖较高的患者，这三类药物常会被优先考虑。在长期有效性方面，有研究显示，二甲双胍与吡格列酮（噻唑烷二酮类药物）联用较磺脲类药物降糖效果更持久，尤其是针对 IR 严重的患者。我们编写了《糖尿病药物之噻唑烷二酮类药物》一书，希望能够为广大糖尿病药物研究人员提供较为详尽的噻唑烷二酮类药物研发进展，并为糖尿病患者提供科学的药物知识普及。本书内容涉及面较广，编者参考了众多资料，在此向有关作者表示感谢。由于数据采集范围和分析工具的限制，加之编者水平有限，书中的数据、结论和建议仅供社会各界借鉴研究，若有不当之处，敬请广大读者批评指正。

　　本书的完成要感谢"食品科学与工程专业国家卓越农林人才教育培养专项经费"的支持，同时要感谢蒲语涵和黄秋林对本书的文献搜集和整理工作。

目　录

第1章 糖尿病概述

1.1 糖尿病基础知识

糖尿病（Diabetes Mellitus，DM）是一种具有遗传倾向的糖类代谢和内分泌障碍继而引起全身性代谢紊乱的综合征。其以高血糖为基本生化特征。由于胰岛素的绝对或相对分泌不足，或机体对胰岛素的需求量增加等多种内源性和外源性因素共同作用而导致一系列特征性病理和临床变化。通俗地说，糖尿病就是血糖慢性增高而使身体内出现一系列代谢紊乱，比如血脂异常、蛋白质代谢异常、水和电解质平衡失调等，使机体逐渐受到损害，进而引起各种慢性并发症的一种内分泌代谢性疾病。持续高血糖与长期代谢紊乱等可导致全身组织器官，特别是眼、肾、心血管及神经系统的损害及其功能障碍和衰竭，严重者可引起失水、电解质紊乱和酸碱平衡失调等急性并发症（如酮症酸中毒和高渗性昏迷）。临床典型病例可出现多尿、多饮、多食、消瘦等表现，即"三多一少"症状。

据统计，1980 年我国糖尿病发病率仅为 1.0%，2000 年猛增到 3.6%[1]，2017 年我国慢性病前瞻性研究项目（China Kadoorie Biobank，CKB）公布的我国城乡糖尿病患病率为 5.9%，其中农村地区的糖尿病患病率为 4.1%，城市地区为 8.1%，男性糖尿病患病率为 5.8%，女性为 6.1%[2]。

目前，糖尿病已成为世界范围内最常见的、慢性的、代谢性疾病之一，继肿瘤、心脑血管疾病之后威胁人类健康的第三大疾病及人类第四大死因。

1.1.1 糖尿病诊断

糖尿病的诊断必须确认存在高血糖。75 g 葡萄糖耐量试验的诊断标准：糖尿病（空腹血糖值≥126 mg/dL 或 2 h 血糖值≥200 mg/dL）、正常（空腹血糖值<110 mg/dL 或 2 h 血糖值<l40 mg/dL)、临界型（血糖值在糖尿病与正常之间）（见表 1-1）。美国糖尿病协会（The American Diabetes Association, ADA）建议临界型中糖耐量异常（Impaired Glucose Tolerance, IGT）与空腹血糖调节受损（Impared Fasting Glucose, IFG）两者应一致。当血糖持续升高时，在糖尿病范围内可诊断为糖尿病，因此在临床诊断时原则上必须进行两次以上的血糖测定。任意时间血糖值大于或等于 200 mg/dL 时属于糖尿病范围，在进行流行病学调查时，可采用此血糖值[3]。

表 1-1　空腹血糖值与 75 g 葡萄糖耐量试验 2 h 的标准

	正常值（mg/dL）	糖尿病（mg/dL）
空腹血糖值 75 g OGTT 小时值	<110 mg/dL（6.1 mmol/L） <140 mg/dL（7.8 mmol/L）	≥126 mg/dL（7.0 mmol/L） ≥200 mg/dL（11.1 mmol/L）
75 g OGTT 的判断	两项均未超过为正常型	两项均超过为糖尿病型

注：血糖值位于正常型与糖尿病型之间属临界型。

除此之外，进行糖尿病诊断时还应注意以下事项：

（1）出现下列情况时仅 1 次血糖测定在糖尿病范围内即可诊断为糖尿病：①具有典型临床症状，如口渴、多饮、多尿、体重减轻等；②糖化血红蛋白（Haemoglobin Alc, HbA/c）>6.5%；③发现糖尿病视网膜病变；④血糖值明显高于标准值。

（2）诊断糖尿病时，应采用静脉血浆，用葡萄糖氧化酶法测定，而不用指尖血。静脉采血法用于所需血量较多或采用全自动血液分析仪测定的情况，通常采用肘部静脉或体表的其他浅静脉。若肘静脉不明显，可改用手背静脉或内踝静脉，必要时也可从股静脉采血；而各种微量检查或一般常规检查，多选择手指为采血部位。世界卫生组织（World Health Organization, WHO）推荐取左手食指指端内侧血液做血液一般检验，其实质是微动脉、微静脉和毛细血管的混合血，也含有细胞间质和细胞内液。

（3）患者在做口服葡萄糖耐量试验（Oral Glucose Tolerance Test, OGTT）前半个月，应身体健康、无任何疾病，每天进食碳水化合物 200 g 以上；过夜空腹（10 h）、睡眠 8 h 以上。试验时，先测空腹血糖，然后将 75 g 葡萄糖粉溶解于 250～300 mL 水中，在 5 min 内饮入，测之后 2 h 的血标本（只需 1 次标本）的血糖值进行诊断[4]。

1.1.2　糖尿病分类

世界卫生组织的报告均以病因为糖尿病重新进行分类。其不再采用胰岛素依赖型糖尿病（Insulin Dependent Diabetes Mellitus，IDDM）与非胰岛素依赖型糖尿病（Non-Insulin Dependent Diabetes Mellitus，NIDDM）的分类方式，而采用 1 型糖尿病（Diabetes Mellitus Type 1）、2 型糖尿病（Diabetes Mellitus Type 2）、其他糖尿病、妊娠糖尿病的分类方式（见表 1-2）[3]。

表 1-2　糖尿病、糖代谢异常的病因分类[3]

分类	病因
1 型糖尿病 2 型糖尿病	胰岛 β 细胞破坏，一般发展至胰岛素的绝对缺乏 以胰岛素分泌减少、胰岛素抵抗为主，伴有相对胰岛素不足
其他糖尿病	胰岛 β 细胞功能、胰岛素作用有关的基因异常 其他疾病伴发的条件（胰腺外分泌疾病、内分泌疾病、肝脏疾病、药物与化学制剂引起的疾病、感染性疾病、免疫机制引起的疾病）
妊娠糖尿病	妊娠中发病或发现的糖耐量异常

1.1.2.1　1 型糖尿病

1 型糖尿病特指因胰岛 β 细胞破坏而导致胰岛素绝对缺乏，具有酮症倾向的糖尿病，患者需要终身依赖胰岛素维持生命[5]。其发病过程通常要经历以下 5 个阶段：遗传易感性阶段，启动自身免疫反应阶段，免疫学异常阶段，进行性胰岛 β 细胞功能丧失阶段，临床糖尿病阶段。临床糖尿病阶段，患者出现明显的高血糖以及糖尿病的部分和典型症状。它可以在任何年龄段发病，但年轻者居多，50％的患者在 35 岁之前即被诊断，因此又被称为"青少年型糖尿病"[4]。

1.1.2.1.1　1 型糖尿病的现状

1 型糖尿病约占糖尿病患者的 5％，为儿童及青少年最常见的内分泌疾病。1 型糖尿病的发病率在全球呈显著上升趋势。根据 2011 年国际糖尿病联盟（International Diabetes Federation，IDF）统计，在全球 1.9 亿 0～15 岁的儿童中，1 型糖尿病患者约有 490100 名，每年新诊断约 77800 名，年增加率约为 3％[6]。根据 2000 年 Diamond 对 15 岁以下发病的 1 型糖尿病调查，我国儿童 1 型糖尿病的校正发病率为 0.59/10 万/年，按全国人口年龄构成的标化发病率为 0.57/10 万/年，是世界上 1 型糖尿病发病率最低的国家之一[7]。但我国 1 型糖尿病患者的现状不容乐观，突出表现为长期存活者少、血糖控制差及并发症多，接受糖尿病教育机会少，经济负担重，在升学、就业中遭遇阻力等[6]。一项针对广东省近 10 年来 3002 名 1 型糖尿病住院患者的调查研究显示，患者平均年龄中位数为 33.1 岁，20 年以上病程的患者仅 66 名，占患者总数的 2.2%。而同期研究显示，美国患者中近 20% 病程超过 20 年。我国 1型糖尿病患者血糖控制差，超过 1/3 的患者每天注射胰岛素的次数少于 3 次，只有约 1/4 的患者糖化血红蛋白控制达标，各种急性、慢性并发症多，且发病时间大大提前。各种数据表明，我国 1 型糖尿病患者相较其他发达国家可能寿命更短[8]。

1.1.2.1.1 1 型糖尿病的发病机制

目前认为 1 型糖尿病是 T 淋巴细胞介导的自身免疫性疾病。其以遗传性为基础，在某些环境因素（微生物、化学物质、食物成分）的作用下，诱发以胰岛炎疤为病理特征的胰岛 β 细胞自身免疫反应，损伤胰岛 β 细胞使其丧失合成和分泌胰岛素的功能，引起糖代谢紊乱。其免疫反应的过程比较复杂，现代研究表明，免疫系统起着主要作用，胰岛内自身抗原、免疫细胞中 CD4$^+$ 及 CD8$^+$T 淋巴细胞、B 淋巴细胞、自然杀伤细胞、树突状细胞等共同参与了胰岛 β 细胞的损伤而致病[9]。在淋巴细胞浸润胰腺组织，导致胰岛损伤的过程中，细胞因子的作用也不可忽视，很多研究治疗方法的思路来源于抑制各种炎性因子的作用。

以下具体说明 T、B 淋巴细胞在 1 型糖尿病中的作用。根据 T 淋巴细胞表面白细胞分化抗原（Cluster of Differentiation，CD）分子表达情况及功能特点，可将 T 淋巴细胞分为 CD4$^+$ 及 CD8$^+$T 淋巴细胞，CD4$^+$T 淋巴细胞主要参与细胞免疫应答，对 CD8$^+$T 淋巴细胞和 B 淋巴细胞的增殖与活化起重要辅助作用。CD4$^+$T 淋巴细胞可以识别胰岛素 A 链的 N 末端位点，通过其分泌的细胞因子介导局部炎症或激活凋亡机制而损伤胰岛 β 细胞。CD8$^+$T 淋巴细胞能够通过分泌穿孔素，合成细胞因子，Fas-FasL 相互作用等途径促进胰岛 β细胞的死亡。B 淋巴细胞为重要的抗原递呈细胞，不仅能生成抗 B 淋巴细胞自身抗原的抗体，还能将抗原递呈给抗原特异性 T 淋巴细胞。血液中的 B 细胞迁移到胰腺周围淋巴结，还有胰岛中的 β 细胞，都能促进或活化 CD8$^+$T 淋巴细胞向细胞毒性 T 淋巴细胞（Cytotoxic Lymphocyte，CTL）或 CTL 过渡状态的转变或存活，加速 1 型糖尿病的进程[3,10]。

1.1.2.1.3 1 型糖尿病的治疗

随着现代临床与实验室研究水平的日益提高，治疗 1 型糖尿病的手段越来越先进，从胰岛素药物及类似物的治疗，到免疫抑制治疗、基因治疗、中药干预、胰腺和胰岛移植治疗、干细胞治疗、胰岛素泵等治疗方式层出不穷，说明

1型糖尿病治疗的研究日益成熟。如何找到最佳治疗方法一直是研究者们努力的目标，在未来有望完善人工胰岛的研究，彻底治愈1型糖尿病，远离并发症，为患者及其家庭带来福音。

胰岛素是1型糖尿病治疗的支柱，临床试验已表明强化胰岛素治疗可以降低相关血管并发症的风险[11]。1型糖尿病患者临床治疗至今，仍然离不开外源胰岛素的持续治疗。为了避免患者出现严重的临床症状、微血管及大血管等急性并发症，使患者尽可能地接近正常生活，每天就餐时单剂量注射治疗或持续充足的胰岛素供给治疗必不可少。然而，对大多数患者而言，胰岛素治疗不仅无法将患者血糖水平时刻维持在正常范围内，还有发生急性低血糖的危险，更无法从根本上改善或终止1型糖尿病的主要病因——免疫调节紊乱。

胰岛β细胞替代治疗一直是临床医生和科研人员关注的焦点，比较成熟的方法包括胰腺移植和胰岛移植，但目前仍存在许多问题，如供体短缺、远期疗效差、需终身应用免疫抑制剂等[12,13]，从而限制了它在临床上的普及。干细胞可在特定条件下分化成功能性胰岛β细胞，因此，干细胞治疗是1型糖尿病患者的新希望，其优势主要有以下几点：①细胞供体来源丰富；②可长期补充胰岛β细胞；③免疫原性低。1型糖尿病干细胞治疗的主要研究对象有成体干细胞、胚胎干细胞及诱导多能干细胞。但体外操作及细胞回输过程中均需满足《药品生产质量管理规范》（Good Manufacture Practice，GMP），这是该技术的主要缺点和难点。在未来还需研究的方向应是：①阐明干细胞向功能性胰岛β细胞分化的确切机制；②找寻产生诱导性多能干细胞（Induced Pluripotent Stem Cells，IPS Cells）向胰岛β细胞分化的安全技术手段；③探讨干细胞的免疫调控作用及机制；④干细胞与免疫细胞共同移植治疗，甚至可以从干细胞、免疫细胞及免疫干预治疗的三联治疗中寻求1型糖尿病的全新治疗模式[14]。

1.1.2.2　2型糖尿病

1.1.2.2.1　2型糖尿病的现状

2型糖尿病是最常见的内分泌代谢病，占糖尿病患者的90%以上[15]。2型糖尿病患者体内产生胰岛素的能力并非完全丧失，有的患者体内胰岛素甚至产生过多，但胰岛素的作用效果较差，因此患者体内的胰岛素是相对缺乏，可以通过某些口服药物刺激体内胰岛素的分泌。但到后期，仍有一些患者需要使用胰岛素治疗。因其多在35岁之后发病，因此又称成年发病型糖尿病。

据大型糖尿病流行病学调查情况显示，我国 2 型糖尿病患病率从 20 世纪 80 年代初的 1％增长到 2007 年的 8％。2017 年国际糖尿病联盟发布的第 8 版糖尿病地图中，中国糖尿病防治形势严峻，糖尿病患病人数居世界第一，高达 1.14 亿[16]。而过高的血糖影响了患者全身多个器官，从而造成视网膜病变、糖尿病肾病、糖尿病神经病变、糖尿病合并高血压等并发症。在医院治疗的患者中约每 2 名糖尿病患者中就有 1 名伴有并发症[17]。2010 年调查数据显示，50％的视网膜病变患者的失明、60％的慢性肾功能衰竭、50％的心脑血管疾病、30％的神经病变导致的截肢均是由糖尿病引起的[18]。世界卫生组织提供的数据显示，每年因糖尿病伴随并发症死亡的人数高达三百万人次以上。如不采取控制措施，糖尿病将给中国居民健康带来严重威胁。

1.1.2.2.2　2 型糖尿病的发病机制

2 型糖尿病的病理生理特点是肝脏、脂肪组织和骨骼肌的 IR 以及胰岛 β 细胞分泌胰岛素异常[19]。这些病理状况同时存在可导致慢性高血糖和严重的慢性并发症。近年来许多研究证实 2 型糖尿病发病前已存在 IR[20]。为代偿 IR，许多患者表现为内源胰岛素水平升高。当升高的胰岛素水平仍不足以克服 IR 时，随即出现慢性高血糖，导致糖尿病。IR 致使骨骼肌和脂肪组织摄取葡萄糖障碍、肝糖原输出增加，进而发生 2 型糖尿病高血糖。IR 的存在不可避免地使血糖控制状况持续恶化，与之有关的多种血管并发症亦随之发生。IR 部分与遗传有关，但后天因素如肥胖、高龄和较少运动的生活方式也促使 IR 和随之而来的 2 型糖尿病的发生。其主要的发病机制如下：

（1）胰岛素功能缺陷。

①胰岛 β 细胞基因的缺陷。胰岛 β 细胞基因的缺陷对于引发 2 型糖尿病虽然重要，但其致病性尚不足以单独引起 2 型糖尿病。

②胰岛 β 细胞功能缺陷受高血糖影响。胰岛 β 细胞的功能缺陷，即胰岛 β 细胞对葡萄糖所介导的胰岛素分泌反应异常，从遗传特征上来讲是相关基因所决定的；从发病机制角度讲则与持续高血糖水平密切相关，亦即胰岛 β 细胞有关基因缺陷者，胰岛 β 细胞的分泌反应有着潜在的或轻度的异常，后者与已经存在的不同程度的 IR 一同造成的高血糖状态可使胰岛 β 细胞功能缺陷进一步加重。

③胰岛 β 细胞损害与胰岛素淀粉样多肽。最近有学者认为，胰岛淀粉样多肽的形成对 2 型糖尿病胰岛 β 细胞衰竭的发展是一个重要的环节。

④高游离脂肪酸与胰岛 β 细胞分泌障碍。肥胖型 2 型糖尿病患者多伴有血浆游离脂肪酸（Free Fatty Acid, FFA）水平升高，血糖与 FFA 升高的时序

先后，因 2 型糖尿病起病隐匿，常难判断。胰岛 β 细胞在体外高浓度 FFA 培养液中温育或体内以高浓度 FFA 灌注胰腺的实验提示，FFA 对胰岛 β 细胞功能的影响是双时相的：在短期内，表现为基础高胰岛素分泌及对葡萄糖刺激胰岛素分泌（Glucose-Stimulated Insulin Secretion，GSIS）增强；长时间培养后，则表现为基础高胰岛素分泌和 GSIS 障碍。后者恰为肥胖型 2 型糖尿病患者胰岛素分泌的特征。

⑤胰高血糖素分泌异常。2 型糖尿病病人 OGTT 某些令人困惑的血糖水平与 α 细胞功能异常相关的胃排空和肠道多肽不正常有关。

（2）2 型糖尿病的异质性。

从胰岛 β 细胞缺陷的角度或根据 IR 严重程度可把 2 型糖尿病大致分为两大异质型：①原发性胰岛 β 细胞缺陷伴正常胰岛素敏感型；②重度 IR 和相对的胰岛素不足型，此类患者胰岛素相对不足主要由于胰岛 β 细胞缺少足够的储备能力以足够地增加胰岛素分泌代偿胰岛素需要的增加。上述两大类型的比例取决于不同人种、种群以及环境因素[3]。

1.1.2.2.3　2 型糖尿病的治疗

2 型糖尿病治疗的目标是显著降低微血管和大血管并发症。较佳的治疗方法是针对 2 型糖尿病的病理生理基础，降低 IR 和改善胰岛 β 细胞功能。2 型糖尿病初始治疗通常包括饮食控制和运动。然而随着时间的推移，对大多数患者，这种方法并不能充分降低升高的血糖，最终需要药物干预。由于传统的口服降血糖药不能直接针对 IR，不能阻止胰岛 β 细胞功能衰退，因而不能维持长期的血糖控制[21]。许多患者需多种药物联合治疗并且最终可能需要胰岛素治疗。因此，迫切需要一种能维持长期血糖稳定，从而减少大血管和微血管并发症、延缓糖尿病进展的药物。

目前有许多不同类型的口服降糖药，如磺酰脲类药物、双胍类药物、α-糖苷酶抑制剂、苯甲酸衍生物和噻唑烷二酮类药物等。这些药物有各自的作用靶点，通过不同的作用机制发挥降糖作用。磺酰脲类药物和苯甲酸衍生物主要增加胰岛素分泌；双胍类药物降低肝糖原输出；α-糖苷酶抑制剂抑制碳水化合物的吸收；噻唑烷二酮类药物则直接针对 2 型糖尿病的根本病理生理缺陷——IR，改善胰岛素敏感性，保护胰岛 β 细胞功能[22]。具体情况见第二章糖尿病药物。

1.2 糖尿病药物发展概况

1.2.1 糖尿病的现状

糖尿病是当前威胁全球人类健康的主要疾病之一，被世界卫生组织列为世界三大顽症之一，近年来由于社会发展、人口增长、老龄化、不健康饮食、肥胖、不健康生活方式等原因致使发病人数在世界范围内不断上升[23]。2016 年 4 月 6 日，世卫组织首次发布了全球糖尿病报告，结果令人震惊，报告显示全世界有超过 4 亿人患有糖尿病，占全球总人口的 8.5%；成年患者近 40 年内增加了 3 倍，其中多数在发展中国家；世卫组织预计 2030 年糖尿病将成为全球第七大死亡原因[24]。

中国成年人糖尿病患病率接近 10%，并呈爆发式增长。全球的糖尿病形势十分严峻。糖尿病到目前为止仍无根治方法，一旦罹患上这种疾病，病人就要终生服药，糖尿病往往还会引起心血管、神经、泌尿等多个系统的并发症，造成较高的死亡率。因此，治疗糖尿病往往需要兼顾其他器官的并发症治疗；再加上糖尿病患病人数的急剧增加，造成全球治疗糖尿病的药物需求规模日益扩大。世卫组织报告称，糖尿病严重影响社会经济，全球用于应对糖尿病的年成本目前已超过 8270 亿美元[24]。糖尿病患者的不断增加已经成为世界范围内较大的公共卫生问题，糖尿病治疗药物也必然受到越来越多的关注，成为当今新药研发领域的热点之一[25,26]。

1.2.2 糖尿病药物的发展

在 18 世纪以前，糖尿病给患者带来的是灭顶之灾。随着西方工业革命的兴起，化学工业的发展给人们应用化学药物治疗糖尿病提供了前提和条件。这个阶段，产生了两大类治疗糖尿病的药物：磺脲类和双胍类降糖药，开启了化学药物治疗糖尿病的新纪元，特别是给 2 型糖尿病患者带来了福音。但这类药物对 1 型糖尿病患者几乎无效。当时医生治疗糖尿病最先进的方法就是控制饮食，成千上万的患者为了延长生命时间，不得不依靠残酷的慢性饥饿疗法来苟延残喘，但最终难免一死[1]。

19 世纪末期，在进一步研究了糖尿病形成机制后，科学家们针对糖代谢机制，研究制成了糖异生抑制剂。此类药物主要是通过抑制长链脂肪酸的氧化，从而抑制糖异生，增强葡萄糖的氧化而产生明显的降血糖作用，同时还具有一定的降血脂及抗酮血症的作用，为1、2型糖尿病患者减轻了多糖的症状。

在1889年以前对糖尿病及其病因的认识还很粗浅。1889年，Vonmering与Minkowski在实验中认识到了胰腺与糖尿病的关系。1921年，Banting和其同事制成了世界上第一个治疗糖尿病的药物——胰岛素，这无疑是糖尿病治疗史上的里程碑。1922年，Banting和Mancleod因此获得了诺贝尔奖。随着第一个注射用胰岛素产品被推向市场，几十年来各种注射用胰岛素制剂不断更新换代，成千上万的糖尿病患者得以较高质量地长期生存。然而，尽管注射胰岛素的问世给糖尿病患者带来了生存的希望，但每天多次的胰岛素注射却是患者心中永远的痛。研究者们一直致力于研究胰岛素另一种给药途径的可能。而对吸入性胰岛素的临床研究在近几十年里经历了无数次的失败后，终于在希望几近破灭时"峰回路转"，2006年初迎来了第一种吸入式胰岛素的上市。有专家推测，如果与口服药物联用，吸入式胰岛素将有可能完全取代皮下注射胰岛素。随着胰岛素类似物的合成，患者有了注射胰岛素的更多选择，满足了不同阶层患者对注射药品的需求[1]。

在现有的降糖药物中，二甲双胍和磺脲类仍是一线药物，新兴的药物种类繁多，势头稳健。随着研究人员的不断探索，多种针对新靶点的药物进入研发人员的视野，例如葡萄糖激酶激动剂[27]、G蛋白偶联受体激动剂（G protein－Coupled Receptors，GPCRs）[28]、腺苷酸活化蛋白激酶激动剂（Adenosine 5'－Monophosphate－Adivated Protein Kinase，AMPK）[29]、蛋白酪氨酸磷酸酶－1B（Protein Tyrosine Phosp－hatase－1B，PTP－1B）抑制剂[30]和11β－羟类固醇脱氢酶1（11β－Hydroxy Steroid Dehydr－ogenase type 1，11β－HSD1）抑制剂[31]等。分子机制研究的突破促使2型糖尿病药物的研究进一步加深，尽管这些药物尚未成为上市应用的产品，但已有大量基础研究开展，在新产品领域亦有一定突破，表1－3列出了目前进入Ⅱ期临床的新靶点药物。新靶点药物的兴起预示着2型糖尿病治疗药物将进入一个全新时代[32]。

表1－3　进入Ⅱ期临床的新靶点降糖药物[31]

药物名称	作用机制	研发公司
GKM－001	葡萄糖激酶激动剂	Advinus Therapeutics Ltd.
HMS－5552	葡萄糖激酶激动剂	Hua Medicine
TTP－399	葡萄糖激酶激动剂	vTv Therapeutics LLC

药物名称	作用机制	研发公司
DS-8500	G-蛋白偶联受体激动剂	Daiichi Sankyo Co., Ltd.
MBX-2982	G-蛋白偶联受体激动剂	CymaBay Therapeutics Inc.
IONIS-PTP1BRx	PTP-1B抑制剂	Ionis Pharmaceuticals Inc.
BI-197004-CL	11β-HSD1抑制剂	Boehringer Ingelheim Corp.
Bempedoic Acid	AMPK激动剂	Esperion Therapeutics Inc.
Imeglimin	AMPK激动剂	PoxelSA

1.3　糖尿病病因

糖尿病的病因十分复杂，与多种因素相关联。不仅不同类型糖尿病的病因之间有着显著的差异，甚至同种类型的糖尿病都可能具有不同病因。据目前研究发现，糖尿病的病因大致有以下四种[33]。

1.3.1　遗传因素

早在60余年前，国际医学界就发现糖尿病患者的亲属中糖尿病的发生率显著高于普通人群。特别是近亲患此病的概率比一般人群高出5倍以上。遗传使某种特性通过细胞染色体基因遗传给子代。

单卵双胞胎具有相同的染色体，因此对其进行遗传性疾病的观察是很有意义的。英国科学家对单卵双胞胎进行长达20余年的随访观察，并于1982年总结了200对单卵双胞胎糖尿病的调查分析结果，这200对双胞胎中有1型糖尿病的147对，2型糖尿病的53对。但其中双胞胎先后均发生1型糖尿病的概率为54.4%，而2型糖尿病为90.6%。另一项研究显示，单亲患2型糖尿病者，其子女患糖尿病的机会为20%～30%；双亲患2型糖尿病者，其子女患病机会为60%～70%。以上均可证明糖尿病具有遗传易感性，且相比之下2型糖尿病的遗传因素较1型糖尿病更为显著[4]。

1.3.2　病毒感染与免疫因素

一位挪威医生于1864年发现1例腮腺炎患者患病后不久发生糖尿病，之后即出现多种有关病毒感染引起糖尿病的报告。与糖尿病有关的病毒有腮腺炎病毒、风疹病毒、柯萨奇病毒、巨细胞病毒、脑炎病毒及心肌炎病毒等。病毒感染导致胰岛 β 细胞破坏的方式可能有以下三种：

（1）病毒通过具有糖尿病易感个体的胰岛 β 细胞膜上的病毒受体进入胰岛 β 细胞内，部分胰岛 β 细胞发生急性坏死，继之细胞溶解。1988 年，英国伦敦某医院急诊收治了一位 22 岁中国男性青年。该男性既往身体健康，因腹部不适及呕吐36 h入院，急查血糖为 92 mmol/L，血浆胰岛素<2 mU/L，血液 pH 7.1。诊断为 1 型糖尿病、酮症酸中毒，入院抢救 1 h 后死亡。死后尸解发现胰岛 β 细胞全部坏死，胰岛 α、δ 细胞正常，胰岛中大量淋巴细胞、嗜酸细胞、巨细胞及多形核白细胞浸润。根据其组织学病变，认为该病人是由病毒引起的急速的、全面的胰岛 β 细胞坏死而导致的死亡。

（2）病毒通过易感个体的胰岛 β 细胞膜上的病毒受体进入 β 细胞后，长期滞留，使细胞生长速度减慢，细胞寿命缩短，胰岛 β 细胞数量逐渐减少，并且激发自身免疫系统，若干年后出现糖尿病。如风疹病毒可在胎儿期入侵，经数年或十余年后出现临床糖尿病症状。美国观察 241 例先天风疹综合征患者，发现有 30 例发生糖尿病有 17 例糖耐量减低；澳大利亚报告先天性风疹综合征 45 例，其中 9 例发生糖尿病。

（3）病毒使胰岛 β 细胞中胰岛素基因发生变异，合成异常胰岛素。尽管病毒感染是青少年发生 1 型糖尿病的主要环境因素，但尚需有遗传易感性的基础及病毒感染后引起自身免疫反应等因素才可发病[4]。

1.3.3　环境因素

对于具有糖尿病易感性遗传基础的人，环境因素在糖尿病的发生发展中起着重要作用。主要体现在肥胖、化学毒物和营养不良、情绪异常、药物及年龄五方面，具体如下：

1.3.3.1　肥胖[4]

肥胖是 2 型糖尿病重要诱因，其起因与家族性遗传有关，也与生活水平提高、长期摄取高热量饮食及体力活动减少有关。肥胖者由于胰岛素靶细胞的胰岛素受体数量减少，或是胰岛素受体结合后细胞内反应的缺陷，体内产生 IR，从而出现一系列代谢紊乱，进而诱发 2 型糖尿病。

人类在漫长的进化过程中自然选择的结果造成目前存活的大多数人具有"节约基因"。当饮食已不再是影响生存的问题，而饮食结构发生改变后，由于相应的基因不会立即消失，"节约基因"仍使机体尽量地储存能量。并且人类的运动量较前明显减少，能量消耗也降低。随之而来的就是普通人群的肥胖症患者明显增加。实际上，目前一般认为，肥胖症是 IR 导致 2 型糖尿病的一个重要原因。保持体内代谢平衡依赖于胰岛素对靶组织的作用和胰岛 β 细胞分泌胰岛素量之间的精确调节。当 IR 加重时，胰岛 β 细胞随之增加了胰岛素的分泌量，如果长期增加胰岛 β 细胞分泌胰岛素的量，在那些易感个体中，则有可能发生胰岛 β 细胞功能缺陷，导致糖尿病的发生。肥胖症无疑是成人中糖尿病发病率增加的主要原因，这已经得到全球许多研究组织的证实。更令人不安的是，肥胖症正逐渐成为儿童和青少年严重的健康问题，由此导致 2 型糖尿病将不再是局限于老年人的疾病。近期美国的一项研究检测到一组肥胖的青少年中有 4％的人患有 2 型糖尿病。此疾病的逐渐年轻化令人担忧。

肥胖是 2 型糖尿病发生与发展的一个重要环境因素。据美国报道，30 岁以上发病的糖尿病 80％～90％体重超过理想体重 15％。1981 年我国 30 万人口糖尿病普查结果显示，体重超过理想体重 10％以上的人群中，男性糖尿病患病率为 23.20％，女性为 18.05％，而正常体重者患病率分别为 4.08％和 3.66％。同等的肥胖者持续肥胖时间越长，则越易发生高血糖。

另外，肥胖 2 型糖尿病患者还易合并多种其他疾病，如心脏病、高血压病、脂肪肝、胆结石、关节病、痛风、月经异常、高脂血症、动脉硬化、脑血管疾病等。可见肥胖不是健康的标志，而是长寿之敌。尤其是糖尿病患者动脉硬化及脑血管病变与肥胖有着密切关系，因此糖尿病患者通过饮食疗法及运动锻炼来有效地减肥，不仅能降低血糖、血压和血脂，而且对预防严重威胁糖尿病患者生命的血管并发症有着重要意义。

1.3.3.2 化学毒物和营养不良

四氧嘧啶、链脲菌素、某些灭鼠药、保存食品中的亚硝基化合物、长期蛋白质营养缺乏可导致胰岛素分泌减少，糖耐量减低。

1.3.3.3 情绪异常

随着对糖尿病病因的不断探究和分析，近十几年来科学家发现除一些病理因素外，精神因素也可引起高血糖的发生。当人处于高度紧张、过度的精神压力、脑力劳动或者情绪激动的状态时，会引起体内内分泌紊乱，升糖激素升高，可能造成高血糖的发生。

1.3.3.4　药物

利尿剂、糖皮质激素、类固醇类口服避孕药等均可增加人体内胰岛素需要量，加重胰岛 β 细胞负担，可能引起高血糖[4]。

1.3.3.5　年龄

随着年龄增加，2 型糖尿病患病率增加。人到中年工作压力过重、精神紧张，而生活条件改善、饮食不易定量控制、摄入过多热量、饮食营养素不均衡、运动量减少、以车代步、热量消耗减少，此时各种器官都渐渐开始老化，细胞功能逐渐衰退。这些都是中、老年人易患糖尿病的重要因素[4]。

1.3.4　代谢综合征

糖尿病常常同时伴有高血压与血脂异常，而有高血压与血脂异常者易患糖尿病，这已是公认的事实，这些病有共同的体质因素，同属代谢综合征。代谢综合征是指一个人患有糖尿病或者糖耐量减退，同时还伴有高血压、血脂异常、肥胖、高血黏度、高尿酸血症、蛋白尿等几项中的 2 项以上者[4]。

1.4　糖尿病治疗

糖尿病健康教育是国际糖尿病联盟推荐的治疗方法，综合疗法包括健康教育、饮食、运动、药物、自我监测五个方面[34]。

1.4.1　健康教育

糖尿病健康教育是国际糖尿病联盟推荐的糖尿病治疗方法之一。开展糖尿病教育、取得患者主动合作是达到良好控制病情的前提。因此，糖尿病教育作为一种治疗性教育，在综合疗法中发挥着举足轻重的作用。

预防糖尿病的发生以及对其并发症控制的关键是对社区居民进行糖尿病知识的广泛教育。据国际糖尿病联盟调查资料表明，目前半数以上的社会公众对糖尿病一无所知，即使是糖尿病患者本人也有 50%～80% 对糖尿病不甚了解。因此，在社区卫生服务中开展糖尿病教育尤为重要。根据美国疾病控制中心估测，50%～80% 的各种糖尿病并发症是可以通过适当的教育进行预防的。社区卫生服务人员应大力开展对糖尿病的宣传教育，提高全社会对糖尿病的认识和重视。尤其要加强对糖尿病患者及其家庭成员的教育，使他们知晓糖尿病的危害性[35]。

宣传教育的重点一是让糖尿病患者及其家属和社区居民了解防治糖尿病的基本知识，懂得要想预防病情恶化、控制其并发症的发生，就要实施以饮食、运动、降糖药和自我血糖检测为基本措施的综合性治疗，且这种治疗必须终身坚持。二是宣传糖尿病防治的医学发展形势、糖尿病的最新治疗方法、治疗糖尿病新药的特点及疗效等。三是引导糖尿病患者主动配合治疗，改正不良的生活习惯，从而有效地控制并发症的发生[35]。

1997 年，美国世界健康基金会在中国开设了糖尿病教育项目，在全国范围成立了 10 个糖尿病教育培训基地和中心，得到了众多著名专家的义务加盟和策划指导。中国人民解放军总医院建立了糖尿病患者的"门诊—住院—出院后全程健康教育"模式，其中设置门诊教育课程为患者提供了系统学习糖尿病知识的课堂；而住院教育是患者短期内系统学习、强化糖尿病知识、提高自我管理能力的重要途径；热线电话咨询服务是对出院后的糖尿病患者居家继续进行合理治疗、护理的便捷指导方式[36]。

国外的糖尿病教育模式更值得我们学习。在美国，2000 年颁布了糖尿病自主管理教育的国家标准，用来衡量糖尿病自主管理教育的质量并有助于改善卫生保健的格局。相关教育在美国已形成了完整的糖尿病团队管理体系，其教育模式已经得到了公认和广泛应用。在日本，糖尿病患者可以预约入院接收糖尿病教育，内容包括入院宣教、糖尿病知识教育、药物知识、饮食知识、心肺运动负荷实验、运动指导、心理疗法、出院教育、患者自我评价等[34]。

现在，对糖尿病人的健康教育已在我国各大城市开展，主要有一、二、三级预防措施。一级预防是通过广播、电视、报刊等宣传媒体广泛宣传糖尿病的知识。使人们认识糖尿病及其危害。二级预防针对高危人群进行教育，定期检查，发现糖耐量异常（Impaired Glucose Tolerance，IGT），给予干预治疗，使胰岛 β 细胞功能保持良好，防止发展成糖尿病。实践经验提示 IGT 中有 1/3 经干预治疗可恢复正常，1/3 保持 IGT，仅 1/3 不重视干预治疗而发展为糖尿病。三级预防的对象是糖尿病患者，对其进行常规治疗或强化治疗。强化治疗能严格控制血糖，延缓视网膜、肾、神经等部位的并发症发生或防止其发展，对出现低血糖反应者需加重视。要教会病人掌握血糖测试方法（毛细血管血微量血糖测试），具有自我监护能力，否则易发生低血糖的危险[37]。

1.4.2　饮食疗法

糖尿病患者应根据自己每天的活动时间和运动量调整及控制自身饮食,选择固定的进餐时间,定量地摄入主食。既要做到充分考虑为胰岛 β 细胞减轻负荷,控制血糖,又要保证机体正常生长、发育、生活和工作。其总热量应以能使机体重新恢复至标准±5%为准。合理的饮食结构如下:①碳水化合物占总热量50%~65%,主粮300~400 g/d,粗细粮搭配,并应添加食用纤维约20~25 g/d。②蛋白质占12%~20%,0.8~1.0 g/kg/d,动物蛋白:植物蛋白以 1 : 2 为宜。③脂肪和油类占30%以下,饱和脂肪酸:非饱和脂肪酸为 1 : 2,油类以鱼油、椰油、芥菜油为最佳选择。④食盐一般 7~8 g/d,不宜超过 10 g/d,所给总热量分三餐食用或少吃多餐。食物中的微量元素如铬、钒、硒、锌对老年患者有益。饮酒要节制,最好不饮酒,以免干扰饮食习惯,偶尔饮酒允许量为 30°酒 50 mL 左右或啤酒 300~400 mL。忌抽烟和糖食[38]。少食油炸食物。忌食用单糖,如蔗糖、蜜糖及各种糖果、甜糕点、饼干、冰激凌、饮料等。少用胆固醇含量高的食品,如动物内脏、脑、全脂奶粉、蛋黄等。但蛋白质来源至少有 1/3 来自动物蛋白,以保证必需氨基酸的需要。提倡食用绿叶蔬菜。这些选择有利于糖尿病患者对各种维生素和微量元素的摄入,且含有较多的粗纤维,可以增强患者胃肠道蠕动,延缓消化吸收,降低餐后血糖高峰。总之,饮食疗法原则上是要定时定量,合理调整三大营养素的比例[38,42]。

1.4.3　运动疗法

运动疗法适用于无重要脏器并发症的肥胖型 2 型糖尿病患者,运动后能改善餐后高血糖状况、增强体质、改善靶细胞对胰岛素的敏感性、减轻过胖的体重、改善脑神经功能、预防并发症的发生和发展。运动要把握其强度和时间,要循序渐进,力所能及。一般最大运动量为保持心率在（170 次/分－年龄）的范围内,每次 20~30 min,每周 1~3 次,根据个体情况而异。糖尿病人饭后散步可降糖,但空腹减肥、超负荷的活动和运动属于应激情况,有增加血糖倾向[33,38]。

对于 2 型糖尿病患者,短期内运动可以帮助降低体内血糖的水平,就长期而言,运动可以帮助减少服药的剂量。当糖尿病患者运动时,肌肉中的糖首先被用作能源,使血糖慢慢下降。因为肌肉要摄取糖分来补充能量,所以当运动后,血糖水平还会继续下降。运动后的数天,患者身体内某些细胞对胰岛素会有较好的反应。所以，定期运动可改善细胞对胰岛素的敏感性，增强胰岛素的功能，体内的血糖也可降低，进而保持稳定。一般来说，有氧运动如散步、慢跑、打球、爬楼梯、打太极拳、骑自行车、跳舞和游泳等，最适合糖尿病患者，因为它们可以增强心肺功能，降低血压、血脂，更快燃烧体内贮存的能量，将血糖水平降低并改善细胞对胰岛素的反应。为了帮助糖尿病患者康复，运动疗法就要求社区医生首先对患者的状况，如病情、体质、体力、年龄、运动爱好等进行调查了解，然后因人而异，制定出具有个人特点的运动处方，包括运动时间、运动强度、运动方法等，并根据患者病情的变化情况适时进行调整。一般来说，糖尿病患者的运动应以积极、规律、适当、安全、长期、量由小到大为原则。糖尿病患者的运动量，应以运动后感到舒畅、运动时心率小于（170 次/分－年龄）为宜[41]。

1.4.4 药物治疗

1922 年，第一种胰岛素制剂问世，开创了糖尿病药物治疗的新纪元。20 世纪 50 年代第一款磺酰脲类口服降糖药问世，此后新类型口服降糖药物被不断发现，以及胰岛素不同制剂的出现将糖尿病药物治疗推向了新的高潮。常用口服降血糖药物主要分为四大类，具体药物介绍详见第二章糖尿病药物。

（1）促进胰岛素分泌的药物（也称胰岛素促泌剂）：包括磺脲类和非磺脲类胰岛素促泌剂；

（2）胰岛素增敏剂：包括双胍类和噻唑烷二酮类；

（3）葡萄糖吸收抑制剂：包括 α－糖苷酶抑制剂；

（4）胰高血糖素样多肽－1（Glucagon－Like Peptide－1，GLP－1）相关降糖药：包括 GLP－1 类似物和二肽基肽酶－4（Dipe－Ptidyl peptidase－4，DPP－4）抑制剂[42]。

1.4.5 自我检测

糖尿病患者血糖的高低，以及早期慢性并发症的出现必须依靠科学的检测才能及早诊断。国际糖尿病联盟指出，糖尿病患者自我检测，随时调整治疗方案是战胜糖尿病的基础。为了控制病情，减少并发症，糖尿病病人要定期检测病情变化。糖尿病检测包括以下内容：①糖尿病症状的变化，包括食欲、口渴、尿量、体力等；②体重；③血糖、糖化血红蛋白、糖化血清蛋白；④有关代谢改变，如尿酮体、血脂、血黏度、尿酸；⑤并发症的有关指标，如血压、眼底、尿微量白蛋白、心电图、肝功能、肾功能、神经系统等[42]。

根据医疗实践，目前中老年人糖尿病发病以不典型居多，容易造成漏诊而延误治疗，影响患者的生活质量及预后。因此，要提高对中老年人糖尿病的警惕性，加强定期普查，识别具有危险因素的人群，及时发现不典型发病患者，力求全面、合理地早期综合治疗，以减少各种并发症的发生[43,44]。由于胰岛素和抗生素的应用，糖尿病急性并发症已退居次位，慢性并发症占据主要地位，成为导致糖尿病患者致残和早亡的主要原因，糖尿病的慢性并发症遍及患者全身各重要器官，大血管病变主要侵犯主动脉、冠状动脉、肾动脉和肢体外周血管等，尤以心脑血管的并发症所带来的后果最为严重。目前，高血糖、高血压、高血脂已成为心脑血管疾病的危险因素，而心脑血管疾病是引起 2 型糖尿病患者死亡最重要的原因，动脉硬化的某些易患因素如肥胖、高血压、高血脂在糖尿病患者中发病率高。据有关专家研究发现，高空腹血糖可以预测冠心病，高空腹血糖和糖化血红蛋白可以预测致命和非致命脑卒中。因此，一是要负责指导糖尿病患者自我检测血糖与尿糖，二是要定期为病人进行检测，可以每半月测一次血糖，每 3 个月测一次血脂，将测定的指标及时进行认真的分析，以便及时调整干预治疗方案[41]。

1.4.6　心理治疗

一些糖尿病患者一旦被确诊，得知没有根治的可能性后，常常会产生一些心理障碍，这些心理障碍不仅影响了对糖尿病的治疗，还会导致患者病情的进一步恶化。因此，适时进行心理调试、解决心理问题是对糖尿病患者综合治疗与护理的重要途径。对于怀有悲观、愤怒和失望心态的糖尿病患者，应首先取得患者的信任，建立良好的护患关系，以宣泄法使患者发泄愤怒的情绪，以升华法转移其矛盾心理，并反复讲述糖尿病的治疗前景，消除患者的悲观、愤怒和失望的心态，帮助他们树立战胜疾病的信心，掌握有关糖尿病防治的有关知识，从而使患者情绪稳定，积极主动地配合治疗与护理。

对于那些害怕糖尿病影响自己的将来、惧怕死亡、对治疗过分关心，甚至出现感觉过敏、精神高度紧张、失眠等症状的患者，更应严密跟踪，观察其病情变化，并与患者进行有效的沟通，了解其焦虑恐惧的原因，适时进行糖尿病知识的宣教，指导如何选择用药和控制饮食，帮助患者制定生活作息表，积极进行体育锻炼，从而缓解患者焦虑恐惧的心态。

对于那些糖尿病症状较轻、对疾病满不在乎，甚至怀疑医生诊断有误、拒绝改变饮食习惯、仍然忘我工作的患者，应该耐心细致地向他们宣传、介绍糖尿病知识、高血糖的危害性以及不重视治疗可能会导致的并发症后果，帮助他们认识自身疾病的发生发展过程，加强他们对饮食、运动及科学用药的重视程度，使其克服对疾病的怀疑、拒绝承认及满不在乎的心态，提高患者自我保护意识，增强其治疗糖尿病的信心[35,42]。

第 2 章　糖尿病药物

随着糖尿病发病率的提高，该类疾病的治疗越来越受到重视，对此开展的研究也不断加深。这类由于胰岛素相对或绝对不足或靶细胞对胰岛素敏感性降低而引起的以糖代谢紊乱为主，继发脂肪、蛋白质、水、电解质代谢障碍的疾病，严重时会对脑、心、肾脏等器官功能造成损害。市面上治疗糖尿病的药物种类繁多，其机制各有不同。例如有胰岛素、胰岛素类似物、促胰岛素分泌药物、胰岛素增敏剂以及抑制葡萄糖吸收的药物等。患者们面对药物治疗，要根据不同个体的实际情况来选择合适的药物[25,45]。

2.1　促胰岛素分泌药物

2.1.1　磺脲类药物

磺脲类药物属促胰岛素分泌剂，于 1956 年上市，历经几代发展，目前常见的品种有格列本脲（Glyburide）、格列吡嗪（Glipizide）、格列奇特（Gliclazide）、格列喹酮（Gliquidone）、格列美脲（Glimepiride）等。2013 年版《中国 2 型糖尿病防治指南》和 2014 年国际糖尿病联盟公布的《全球 2 型糖尿病治疗指南》都将磺脲类药物作为不适合二甲双胍治疗的 2 型糖尿病患者的一线备选和二线首选药物[46]。2016 年，美国临床内分泌医师协会（American association of clinical endocrinologists，AACE）和美国内分泌学会（American college of endocrinology，ACE）发布的指南将磺脲类药物列为 2 型糖尿病的一线治疗药物，但给予谨慎使用的标识[47]。2016 年，ADA 指南推荐磺脲类药物为 2 型糖尿病患者二甲双胍治疗后的二线药物[48]。

磺脲类药物降糖机制十分明确，其通过促进胰岛 β 细胞分泌胰岛素，从而降低血糖。该类药物可以在胰腺内促进胰岛 β 细胞上 ATP 依赖的 K^+ 通道关闭，进而促进 Ca^{2+} 通道开放，刺激胰岛素分泌颗粒分泌胰岛素。有研究证实，磺脲类药物可以与胰岛素分泌颗粒上的受体蛋白结合，激活与之相关的 CIC-3氯离子通道，进而引发颗粒内的微环境酸化，释放胰岛素[49]。除此之外，磺脲类药物近年来被证实可在胰腺外促进人体对葡萄糖的利用。格列美脲可以插入脂肪细胞和肌肉细胞细胞膜上的特定脂区域，引起细胞内蛋白磷酸化酶的活化，进而激活糖原合成酶，促进周围组织利用葡萄糖[50]。

相对而言，磺脲类药物易引发低血糖和体质量增加，而且这些症状往往与药物本身的特性相关。研究显示，格列本脲导致的低血糖风险较高[51]，而格列吡嗪引起的体质量增加较多[52]。对于糖尿病患者而言，低血糖和体质量增加是禁忌，因此在使用磺脲类药物的同时，常需要监测血糖和体重。此外，长期服用磺脲类降糖药可能会出现继发性失效，发生率约为10%。由于磺脲类药物主要通过刺激胰岛 β 细胞释放胰岛素起效，而长期的刺激可能会使胰岛 β 细胞功能继发性衰竭[53]，从而导致磺脲类药物的刺激无效[25]。

2.1.2 非磺脲类药物

非磺脲类促胰岛素分泌剂包括瑞格列奈 （Repaglinide）、纳格列奈 （Nateglinide）、米格列奈 （Mitiglinide） 等。同磺脲类药物一样，这类药物的作用靶点也是胰岛 β 细胞表面的受体蛋白，通过关闭腺嘌呤核苷三磷酸 （Adenosine Tri-Phosphate，ATP） 依赖的 K^+ 通道，细胞内外电位的变化刺激胰岛 β 细胞释放胰岛素。这类药物起效快于磺酰脲类，但作用时间短，可以模仿胰岛素的生理性分泌，由此有效地控制餐后高血糖。临床试验显示，格列奈类单药的降糖效果不如磺脲类药物，因此格列奈类往往与其他降糖药物联用，用于控制 2 型糖尿病患者的血糖[54]。目前，格列奈类药物并无心血管或体质量受益的明确报道[25]。

瑞格列奈于 1998 年上市，对胰岛素的分泌有促进作用。患者于餐前或进餐时口服，从小剂量开始，根据病情逐渐调整剂量，不进餐不服药[1]。瑞格列奈经肠胃迅速吸收，在红细胞中低分布，不从尿中排泄。它能促进胰岛素分泌，全面改善代谢，对降低餐后血糖有明显疗效。其作用机制与磺脲类药物有相同之处，但它在胰岛 β 细胞上的结合部位不同，对营养不良的胰岛 β 细胞均不能刺激胰岛素释放，不对胰岛 β 细胞引发直接的胞吐作用，并能克服二硝基苯酚引起的代谢应激反应，对肝功能不良患者也不会引起低血糖。此药半衰期短，为 30 min，不在体内蓄积，主要经肝脏代谢，代谢物无降糖作用，由胆汁排泄。其最大优点是可以促进胰岛素的生理分泌，对饮食不规则或漏餐的患者可起到保护作用[55]。

纳格列奈由日本 Ajinomoto 制药公司研发，于 1999 年在日本首次上市。其刺激胰岛素分泌作用有赖于血糖水平[1]。纳格列奈是一种新型氨基酸衍生物，与磺酰脲类药物相比具有更快更短时的降血糖作用，治疗效果优于磺酰脲类药物。除作用于磺酰脲受体外，在胰岛 β 细胞上还发现了专一的键合位点，它并不抑制其逆向调节激素胰高血糖素的增加，因而能减少低血糖的发生率，具有长期效果。BTS67582 是吗啉胍类化合物，能刺激胰岛素的快速释放，相关性地降低空腹及餐后高血糖（Hyperglycemia）、果糖胺（Fructosamine）和糖基化血红蛋白（Glycosy－lated Hemoglobin or Glycated Hemoglobin，GHb）水平，这些药物还处于研究中[45,55]。

2.2　胰岛素增敏剂

2.2.1　双胍类药物

二甲双胍（Metformin）是目前国际公认的首选降糖药物[56]。国际糖尿病联盟、美国糖尿病学会、欧洲糖尿病研究学会（European Association for the Study of Diabetes，EASD）等专业机构所制定的糖尿病治疗指南中均指出，对于 2 型糖尿病患者，除非存在特殊禁忌，均应从一开始就使用二甲双胍治疗，联合治疗时方案中也应包括二甲双胍[9,10]。2013 年中华医学会糖尿病分会发布的《中国 2 型糖尿病治疗指南》已不仅仅把二甲双胍与其他药物并列在一起作为一线选择，而是把它当作首选用药[5]。

虽与二甲双胍有关的各类研究不胜枚举，但双胍类药物的降糖机制直至目前尚未有完善的阐释。现有研究认为，二甲双胍是 AMPK 激动剂[57]，AMPK 被激活后，可以产生多种生理活性，影响机体的代谢行为，其中包括抑制肝糖原的输出[58]，减少肌肉糖原的合成[59]，并且可以抑制肠壁细胞摄取葡萄糖，实现降低血糖的功能[60]。近期亦有报道显示，二甲双胍改变了 2 型糖尿病患者的肠道菌群，研究人员认为这些细菌生成短链脂肪酸的能力增强，而这些短链脂肪酸可能通过不同的方式降低血糖水平[61]。

二甲双胍于 1957 年上市使用，降糖效果无须赘述。现有的Ⅳ期临床结论充分证实了二甲双胍在 2 型糖尿病治疗领域难以替代的优势，因为在 2 型糖尿病治疗中，二甲双胍除了可以安全降低血糖之外，在心血管保护功能上，也已经得到明确的证实，并且可以降低体重，这对于糖尿病患者而言具有十分重要的意义。除了表现出降低血糖的显著优势以外，二甲双胍另被证实有多种药理活性，例如预防糖尿病。有研究表明，二甲双胍可以降低糖尿病前期人群发展为 2 型糖尿病的风险[25,62]。

2.2.2 噻唑烷二酮类药物

随着糖尿病形成机制研究的不断深入，过氧化物酶体增殖激活受体（Peroxisome Proliferator Activated Receptor，PPAR）激动剂成为开发热点。从药效学上来看，这类药物并不刺激胰岛素分泌，但是增加了骨骼肌、肝脏、脂肪等周围组织对胰岛素的敏感性，从而增加了这些组织对葡萄糖的利用，间接达到降糖的疗效。PPAR 是一类非常复杂的受体，分为多个亚型，因此有关药物作用的分子机制十分复杂。在降糖药物领域，PPARδ 激动剂，PPARα、γ 双重激动剂，以及 PPARα、δ、γ 三重激动剂在一定程度上具有研究价值。激活上述受体后，不但有胰岛素增敏作用，而且有脂代谢方面的作用，对于 2 型糖尿病患者的心血管并发症有防治的潜质[25,62]。

噻唑烷二酮（Thiazolidinediones，TDZs）类药物是用于治疗 2 型糖尿病代谢异常综合征的一类新型理想 PPARγ 激动剂，于 1997 年上市，其中曲格列酮（Troglitazone）、罗格列酮（Rosiglitazone）和吡格列酮（Pioglitazone）是最具代表性的噻唑烷二酮类药物。噻唑烷二酮具有噻唑烷环及后缀苯酚环的基本结构，这类化合物具有共同的药理作用——改善胰岛素抵抗性，故被称为胰岛素增敏剂[63]。

TDZs 既能改善胰岛素抵抗，对肝脏胰岛素敏感性有所提高，纠正糖和脂质代谢异常，也能改善高糖毒性，更受人瞩目的是治疗时不会出现低血糖。临床研究显示，噻唑烷二酮类抗糖尿病药尚有降低尿中白蛋白含量、降压和降脂作用，且可联合用药，同时具有良好的耐受性与安全性，因此具有延缓糖尿病进展的潜力和巨大的应用前景[55]。美中不足的是，噻唑烷二酮类药物的起效时间较其他降血糖药为慢，并非短期内就能达到最理想的疗效，一般需数周乃至数月才能达到最大作用效果。因此，使用噻唑烷二酮类药物治疗时，还必须达到足够的疗程。只有在足量及足够疗程的情况下，才能更好地保护胰岛 β 细胞功能，减少心血管危险因素，延缓病情进展[64-66]。

2.3　葡萄糖吸收抑制剂

2.3.1　α-葡萄糖苷酶抑制剂

α-葡萄糖苷酶抑制剂是 20 世纪 90 年代上市的降糖药物。该类药物中最具代表性的有阿卡波糖（Acarbose）、伏格列波糖（Voglibose）和米格列醇（Miglitol）。这类药物可竞争性抑制位于小肠绒毛中的各种 α-葡萄糖苷酶的活性，延缓淀粉类大分子多糖和双糖的分解速度，从而减缓肠道内葡萄糖的吸收，达到降低血糖尤其是餐后血糖的目的。α-葡萄糖苷酶抑制剂的不良反应较少，主要为胃肠道反应，其他受益情况暂未明确，有小样本（$n = 211$）的研究显示，阿卡波糖可以延缓高血压的发生并使人体内大血管受益[67]。

该类药物不仅能降低餐后血糖和降低胰岛素的需求，还可降低正常人及糖尿病患者的血胆固醇、甘油三酯水平，对脂肪、水、氨、铁的代谢起到促进的作用。据临床研究结果显示，阿卡波糖是 2 型糖尿病合并肾功能受损患者的首选药物，米格列醇则可以有效降低 1 型糖尿病患者的血糖[45,55]。

2.4　胰岛素及胰岛素类似物

2.4.1　胰岛素

胰岛素自 1922 年用于临床以来已有 80 多年的历史。近几十年由于人工胰岛素及胰岛素类似物的问世，以及注射技术、给药方法的不断改进，胰岛素的应用已进入一个全新的时代。胰岛素按起效作用快慢和维持时间长短分为短（速）效、中效和长效三类。速效有普通胰岛素，皮下注射，产生作用快，但持续时间短，是唯一可经静脉注射的胰岛素，可用于抢救糖尿病酮症酸中毒患者。胰岛素"笔"型注射器可预先装满胰岛素，不必抽吸，使用方便且便于携带。此外，胰岛素吸入也是一种新的给药方式，主要有经肺、口腔黏膜和鼻腔黏膜吸收三种方式[1]。

胰岛素及其类似物可应用于 1 型糖尿病患者、口服降糖药物无效的 2 型糖尿病患者以及合并其他疾病而不能单纯通过饮食控制或药物治疗的糖尿病患者。总体来说，给药途径可分为两种，一种是非胃肠道给药途径，另一种是非注射给药途径。非胃肠道给药途径包括肌肉注射、静脉注射、腹腔内给药系统以及连续皮下胰岛素输注系统四种方式，例如"灵活的胰岛素疗法"就是通过患者入睡前进行皮下注射长效制品来达到维持患者低水平基础胰岛素用量的目的。对于非注射给药途径，我国目前主要以高分子材料为载体，加入酶抑制剂、保护剂和促吸收剂的胰岛素脂质体、胰岛素纳米囊、生物载体胰岛素以及胰岛素纳米制剂等。例如胰岛素龙血竭纳米球，应用沉淀法包裹胰岛素，不仅使药效更长久，还能避免药物被胃内强酸环境及消化酶破坏[78]。

2.4.2　胰岛素类似物

胰岛素类似物从 20 世纪初第一代动物胰岛素到第二代重组人胰岛素，再到以重组甘精胰岛素为代表的第三代胰岛素类似物，历经了近 90 年时间，每一代新胰岛素制剂的出现都有划时代意义[1]。

随着医学界对于胰岛素不断的深入研究，近年来发现，对人体胰岛素肽链进行修饰有可能改变其理化和生物学特征，从而研制出更适合人体生理需要的胰岛素类似物。我国目前研究开发的有短效胰岛素、中效胰岛素、长效胰岛素以及预混胰岛素。短效胰岛素中常用赖脯胰岛素、门冬胰岛素以及赖谷胰岛素，例如赖谷胰岛素就是将 B 链第 29 位的赖氨酸替换为谷氨酸，将 B 链上第 3 位的天冬酰氨酸替代成赖氨酸，这类药物通过皮下注射的方式进入糖尿病患者体内可以迅速发挥药效，但是达到峰值时间和作用时间较短。中效胰岛素则主要是用精蛋白生物合成的人胰岛素注射液，这类胰岛素类似物作用时间长，无明显的作用高峰，不能解决餐后高血糖，只能维持和补充人体内基础胰岛素。长效胰岛素主要包括甘精胰岛素和地特胰岛素。干精胰岛素是将人胰岛素分子 A 链第 21 位的门冬氨酸由甘氨酸取代，B 链 C 末端增加 2 个精氨酸，是我国首个长效胰岛素类似物，这种药物的平均作用时间超过 24 h，并且没有明显峰值，可以模拟正常人基础胰岛素的分泌。预混胰岛素类药物注射次数少，血糖滴定或调整时间缩短，使用更加方便快捷，不仅可以有效解决餐后高血糖，还可以延长血糖控制时间[45]。

2.5　新型 2 型糖尿病药物

2.5.1　GLP-1 类似物

胰高血糖素样多肽-1（GLP-1）类似物是近 10 年来开发的新型降糖药物。在人体的肠腺细胞中，存在着 2 种可促进胰岛素分泌的多肽类激素，分别是 GLP-1 和葡萄糖依赖促胰岛素多肽（Glucose-dependent Insulinotropic Polypeptide，GIP）。这 2 种多肽可以与体内的 G 蛋白偶联受体（GPCR）结合，促进胰岛 β 细胞分泌胰岛素。其中，GLP-1 是一个由 31 个氨基酸组成的肽链，由胃肠道 L-细胞分泌的胰高血糖素原剪切而成，与胰高血糖素结构类似，可以竞争性地抑制胰高血糖素的释放，从而降低血糖。

尽管 GLP-1 具有良好的治疗 2 型糖尿病的机制，但是 GLP-1 进入人体后，可被广泛存在的二肽基肽酶-4（DPP-4）快速降解，半衰期仅为 1～2 min。因此，天然的 GLP-1 无法用于 2 型糖尿病的治疗。对其进行修饰，获得各种新的 GLP-1 类似物，可以有效地解决这一问题[68,69]。

截至目前，已有 5 个 GLP-1 类似物上市，分别是利拉鲁肽（Liraglutide）、艾塞那肽（Exenatide）、度拉鲁肽（Dulaglutide）、阿必鲁肽（Albiglutide）和利西拉来（Lixisenatide）。其中利拉鲁肽是最具代表性的 GLP-1 类似物。其Ⅲ期临床研究中，对约 2700 例患者的治疗结果显示，每日 1 次利拉鲁肽均能有效降低空腹血糖、餐后血糖和糖化血红蛋白，且复合终点达标比例显著高于对照药物[70]。

索马鲁肽（Semaglutide）是诺和诺德公司新开发的一种 GLP-1 类似物，经过结构修饰后，索马鲁肽的半衰期达 46.1 h[71]，每周仅需皮下注射 1 次。2016 年 9 月 16 日，欧洲糖尿病协会的年会上公布了索马鲁肽的Ⅲ期临床研究结果，此次试验由 20 个国家、3297 例 2 型糖尿病患者共同参加，为期 104 周，结果显示索马鲁肽可以较好地改善 2 型糖尿病患者的血糖，每日服用 0.5 mg 和 1.0 mg 索马鲁肽受试者平均糖化血红蛋白分别下降了 1.1％和 1.4％；安慰剂组则下降了 0.4％。除此以外，相较于安慰剂，索马鲁肽可降低心血管死亡率、非致死性心肌梗死或非致死性卒中发生率。继利拉鲁肽之后，GLP-1 类似物中，索马鲁肽被证实为具有心血管获益的降糖药[72]，这是降糖药物中为数不多的有明确心血管受益的品种。目前索马鲁肽已在美国预注册，即将上市。

2.5.2　DPP-4 抑制剂

DPP-4 的晶体结构目前已经得到解析[73]，因而 DPP-4 抑制剂的研究相应地取得了深入进展。DPP-4 的结构主要包括胞外区、跨膜区和胞内区 3 个部分，其中胞外区有 1 个 α/β 水解酶区域，含有催化三联体，即含有 3 个氨基酸成分 Ser630-Asp708-His740，GLP-1 在这一位置发生降解。DPP-4 抑制剂能够作用此区域，与某些氨基酸的氨基结合，诱发 DPP-4 的构象发生改变，从而避免降解 GLP-1，进而降低血糖[74]。

在生理状态下，DPP-4 可快速降解 GLP-1，使其失去活性，而 DPP-4 抑制剂可以使内源性 GLP-1 水平升高 3~4 倍。DPP-4 不仅可降解 GLP-1，还可降解包括 GIP 在内的多种肽类。应用 DPP-4 抑制剂后，GLP-1、GIP 等多种受 DPP-4 降解的多肽水平均可升高，使血糖得到调节[75]。

DPP-4 抑制剂已有多个品种上市，大致分为以下几类[76]：

（1）β 芳香乙胺类，其代表药物为西格列汀（Sitagliptin）、瑞格列汀（Retagliptin）；

（2）吡咯烷酮类，代表药物有维格列汀（Vildagliptin）、沙格列汀（Saxagliptin）、特力利汀（Teneligliptin）等；

（3）嘧啶二酮类，代表药物包括阿格列汀（Alogliptin）和曲格列汀（Trelagliptin）；

（4）嘌呤衍生物类，代表药物为利拉列汀（Linagliptin）；

（5）3-氨基四氢吡喃类，代表药物为奥格列汀（Omarigliptin）。

西格列汀由默克制药公司开发，是最早由美国 FDA 批准的 DPP-4 抑制剂，也是迄今为止评价最好的 DPP-4 抑制剂。已有多个报道证实，DPP-4 抑制剂在有效降糖的同时，可以提高心血管系统的安全性，这对于容易产生心血管系统并发症的糖尿病患者来说，无疑是一个福音。2013—2015 年，有 3 项分别针对沙格列汀、阿格列汀、西格列汀的临床试验显示，上述药物既不增加也不降低心血管发病率和死亡率，2 型糖尿病患者长期使用上述药物，安全性良好[77]。这在一定程度上佐证了 DPP-4 抑制剂在心血管方面的潜在获益。

奥格列汀是 DPP-4 抑制剂中的一个新亮点，其半衰期高达 93~116 h，是一个超长效 DPP-4 抑制剂，仅需每周给药 1 次[78]，这对于口服制剂而言并不常见。超长效口服降糖药物能较大程度地提高患者用药的依从性。2015 年第 51 届欧洲糖尿病研究协会年会上，默克公司公布了关于奥格列汀Ⅲ期临床试验 O－QWEST 研究结果，表明 25 mg/w 奥格列汀和 100 mg/d 西格列汀治疗 24 周后，其安全性和有效性与对照药物相比等效[79]。奥格列汀已于 2015 年 11 月率先在日本上市。此外，由日本武田公司研发的曲格列汀同为超长效 DPP－4 抑制剂，于 2015 年 5 月亦首先在日本上市[80]。

2.6.2　2 型糖尿病常用治疗药物特征比较

表 2-1 选择现有代表性的 2 型糖尿病治疗药物，总结了其重要的核心特征。对于 2 型糖尿病患者而言，使用药物治疗的同时，心血管安全性、低血糖风险、降低体质量这 3 方面是人们最为关注的。显而易见，与传统的 2 型糖尿病治疗药物相比，新型的 2 型糖尿病药物——GLP－1 类似物、DPP－4 抑制剂在这些问题上均有较大的优势。此外，由于新型的 2 型糖尿病药物往往具有较长的半衰期，因此用药周期大大延长，提高了给药的依从性。

表2-1　2型糖尿病常用治疗药物比较

药物通用名（类别）	半衰期/h	每日给药次数	日剂量/mg	心血管安全性	体质量影响	低血糖风险	其他作用特点
二甲双胍	4~9	3	750~1500	心血管受益	降低体质量	低	在2型糖尿病领域有预防糖尿病的价值
格列吡嗪（磺脲类）	7	1~3	2.5~30	不明确	体质量增加	受机体环境及食物影响较大	有继发性失效风险
阿卡波糖（α-糖苷酶抑制剂）	3.7	3	150~300	不明确	不明确	中度	主要降低餐后血糖
利拉鲁肽（GLP-1类似物）	11~13	1	0.5~1.8	心血管受益	降低体质量	低	
西格列汀（DPP-4抑制剂）	11.8~14.4	1	100~200	潜在的心血管受益	不明确	低	
依帕列净（SLG2型抑制剂）	13.2~16.5	1	10~25	心血管受益	不明确	低	有泌尿系统不良反应
罗格列酮（PPAR激动剂）	3~4	1~2	4~8	有较大的心血管系统风险	不明确	低	
瑞格列奈（格列奈类）	1	3	3~16	不明确	体质量增加	中度	常需与其他药物联用

第3章　曲格列酮

3.1　曲格列酮相关概念

曲格列酮（Troglitamne，TGZ）是第一个用于临床的噻唑烷二酮类药物[81]，于 1995 年 9 月在日本上市[82]，1997 年在美国上市[83]。其化学结构中含一个 α 生育酚基团，此基团使曲格列酮具有双重药效，即同时具备抗氧化和胰岛素增敏的特性。在临床使用中，它不仅能有效降低血糖，还能加强脂代谢[84]，降低空腹胰岛素、甘油三酯水平，升高高密度脂蛋白（High Density Lipop rotein，HDL），而不增加体重[85,86]。除此之外，曲格列酮还具有独特的降低国际标准化比值（International Normalized Ratio，INR）的机制，使机体能有效地利用内源的或外源的胰岛素[87]。但由于其严重的特异性肝毒性（Idiosyncratic hepato－toxicity），使它的广泛应用受到了一定限制，在 2000 年就退出了市场[88]。

3.1.2　曲格列酮注意事项

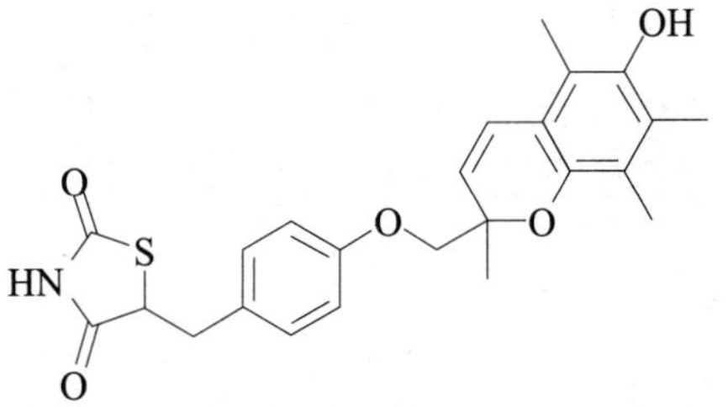

图 3-1　曲格列酮基本结构

曲格列酮限用于食物、运动疗法效果不明显或其他糖尿病药物疗效欠佳的 2 型糖尿病患者。有营养不良、进食无规律、进食量不足、衰弱状态、强烈的体力运动、嗜酒的糖尿病患者及高龄者在使用曲格列酮时应格外注意是否引起低血糖。除此之外，在曲格列酮的使用中应重点注意以下四点：

（1）严重酮病、1 型糖尿病患者慎用曲格列酮。

曲格列酮通过与外周组织 PPARγ 结合，增强其敏感性，从而达到对胰岛素增敏的作用。在肝脏中，曲格列酮促进脂肪分解代谢，增加酮体的生成。因此，曲格列酮不适用于糖尿病酮症酸中毒患者与胰岛素分泌绝对不足而引发的 1 型糖尿病患者[84,92]。

（2）严重肝功能或肾功能障碍者慎用曲格列酮。

收集北美临床应用曲格列酮治疗患者共 2510 例，其中 48 例（1.9%）有肝功能异常。众多临床调查均表明曲格列酮可引起病人谷氨酸氨基转移酶（Alanine aminotransferase，ALT）、天冬氨酸氨基转移酶（Aspartate aminotransferase，AST）、乳酸脱氢酶（Lactate dehydrogenase，LDH）升高，这些都是肝病加重的症状表现[88]。原本有肝功能障碍者服用曲格列酮后可能会导致肝衰竭，严重者还需进行肝移植。因此，采用曲格列酮治疗患者应经常检测其肝功能，严重肝功能障碍者须慎用曲格列酮。

（3）妊娠期糖尿病、哺乳期糖尿病妇女禁用曲格列酮[90]。

曲格列酮在美国上市时，FDA 对其药物安全性分类，其妊娠分级为 B，即在动物繁殖研究中未见到药物对胎儿的不良影响，或在动物繁殖性研究中虽发现药物有副作用，但都并未进行孕妇的对照研究。因此，妊娠期妇女禁用曲格列酮。另有动物试验发现曲格列酮可泌入大鼠乳汁，因此，曲格列酮也不适于哺乳期妇女使用[91]。

（4）心力衰竭或有心力衰竭倾向的患者禁用曲格列酮。

研究发现，曲格列酮可导致肾脏排钠减少、水钠潴留增多、血管通透性增高等，从而引起水肿。由于水肿可诱发和加重心力衰竭，故本类药物不宜用于合并心力衰竭或有心力衰竭倾向的 2 型糖尿病患者[92]。

除此之外，对成分过敏者、严重感染、手术前后、严重外伤者慎用曲格列酮，伴有心脏病的 2 型糖尿病患者和儿童禁用曲格列酮[93]。

3.1.3　曲格列酮用法用量

曲格列酮口服吸收快，2～3 h 达最大血浆浓度，半衰期为 16～34 h，约 5 d 达到稳定的血浆浓度，与食物同服可提高吸收率 30%～85%，因此可每日给药一次，于早餐时服用效果最佳[88]。

曲格列酮每日推荐剂量为 200～400 mg，初始剂量为 200 mg/d，常规剂量为 400 mg/d，最大日剂量不超过 600 mg[94]，并应根据血糖降低的程度适当调节胰岛素用量。如果血糖控制不满意，需每 2~4 周增加 200 mg/d，当空腹血糖低于 6.7 mmol/L 时，胰岛素剂量应减少 10%~25%[88]。

曲格列酮低剂量（10~200 mg/d）用量时，药效存在剂量依赖关系，即开始发挥降糖作用的时间为 1~4 周，发挥最大降糖作用的时间为 6~8 周[82]；中高剂量（600~800 mg/d）用量时，多数报告显示有明显副作用，约 2.2% 患者发生谷丙转氨酶和谷草转氨酶升高，0.8% 的患者出现肝功能异常，甚至导致严重的肝坏死。另有报告称曲格列酮存在致血乳酸脱氢醇和肌酸磷酸激酶升高的可能[90]。

3.2　曲格列酮发展与现状

1995 年由日本三共（Sanky）公司创制的曲格列酮是第一个临床用于治疗糖尿病的噻唑烷二酮类药物，于 1997 年 3 月在美国上市，1998 年在欧洲上市。当时，FDA 监管糖尿病药物的主任所罗门·索贝尔博士在接受《纽约时报》采访时表示，曲格列酮的副作用似乎很少且相对较轻[95]。1997 年由于曲格列酮拥有显著减低胰岛素抵抗、降低血糖的作用，上市不久即被广泛应用，1998 年此药销售额近 8 亿美元，服用此药的病人高达 200 万。

1998 年 5 月 17 日，美国国立糖尿病消化与肾病研究所（National Institute of Diabetes and Digestive and Kidney diseases，NIDDK）中一名 55 岁患者 Audrey LaRue Jones 因服用曲格列酮后死于急性肝衰竭[96,97]。美国国立卫生研究院（National Institutes of Health，NIH）对此事高度重视，并随之进行了更深入的研究。调查表明，服用曲格列酮的患者发生肝衰竭的风险较安慰剂组增加了 1200 倍[98]。随后逐渐出现众多曲格列酮引起异质性肝毒性，导致肝脏衰竭甚至死亡的报道。

于是，曲格列酮在欧洲上市不久即被撤消，其中英国是第一个撤销曲格列酮的国家。1997 年 12 月，英联邦药物管理署（MCA）便决定暂停使用上市不久的曲格列酮，并提醒全球使用者曲格列酮具有肝功能受损风险[99,100]。同期，虽然在美国和日本已发生了相当数量的肝损害的病例，但是曲格列酮仍在美国华纳兰伯特（Warner Lambert）公司和日本三共公司销售良好，特别是在美国，1998 年曲格列酮的销售额高达 7.47 亿美元[101]。直至 2000 年 3 月，美国 FDA 才撤销曲格列酮，原因是美国市场上出现了更具安全性的新产品，例如史克必成制药公司（Smithkline Beecham）的罗格列酮和日本武田制药公司（Takeda）及美国礼来公司（Eli lilly and company，LLY）的吡格列酮，这才使得曲格列酮被淘汰[102]。FDA 撤销曲格列酮后，日本也紧随其后撤消了曲格列酮[103]。FDA 药物评价和研究中心副主任 Lumpkin 博士认为，因为药物的开发速度很快，这种现象将来会经常发生[104-106]。

2004 年，辉瑞公司拨出 9.55 亿美元来结束曲格列酮片瑞泽林（Rezulin）案件。2009 年，辉瑞公司解决了撤回瑞泽林的三项索赔，总金额约为 7.5 亿美元。据法庭文件显示，该公司支付了约 5 亿美元来解决在纽约联邦法院合并的雷祖林案件，支付了约 2.5 亿美元来解决州法院诉讼[107]。

3.3 曲格列酮药物代谢动力学

曲格列酮口服吸收良好，生物利用度较高，半衰期较长，因此可每日仅一次给药。与食物同时摄取时吸收较好，吸收率明显提高，于早餐时服用最佳[88]。在体内主要与蛋白质结合（＞99％），在肝脏代谢，大部分由粪便排出，少部分由尿液排出[90]。

3.3.1 吸收

在正常健康人中，曲格列酮口服吸收很快，吸收后约 99％的曲格列酮与血清白蛋白结合，在体内 2～3 h 达最大血浆浓度，半衰期（$t_{1/2}$）16～34 h，持续服用后在 3～5 d 后达稳定血浆浓度，生物利用度为 30％～85％[90]。

曲格列酮与食物同服时效果更好，英国的一项报告指出，进食时或饭后给予曲格列酮 400 mg 能促进其吸收。另一项美国 2 型糖尿病患者接受曲格列酮治疗的研究中，对 12 名 2 型糖尿病患者晨服曲格列酮 400 mg/d（与食物同服）较晚上（没有进餐时）给药更有效[108]。

曲格列酮单剂量、多剂量给药略有差异。对 21 名美国健康志愿者口服单剂量曲格列酮 200～600 mg/d，检测得最大血药浓度时间（t_{max}）为 2～3 h，3～5 d 达稳态血药浓度。而对健康志愿者采取口服多剂量的曲格列酮 100、200 或 400 mg，每日 2 次后，t_{max}无明显变化，但达稳定态血药浓度时间减半，约 1～2 d，且长时间服用后未观察到药物或其代谢物的蓄积[108]。在动物实验中，对小鼠和狗口饲 5 mg/kg 曲格列酮，小鼠和狗迅速达到最高血药浓度。而在大鼠和猴子体内，8 h 后才达到此浓度，其中大鼠的生物利用度约 25％，狗为 30％～40％。大鼠、猴子和狗吸收良好，吸收率均约 75％，其中大鼠吸收部位是全部消化道，未见食物对吸收的影响[93]。

3.3.2 分布

在动物实验中，曲格列酮主要分布在肝脏，较少分布在脂肪，在脑组织中含量极低[90]。大鼠口服 5 mg/kg 曲格列酮后，迅速分布于全身脏器、组织，在消化道和肝脏中浓度特别高，未见向脑中移行。给药后 72 h 几乎全部从组织中消失，未见残留体内。连续 21 天对大鼠口饲 5 mg/kg/d 曲格列酮后，发现该药大多向白色脂肪和褐色脂肪移行，且在这些组织中消失迟缓。此外，曲格列酮还向乳汁中移行，不向血细胞移行[93]。

3.3.3 代谢

曲格列酮及其代谢产物一般不在体内蓄积，大部分于肝内经过硫酸聚合或葡萄糖醛酸聚合过程后，90%排入胆汁。部分的排出代谢产物经过脱聚合反应被重吸收，即形成肠肝循环。另有极小部分则通过细胞色素 P450（CYP）作用转换为醌。其主要代谢产物有三个：M1（硫酸盐结合物）、M2（葡萄苷酸结合物）和 M3（活性苯醌代谢物）。血浆浓度达稳定状态时，三个代谢产物中 M2 的血浆浓度极低，M1 的血浆浓度最高，是曲格列酮和 M3 的 6～7 倍[90]。

依上述代谢路径来设想本药造成肝损害的原因是困难的。药物相关酶的单核苷酸多态性（Single Nucleotide Polymophism，SNP）可能是解决此问题的途径之一。现介绍两篇有关报道，一为细胞色素 P450 之 2C19（CYP2C19）基因变异，另一为谷胱甘肽－S－转移酶（Glutathione S－transferase，GST）基因变异，以此来探索分析原因。CYP2C19 有 6 个基因型，有 *1、*2、*3 三个基因，通过等位基因组合成为 6 个，即 *1/*1、*1/*2、*1/*3、*2/*2、*2/*3 和 *3/*3。依酶活性强度而论，表型 *1/*1 为强代谢者（Extensive Metabolizers，EM），*1/*2、*1/*3 为中等量代谢者（Intermediate Metabolizers，IM），*2/*2、*2/*3 和 *3/*3 为弱代谢者（Poor Metabo lizers，PM）。据研究，需 CYP2C19 进行代谢的药物血中浓度以 PM 者为高，EM 者则低，此即影响药效的个人特异体质之一。作者发现，8 例曲格列酮肝损害中有 4 例（50%）系 PM，但服用同种药物而未发生肝损害的 31 例中仅有 12.9%属于 PM。此现象表明，曲格列酮肝损害是多发于 CYP2C19 基因同型个体人群的疾病。同 SNP 相关的另一因子是 GST 基因。

分析发现，曲格列酮肝损害多发于 GST T1 和 GST M1 双无效突变（Double null mutation）病例，可认为因肝损害而形成的自由基消除系统功能不全所致[109]。

一项英国研究人员给 11 位 2 型糖尿病患者曲格列酮 800 mg/d 治疗 12 周的研究中，没有发现药物原型和其代谢物的蓄积现象。除此之外，年龄对曲格列酮的代谢也无影响。不同年龄组患者服用曲格列酮 800 mg/d，检测 2 周后的 C_{max} 和 AUC 差异均很小[108]。

3.3.4 排泄

在各项试验中均表明，曲格列酮主要由胆道排泌，85％以上随粪便排出。经肾排泄极低（约 3％），因此尿中仅有极少量的药物及代谢产物[83,90,110]。由此解释了肾功能不全者使用曲格列酮剂量可不变的原因[111]。

在小鼠、大鼠和狗的试验中发现曲格列酮极少量排泄在尿中，大部份经胆汁排泄在大便中[93]。健康成年男子一次口服曲格列酮 50~800 mg 后排泄途径与动物一样，大部分在粪便排泄，几乎不从小便中排泄，且无原型药[86]。

3.4 曲格列酮药理学

曲格列酮是新一代噻唑烷 2，4 二酮类药物中第一个用于治疗 2 型糖尿病的药物，具有代表性。该类药物通过改善胰岛素抵抗而降低血糖和改善其他代谢综合征，主要作用机制是通过结合和活化 PPARγ 而起作用[112]。

3.4.1 曲格列酮对机体的降糖作用

单用曲格列酮治疗 2 型糖尿病可明显降低病人空腹和餐后血糖水平，这主要是因为曲格列酮增加了胰岛素介导的葡萄糖在外周组织（尤其是骨骼肌）的清除[88]，即增加末梢组织对糖的摄取和处理作用[113]，并抑制肝糖原异生[114]，从而降低血糖。具体来说，曲格列酮是一种配体，能直接与 PPARγ 结合，并激活该受体，后者与维 A 酸受体 x 结合，形成异二聚体，与特定的反应元件结合，通过某些辅活化因子（Coactivator）和辅抑制因子（Corepressor）介导，激活或抑制某些基因的转录以增强胰岛素的效应[115]。

在脂肪细胞和肌细胞实验中，曲格列酮能增加体内外基础的和/或胰岛素刺激的 2－脱氧葡萄糖或葡萄糖吸收，增加与血浆膜结合胰岛素的数量，并可加强葡萄糖转运蛋白 Glut1 和 Glut4 基因的表达，以及增强胰岛素作用而促进骨骼肌细胞和脂肪细胞糖摄取，从而降低血糖。另外，曲格列酮也能激活骨骼肌中的糖原合成酶，此酶与肌细胞中 PPARγ 的 mRNA 特殊表达有关[116]。

再者，肝脏是产生内源性葡萄糖的主要场所，曲格列酮使肝脏输出葡萄糖减少，抑制肝脏葡萄糖的合成，刺激肝糖原合成而使血糖下降[88]。除此之外，曲格列酮不同于胰岛素类药物，它不破坏血糖—胰岛素之间的反馈平衡，因此，在降血糖时不会产生低血糖现象[84,117,118]。

在动物试验中已证实曲格列酮能降低果糖-1,6-二磷酸酯酶和果糖-2,6-二磷酸酯酶的活性，对禁食 24 h 的实验鼠体内长链脂肪的氧化有抑制作用，并减少肝糖异生[114]。临床试验中，2 型糖尿病患者服用不同剂量的曲格列酮（200、400、600、800 mg/d）治疗 6 个月后，400、600 mg/d 组疗效类似，血糖水平可降低约 20%，血糖代谢速率可增加约 45%[119]。但 400 mg/d 较 200 mg/d 疗效更佳，若提高剂量到 800 mg/d 则没有出现更好的疗效[108]。

目前已有多篇关于使用曲格列酮的临床报道。对 11 名 2 型糖尿病患者采用曲格列酮治疗 6～12 周后，8 名受试者的 AUC、餐后葡萄糖水平、胰岛素水平、非酯化脂肪酸（Nonestesterified Fatty Acid，NEFA）水平及胰高血糖素水平均显著下降[120]。肥胖非糖尿病受试者服用曲格列酮后，曲格列酮组较安慰剂组的胰岛素水平明显降低，胰岛素敏感性增加[121]。

3.4.2 曲格列酮对脂质代谢的影响

曲格列酮能抑制脂肪酸的氧化作用和酯化作用，代谢后可非竞争性抑制线粒体及微粒体乙酰胆碱脂酶活性，从而使血清中的甘油三酯（TG）和游离脂肪酸减少。曲格列酮通过减少甘油三酯在肝脏的合成和增加其在外周的清除而降低甘油三酯水平，其机制可能是曲格列酮促进脂肪酸的 β 氧化，使血中游离脂肪酸等脂质水平下降[88]。除此之外，曲格列酮还能刺激前脂肪细胞增殖，因此认为曲格列酮可能通过增加成熟脂肪细胞的数量从而改善胰岛素抵抗[122,123]。

取饥饿 24 h 的大鼠肝细胞，离体培养后与曲格列酮同孵 1 h，长链脂肪酸的合成及长链脂肪酸氧化均受到抑制。健康受试者服用曲格列酮 100、200、400 和 600 mg/d 持续 6 个月后，在禁食和饮食后的两种情况下检测，治疗后的 TG 水平显著降低。在 600 mg/d 的剂量下，曲格列酮还能显著降低游离脂肪酸的水平[113]。一项日本的临床试验中，对 62 名 2 型糖尿病患者给予曲格列酮 200 mg/d/2 次，治疗 12 周后也能得到相同的结果，其游离脂肪酸水平大幅度下降。

大量研究表明，使用曲格列酮治疗还能使高密度脂蛋白（High Density Lipoprotein，HDL）水平升高，三酰甘油水平降低，游离脂肪酸水平下降，提高脂蛋白的抗氧化能力。剂量范围在 0.5～25 mg/L 能明显抑制试管内低密度脂蛋白（Low Density Lipoprotein，LDL）和 HDL 对氧化的敏感性，抑制程度随着剂量的增加而增加[108]。在肥胖受试者中，曲格列酮能改善大而轻 LDL 与低致密 LDL 的比率。在体外，它明显阻止 LDL 颗粒的氧化；在体内，它减少脂氧化。这些脂蛋白的改变对消除高血糖引起心血管方面的危险因素而言是有利的[84,124,125]。对 114 名 2 型糖尿病患者给予曲格列酮 800 mg/d，治疗后的 HDL 水平增长 16%，甘油三酯水平降低 32%。在另一项单用曲格列酮 800 mg/d 和单用优降糖小于等于 20 mg/d 的对照试验中，发现曲格列酮组治疗 48 周后总脂和 LDL 水平分别升高了 5% 和 8%，而优降糖组无明显差异[108,115]。

3.4.3　曲格列酮对胰岛素水平的作用

曲格列酮增加胰岛素敏感性表现在降低空腹和餐后血浆胰岛素水平、C—肽水平等方面。其机制为曲格列酮与 PPARγ 结合，通过 PPARγ 调节脂平衡和脂肪细胞分化，具体过程可能为：①促进脂肪酸的 β 氧化，使血中游离脂肪酸等脂质水平下降，以改善胰岛素抵抗性；②抑制与胰岛素抵抗性相关的肿瘤坏死因子 α（Tumor Necrosis Factor α，TNFα）在脂肪细胞上的表达及分泌；③由与胰岛素抵抗性密切相关的内脏脂肪型向与之无明显相关的皮下脂肪型转变等[88]。

研究显示，每日服用曲格列酮 100 mg 以上即可使血浆胰岛素水平下降。对 47 名葡萄糖耐受量减弱患者采取晨服曲格列酮 400 mg/d 治疗，持续 12 周后的葡萄糖、胰岛素和 C—肽反应水平均明显降低[115]。而对 14 名 2 型糖尿病患者单独服用曲格列酮 200～800 mg/d 后，其空腹胰岛素和免疫性胰岛素水平分别降低 42% 和 26%，并具有剂量依赖性[108]。美国一项对 292 例 2 型糖尿病患者的研究发现，单用曲格列酮 200～800 mg/d 治疗 6～12 周后，血浆胰岛素水平下降 5%～34%，C—肽水平下降 22%，而相当剂量的格列本脲片使胰岛素水平增加 22%。另一项曲格列酮与优降糖的对照试验中，对已用优降糖治疗的 25 名 2 型糖尿病患者加服 600 mg/d 的曲格列酮，治疗 6 周后患者的血液胰岛素原水平降低 54%[108,115]。

3.4.4　曲格列酮对心血管的作用

曲格列酮在体外抑制血管平滑肌细胞增殖、游走，促进阻力血管舒张，这种抑制作用在 $5 \sim 40 \ \mu mol/L$ 的浓度范围内呈剂量依赖性[115]。

临床试验中，$1 \ \mu mol/L$ 曲格列酮能抑制血管平滑肌细胞增殖和移动，而 $5 \ \mu mol/L$ 对人类主动脉和冠状动脉血管平滑肌增殖的抑制率为 90%。大鼠在动脉气囊损害前给予曲格列酮，能降低新内膜/血管中层的比例达 62% 左右。对 18 例 2 型糖尿病患者服用曲格列酮 $200 \sim 600 \ mg/d$，持续 6 个月后，血浆纤溶酶原激活物抑制物-1（Plasminogen Activator Inhibitor-1，PAI-1）从 $68.8 \ \mu g/L$ 降至 $40.4 \ \mu g/L$。另一项对 2 型糖尿病患者服用 $800 \ mg/d$ 曲格列酮持续 48 周的试验显示，其心脏指数增加 13.2%，心博指数增加 9.2%[108]。

3.4.5　曲格列酮对血压的作用

曲格列酮通过降低胰岛素水平，改善血管的收缩性，增加肾小球滤过率或抑制动脉平滑肌细胞增生，使收缩压、舒张压及平均动脉压下降，从而达到降血压作用[88]。

一项对 45 名 2 型糖尿病患者服用曲格列酮（$400 \ mg/d$）治疗 48 周的研究中，发现治疗后的邻苯二甲酸二丁酯（Dibutyl phthalate，DBP）吸收值较基线降低 $0.8 \ kPa$（8%），而对照组优降糖（$\leqslant 20 \ mg$）对 DBP 吸收值无明显改变。治疗末期，曲格列酮组平均动脉压降低了 2.9%，而优降糖组升高了 1.1%。另一项对 17 例伴轻度高血压的 2 型糖尿病患者经曲格列酮（$400 \ mg/d$）治疗 8 周后，患者血压各项指标明显下降，而对照组格列本脲血压上升了 1.1%[115]。对 2 型糖尿病伴中等高血压患者，加服 $200 \ mg/d$ 曲格列酮后，检测到其血压大幅度下降[108]。

3.4.6　曲格列酮对肿瘤细胞的作用

大量资料显示，曲格列酮除了具有改善胰岛素抵抗、调节血脂、免疫及抗炎的功能外，还对胰腺癌、乳腺癌、前列腺癌、结肠癌、肝癌、肺癌、肾癌等恶性肿瘤细胞具有抑制生长、诱导凋亡的作用[126-128]，对肿瘤细胞的转移、侵袭等行为也有影响[129,130]。

曲格列酮可使 PPARγ 与视黄醛 X 受体（Retinoid X receptor，RXR）协同激活形成异二聚体 PPARγ/RXR，再结合于过氧化物酶体增殖激活受体反应元件（Peroxisome Proliferator Response Elements，PPRE）激活目的基因转录，从而发挥调控作用[131]。其作用的机制主要有：①通过泛素－蛋白体蛋白降解途径，上调周期素依赖激酶抑制因子 p21Waf1、p27Kip1 的表达[132]；②通过抑制炎症及核转录相关因子（如 TNF、IL－4、NF－κB）的活性而抑制肿瘤细胞的生长[133]；③降低凋亡抑制蛋白 Bcl－2 和 Bcl－XL 的表达，从而激活 Caspase－3 介导的细胞凋亡途径[134]；④抑制肿瘤血管内皮细胞增殖，从而抑制肿瘤血管生成[135−139]。

3.4.6.1　曲格列酮对胃癌细胞的作用

胃癌（Gastric Carcinoma）是起源于胃黏膜上皮的恶性肿瘤，在我国各种恶性肿瘤中发病率居首位。研究表明，曲格列酮可诱导胃癌细胞的凋亡。王静等发现不同浓度（0.5、1.0、5.0、15.0、25.0 μmol/L）的曲格列酮能够抑制人胃癌细胞株 BGC−823 增殖和诱导其凋亡，其效应具有浓度依赖性[140]。崔涛等体外培养人胃癌细胞 SGC7901，分别给予 6 个剂量组的曲格列酮（0、6.25、12.5、25、50、100 mol/L）共同培养 72 h 后，检测胃癌细胞增殖、细胞周期及凋亡的情况，发现曲格列酮作用后，SGC7901 细胞 PPARγ 蛋白表达明显升高，但其生长受到不同程度的抑制，且具有浓度依赖性，主要体现在高剂量下细胞的体积明显更小，形态不规则，呈现皱缩、核固缩、胞浆空泡等[140]。

3.4.6.2　曲格列酮对垂体腺瘤细胞的作用

垂体腺瘤（Pituitary Adenomas，PA）约占颅内肿瘤的 15%，是中枢神经系统常见的良性肿瘤，通常很少发生转移。然而，其中约 80% 的生长激素腺瘤（Marie）、30% 的垂体微腺瘤（Pituitary Microadenoma，PM）及 25% 的泌乳素腺瘤（Prolactinoma，PRL）在临床上都是巨大腺瘤，全切除困难，它们侵袭海绵窦和压迫视交叉神经，对人体造成巨大的危害[141]。研究证明，$10^{-7}\sim10^{-5}$ mol/L 浓度范围的曲格列酮能有效抑制垂体腺瘤细胞的生长，导致细胞在 G_1 期阻滞，并且诱导细胞死亡[142]。

黄垂学等发现曲格列酮能诱导大鼠垂体腺瘤细胞系 GH3 细胞的凋亡，曲格列酮干预 GH3 细胞 48 h 后，Bcl−2 表达明显下调，Bcl−2 相关 X 蛋白（Bcl−2 associated X protein，BAX）和 Caspase−3 蛋白酶表达明显增加，呈现剂量依赖性效应。可能的机制是 Caspase−3 和 BAX 的表达上调及 Bcl−2 的表达下调，打破了促凋亡基因与抗凋亡基因表达之间的平衡关系，促使 GH3

细胞朝凋亡的方向发展[129]。

3.4.7　曲格列酮对多囊卵巢综合征的作用

研究证明，曲格列酮能明显降低肥胖多囊卵巢综合征（Polycystic ovarian syndrome，PCOS）患者中血胰岛素和雄激素，并与剂量呈相关性。当曲格列酮剂量为 600 mg/d 可显著治疗 PCOS 患者排卵功能异常、多毛症、高胰岛素血症，且副作用小[143]。

3.5　曲格列酮的副作用

3.5.1　曲格列酮的生殖毒性

曲格列酮于 1997 年在美国上市，妊娠分级 B。在大鼠和兔胚胎—胎仔发育毒性试验中，40、200 和 1000 mg/kg 剂量的曲格列酮可导致大鼠胚胎—胎仔发育延缓、体重降低，2000 mg/kg 剂量可引起大鼠母体和胎仔的体重均降低[91,144]。

3.5.2　曲格列酮的不良反应

在临床应用中，曲格列酮被认为是噻唑烷二酮上市药物中产生不良反应最严重的药物之一。北美一项对 1450 名 2 型糖尿病患者接受曲格列酮治疗的有关耐受性数据调查报告中指出，曲格列酮的不良反应包括感染、头痛、疼痛、意外伤害、乏力、头晕、背痛、恶心、鼻炎、腹泻、尿路感染、末梢水肿和咽炎等[93,108]。

3.5.2.1　曲格列酮对肝脏的副作用

美国 FDA 报告指出，曲格列酮可能引起肝毒性，严重者需要肝移植，甚至引起死亡。可能的机制主要是曲格列酮通过与肝脏中 PPAR 结合，并改变胰岛素依赖基因的表达，从而抑制肝脏的糖原异生，并提高外周的胰岛素敏感性。

在曲格列酮上市期间，即 1997—2000 年，数据统计曲格列酮引起的肝毒性发生率为 1.9%[145]，共引起了 26 例患者因肝功能严重衰竭而死亡，部分肝功能损伤的患者甚至需要肝脏移植[146,147]。这 3 年营销历史中，共有 158 篇医学文献提及该药物的肝毒性。

在动物试验中表明，曲格列酮诱导活性氧（Reactive oxygen species，ROS）生成，并引起还原型谷胱甘肽（Glutathione，GSH）和 ATP 水平比对照细胞显著降低，从而引起肝细胞氧化性损伤、肝细胞凋亡和坏死。曲格列酮对大鼠肝细胞的毒性作用强于对其他非肝细胞来源细胞的毒性作用。有试验比较了曲格列酮作用 5 h 后大鼠原代肝细胞和其他细胞的量—效曲线，与其他细胞不同的是，在更低的曲格列酮浓度下即可引起肝细胞的大量死亡[144]。

除此之外，曲格列酮对大鼠肝细胞毒性作用呈显著的时间和剂量依赖性，细胞凋亡率随着剂量和作用时间的增加而增加。在观察曲格列酮对 SD 大鼠肝细胞毒性的试验中，采用不同浓度曲格列酮作用 0~24 h 后，发现低浓度的曲格列酮对肝细胞无明显副作用，大鼠肝细胞存活率为 89%~100%；高、低浓度下细胞存活率均大大降低，25 μmol/L 浓度下的曲格列酮作用 10 h 后大鼠肝细胞存活率仅为 12%，50 μmol/L 和 100 μmol/L 的曲格列酮作用 5 h 后存活率分别为 10% 和 9%，作用 10 h 和 24 h 后肝细胞全部死亡[148]。

迄今为止的临床试验显示，曲格列酮的肝毒性作用通常只表现为较轻症状或无症状，并具有可逆性。但药物毒性的临床试验结果常常低估了进入市场后药物应用中所出现的毒性发生率和严重性。一名 85 岁的男性 2 型糖尿病患者用胰岛素治疗 10 年后，给予 400 mg/d 曲格列酮治疗 15 周出现腹痛、不适和黄疸等肝功能不全表现。其各项检测中，除 ALT 值远远超过正常指标以外，血清白蛋白水平、凝血酶原时间、糖化血红蛋白、肝脏超声检查等指标均正常，血清学试验甲、乙、丙型肝炎病毒标志也均显示阴性。猜测可能为曲格列酮引起的肝炎，随即停药，但患者病情持续恶化，出现意识障碍、躁动、腹水、水肿等状况。尽管给予积极药物治疗，但病人于就诊后 8 周死亡[149]。另有一名 58 岁的男性 2 型糖尿病患者在服用曲格列酮治疗 2 个月后感染了严重的乙型肝炎，随即停药，但肝脏仍旧逐渐遭受损伤。患者在肝损伤发作 8 周后死亡。其尸检显示存在大量肝坏死和胆汁淤积症伴炎症细胞浸润。此肝损伤可能是由曲格列酮过敏引起的，超敏反应可能导致暴发性肝炎[109,145]。

3.5.2.2　曲格列酮对血管的副作用

曲格列酮对血管的副作用主要体现在其引起血管内皮细胞（Endothelial Cell，EC）凋亡方面。血管内皮细胞位于血浆与血管组织之间，它不仅能完成血浆和组织液的代谢交换，并且能合成和分泌多种生物活性物质，以保证血管正常的收缩和舒张，起到维持血管张力、调节血压以及凝血与抗凝平衡等特殊功能，进而保持血液的正常流动和血管的长期通畅。

血管内皮细胞凋亡现象在心血管疾病中（如心肌梗死、心力衰竭等）起重要作用。心肌缺血、炎症、功能障碍所致的机械性牵张、血管紧张素 II（Ang II）、去甲肾上腺素、细菌毒素、氧自由基均是诱发心肌凋亡的重要因素，其中血管内皮细胞受损是发生心肌受损的最重要的环节。

众多试验表明，曲格列酮可单独引起或加强 Ang II 引起的内皮细胞的凋亡。1~10 μmol/L 浓度下的曲格列酮均可引起内皮细胞凋亡率明显增加，且呈浓度依赖性。曲格列酮和 Ang II 合用，内皮细胞凋亡率明显增加，二者有一定协同作用，并且均能引起人体最主要的凋亡基因——BAX 基因表达水平提高[150,151]。

3.5.2.3　曲格列酮对心脏的副作用

一项对 77 位具有 3 级和 4 级心力衰竭合并 2 型糖尿病患者服用 600 mg 曲格列酮后的心脏超声波探查参数影响的研究中发现，该药物对血糖控制作用很差，大部分患者需要加服磺脲类药物，大约一半的患者需要使用胰岛素。曲格列酮治疗组的左心室射血分数（Left Ventricular Ejection Fractions，LVEF）较安慰剂组明显下降，其他心脏超声波探查参数改变不大，因此，曲格列酮有加重心衰的风险。2000 年 3 月，曲格列酮退出市场，该实验也随后终止。

部分曲格列酮治疗患者发生水钠潴留，表现为脚踝水肿、肺水肿恶化以及服用利尿剂剂量需求增大等。另有研究猜测曲格列酮引起的水钠潴留短期内可能会使充血性心力衰竭（Congestive Heart Failure，CHF）恶化。因为曲格列酮上市时间过短，在其对心脏的副作用研究中，患者样本数也极少，因此无法得到更为有效的结论[118]。

3.5.2.4　曲格列酮引起水肿

众多临床数据显示曲格列酮可引起水肿，单独使用时水肿发生率为 4%~6%，与胰岛素合用时水肿现象更显著，与剂量呈正相关性。可能的机制包括：肾脏排钠减少和水钠潴留增多导致血浆容量增加；与胰岛素合用可产生协同作用，动脉血管扩张导致钠的重吸收和细胞外液的增加；血管通透性内皮生长因子生成增加导致血管通透性增高。服用曲格列酮出现水肿后应采取停药、限制钠盐摄入及使用利尿剂等措施[92]。

3.6　曲格列酮的合成

3.6.1　以三甲基氢醌为主要原料合成曲格列酮

三甲基氢醌为白色或类白色晶体，是重要的有机中间体、医药中间体，在工业上常用于与异植醇缩合生产维生素 E[153]。以三甲基氢醌（1）为原料选择一次保护基团合成曲格列酮（见图 3-2），此方法每步收率高，但操作困难。具体的步骤如下：

（1）首先取三甲基氢醌（1）、原甲酸三乙酯、乙醇、浓 H_2SO_4、甲基乙烯基酮，合成粗品缩酮类化合物（2）。粗品（2）经硅胶 G 柱层析后加入丙酮、水、浓盐酸，即得半缩酮化合物（3），此步收率为 97%。

（2）取未经纯化的化合物（3），加入吡啶、乙酐，反应后的粗品经硅胶 G 柱层析［洗脱剂用乙酸乙酯/石油醚（1/4）］得纯品化合物（4）。在（4）中加入二甲基甲酰胺（DMF）、氰化钾（KCN）、水、H_2SO_4 混合反应，制得粗品用乙酸乙酯/氯仿（1/8）洗脱后得精品化合物（5），此步收率为 98%。

（3）取化合物（5），加入浓盐酸反应生成粗品（6），此步收率为 67%。

（4）取未经纯化的粗品（6），加入 THF、氢化锂铝，经硅胶 G 柱层析［洗脱剂用乙酸乙酯/石油醚（1/4）］，得到精品化合物（7），此步收率为 93%。

（5）取化合物（7），加入 DMF、氢化钠、氯甲醚、苯混合反应后经硅胶 G 柱层析［洗脱剂用乙酸乙酯/石油醚（1/4）］，得到精品化合物（8），此步收率为 70%。

（6）取化合物（8），加入 DMSO、氢化钠、对氯硝基苯、苯，经硅胶 G 柱层析［洗脱剂用乙酸乙酯/石油醚（1/6）］，得到油装精品化合物（9），此步收率为 91%。

（7）取化合物（9），加入乙醇、10%Pd/C、水合肼制得的粗品，经硅胶 G 柱层析［洗脱剂用乙酸乙酯/石油醚（1/1）］，得到精品化合物（10），此步收率为 93%。

（8）取化合物（10），加入丙酮、水、浓盐酸、丙烯酸乙酯、氧化亚铜、亚硝酸钠。制得的粗品经硅胶 G 柱层析［洗脱剂用乙酸乙酯/石油醚（1/10）］，得到油状精品化合物（11），此步收率为 57%。

（9）取化合物（11），加入乙醇、乙酸钠、硫脲。制得的粗品经硅胶 G 柱层析［洗脱剂用乙醇/石油醚（1/5）］得到精品化合物（12），此步收率为 75%。

（10）取化合物（12），加入乙二醇单甲醚、盐酸（3mol/L）反应。制得的粗品经硅胶 G 柱层析［洗脱剂用乙酸乙酯/石油醚（1/2）］得到精品曲格列酮（13），此步收率为 46%[154]。

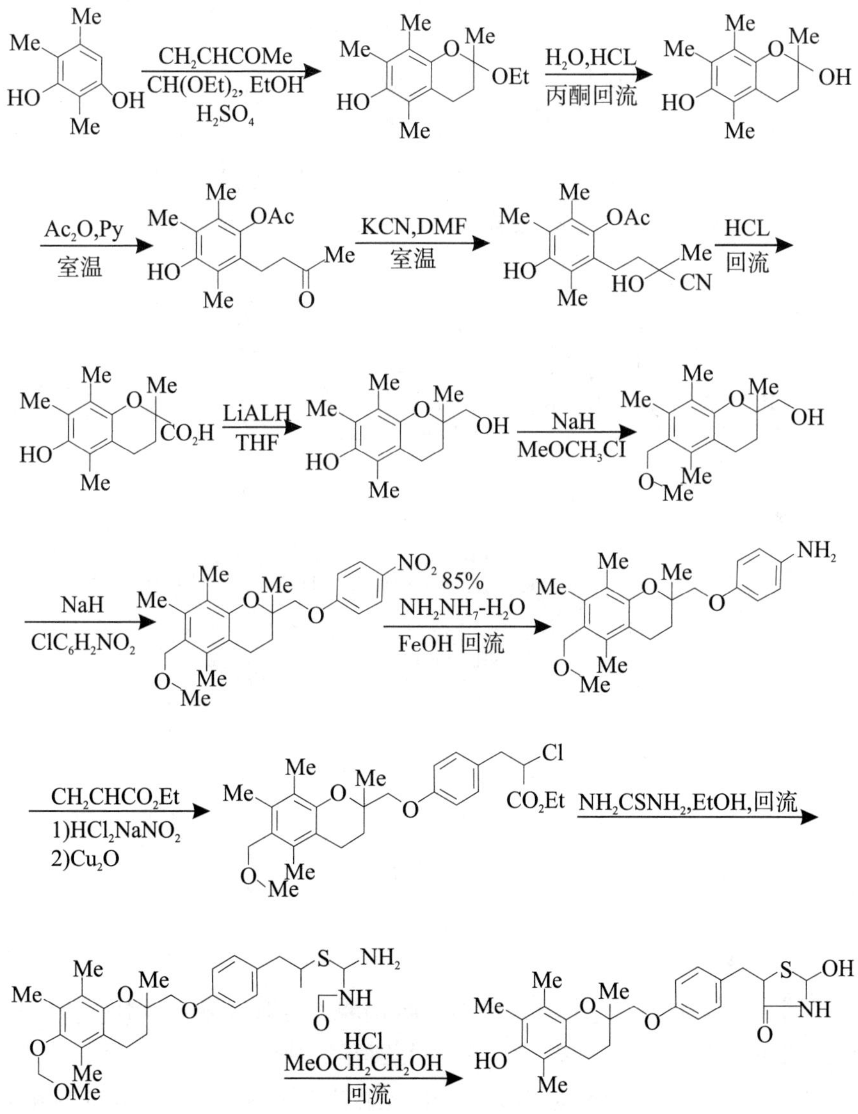

图 3-2　以三甲基氢醌为主要原料合成路线一[154]

　　3，4，6-三甲基-2，5-二羟基苯乙酮（4）是以三甲基氢醌合成曲格列酮路线二的一个重要中间体。由三甲基氢醌和三氟化硼-乙酸反应生成3，4，6-三甲基-2-羟基-5-乙酰氧基苯乙酮（3），然后用5％盐酸-甲醇脱乙酰基即得该中间体。图3-3是该中间体的合成步骤。

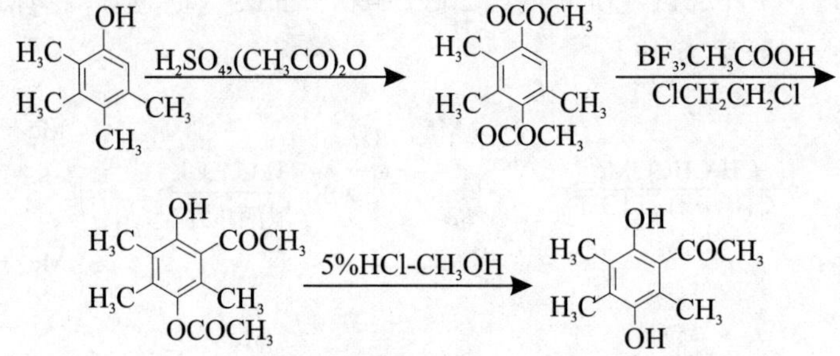

图3-3　3，4，6-三甲基-2，5-二羟基苯乙酮的合成[155]

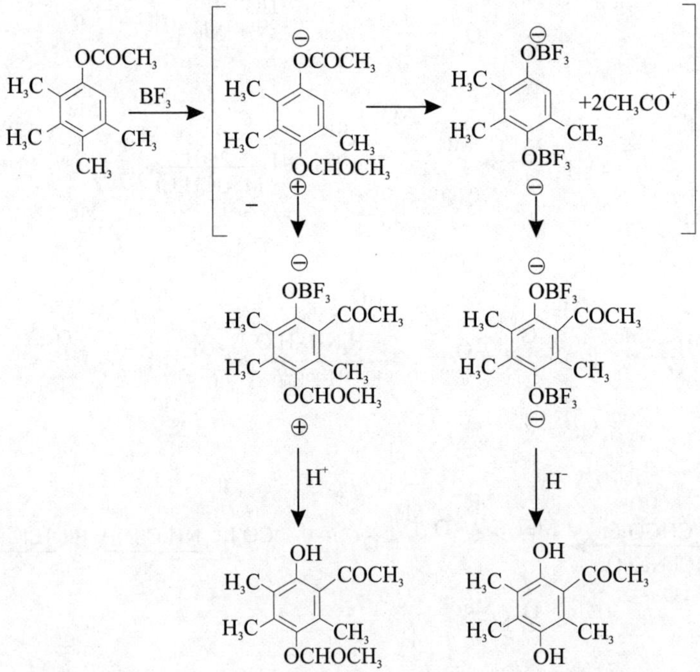

图3-4　3，4，6-三甲基-2，5-二羟基苯乙酮反应机理[155]

　　但试验结果发现，三甲基氢醌和三氟化硼-乙酸反应主要有3种产物生成，分别为3，4，6-三甲基-2，5-二羟基苯乙酮（4）、3，4，6-三甲基-2-羟基-5-乙酰氧基苯乙酮（3）、三甲氢醌二乙酸酯。王绍杰等推测并验证其反应机理可能是先生成三甲氢醌二乙酸酯，然后经Fries重排得到其他产物[155]。图 3-4 是 3，4，6-三甲基-2，5-二羟基苯乙酮反应机理。

3.6.2 以 6-羟基-2，5，7，8-四甲基苯并二氢吡喃-2-甲酸为主要原料合成曲格列酮

以 6-羟基-2，5，7，8-四甲基苯并二氢吡喃-2-甲酸（1）为起始原料，经还原、选择性醚化、芳醚化、水解、乙酸化、还原、Mewrien 反应、环合、水解共 9 步反应可制得曲格列酮（10）。图 3-5 是以 6-羟基-2，5，7，8-四甲基苯并二氢吡喃-2-甲酸为主要原料合成曲格列酮的路线。此合成路线在醇、酚羟基存在下，第二步酚醚化反应的收率欠佳，为 86%。

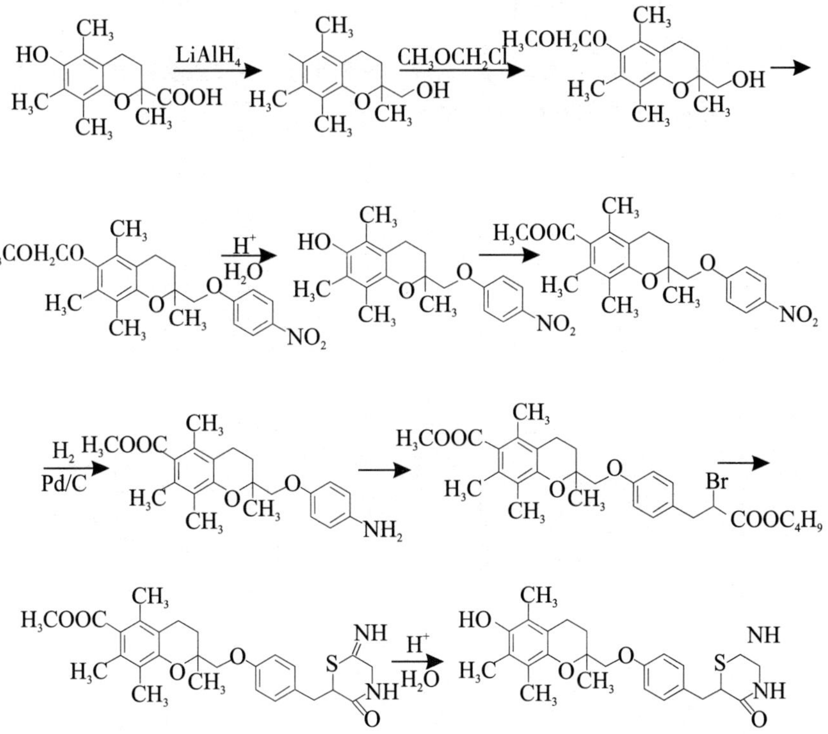

图 3-5 以 6-羟基-2，5，7，8-四甲基苯并二氢吡喃-2-甲酸为主要原料的合成路线[156]

余瑜等对图 3-5 的合成工艺进行了改良，将第一、二步反应设计为三步反应，即将还原、选择性醚化反应调整为酯化、醚化和还原反应[156]。图 3-6 是以 6-羟基-2，5，7，8-四甲基苯并二氢吡喃-2-甲酸为主要原料的改良路线。改良后醚化反应的收率约为 98%，提高了 10% 以上。其反应步骤如下：

（1）将原料6-羟基-2，5，7，8-四甲基苯并二氢吡喃-2-甲酸（1）溶于乙醇中，加甲苯、少许浓硫酸缓慢分馏，分馏柱顶部温度控制在80℃以内。

（2）进行减压、提取、洗涤、干燥操作，即得白色固体（2），其中提取剂、洗涤剂、干燥剂分别为苯和乙酸乙酯、稀碱溶液和水、无水硫酸钠。

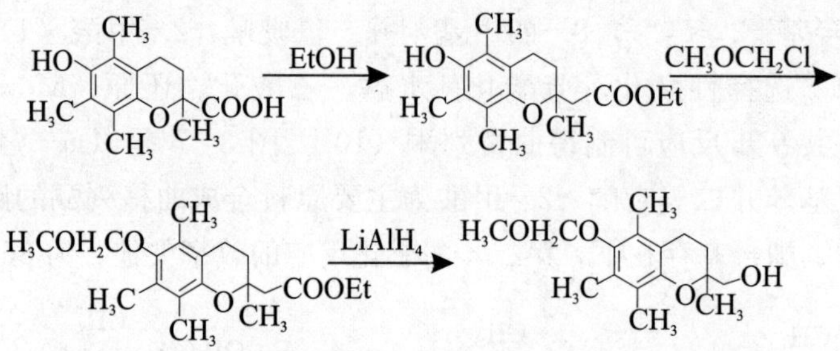

图3-6　以6-羟基-2，5，7，8-四甲基苯并二氢吡喃-2-甲酸为主要原料的改良路线[156]

第4章　罗格列酮

4.1　罗格列酮相关概念

罗格列酮（Rosiglitazone，RSG），化学名为5－噻唑烷－2，4－二酮（见图4－1），是一种新型的口服噻唑烷二酮类降糖药，具有保护胰岛 β 细胞功能、改善胰岛素抵抗、降低血糖、降压、调节血脂、保护血管、抗炎、防治糖尿病、肾病等作用，适用于经饮食控制和锻炼治疗效果仍不满意的 2 型糖尿病患者。目前，美国、加拿大、英国和中国等均批准罗格列酮药物上市，常见药物有马来酸罗格列酮、盐酸罗格列酮、罗格列酮钠等（见表4－1）[157]。

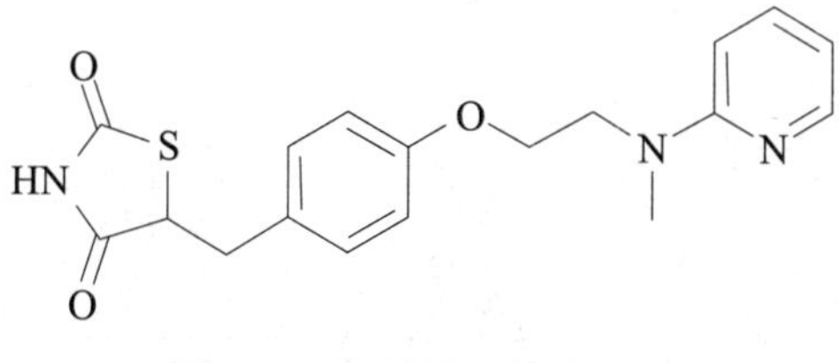

图4－1　罗格列酮基本结构

表 4-1 罗格列酮常见药物

中文名	化学名	商品名	英文名	分子结构式	分子式	生产厂家
罗格列酮	5-[4-[2-（甲基-2-吡啶氨基）乙氧基]苯基]甲基]-2,4-噻唑烷二酮	爱能 阿瓦地	Rosiglitazone	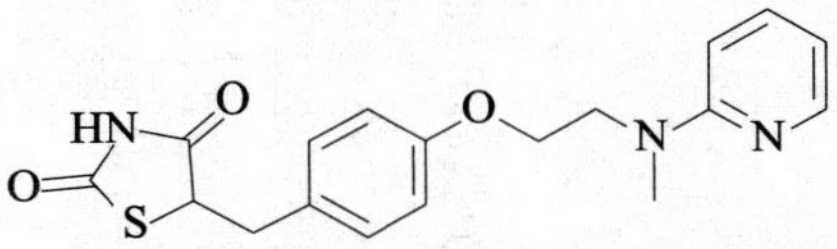	$C_{18}H_{19}N_3O_3S$	Glaxosmithkline Inc. 浙江万马企业 江苏黄河药业
马来酸罗格列酮	5-[4-[2-[N-甲基-N-（2-吡啶基）氨基]乙氧基]苄基]噻唑烷-2,4-二酮	文迪雅 维戈洛	Rosiglitazone maleate	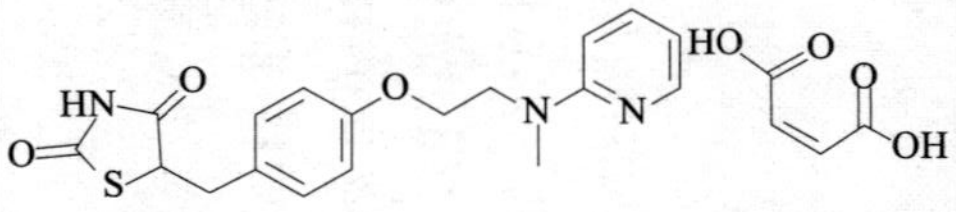	$C_{22}H_{23}N_3O_7S$	SmithKline Beecham Glaxosmithkline Inc. Cardinal Health Physicians Total Care
盐酸罗格列酮	5-[4-[2-（甲基-2-吡啶氨基）乙氧基]苯基]甲基]-2,4-噻唑烷二酮盐酸盐	耐油 宜力喜	Rosiglitazone hydrochloride	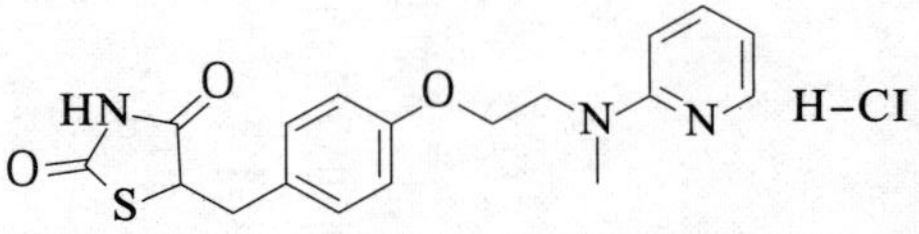	$C_{18}H_{20}ClN_3O_3S$	上海中西三维药业 浙江万晟药业 浙江海正药业
罗格列酮钠	5-[4-[2-（甲基-2-吡啶氨基）乙氧基]苯基]甲基]-2,4-噻唑烷二酮钠盐	太罗	Rosiglitazone sodium Rosiglitazona	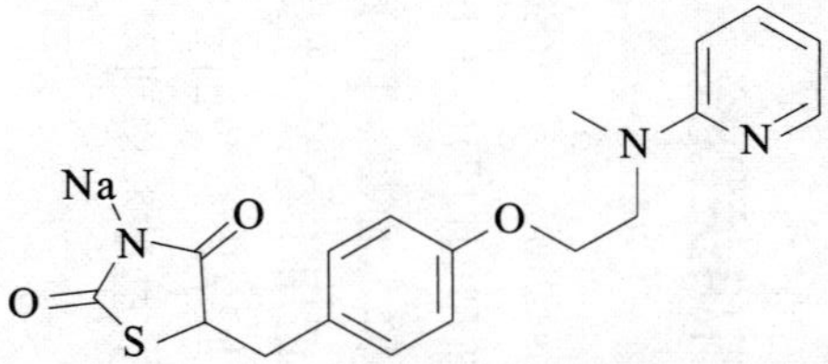	$C_{18}H_{18}N_3NaO_3S$	太极集团涪陵制药

48

1999 年 5 月，罗格列酮由百时美施贵宝（Bristol—Myers Squibb）公司首次在美国上市，2000 年 9 月罗格列酮在我国获准上市[158]。但在其临床使用过程中发现对少数患者可能会导致或加重充血性心衰危险的现象。因此，在开始使用罗格列酮或用药剂量增加时，应严密监测患者心衰的症状和体征，包括体重异常快速增加、呼吸困难和/或水肿。如果出现心力衰竭的症状和体征，应按照标准心衰治疗方案进行控制，此外，应考虑停用本品或减少剂量[159]，具体适应与禁忌见 4.1.1 节。

4.1.1　罗格列酮注意事项

自 1999 年罗格列酮由 Bristol—Myers Squibb 公司首次在美国获准上市以来，FDA 据上市后临床报告和临床试验中发现的心脏相关不良事件，如液体潴留、水肿和充血性心力衰竭，采取了一系列风险沟通措施，警告利益相关者药品的风险信息，并屡次要求药品生产商修改药品说明书、增加黑框警告，反映最新的安全性信息，同时，及时向公众发布安全警告[160]。2000 年 9 月罗格列酮在我国上市，自罗格列酮引发心力衰竭事件后，国家食品药品监督管理总局（China Food and Drug Administration，CFDA）密切关注美国 FDA、欧洲药品评价局（European Medicines Evaluation Agency，EMEA）、澳大利亚治疗用品管理局（Therapeutic Goods Administration，TGA）和加拿大卫生部（Health Canada，HC）的调查结果和监管措施[161]，并随时发布"药物警戒快讯"，修改及补充罗格列酮药物各类注意事项，对医疗机构、生产企业及零售药店等提出严格的管理措施等。2016 年 8 月，CFDA 对罗格列酮及其复方制剂说明书进行了补充与修订，完善风险提示信息[159]。在服用罗格列酮之前，糖尿病患者更应按照国家相关规定着重注意其适应与禁忌[159]。现具体说明罗格列酮的注意事项。

适应症如下：

（1）罗格列酮适用于饮食管理和运动治疗未能满意控制血糖水平或对其他口服抗糖尿病药物或胰岛素疗效欠佳的 2 型糖尿病患者。

罗格列酮能降低 2 型糖尿病患者的糖化血红蛋白、果糖胺、空腹及餐后血糖，能改善 2 型糖尿病患者的高胰岛素血症，可降低空腹及餐后血胰岛素、胰岛素原和 C—肽水平，使胰岛细胞不致过度分泌胰岛素，避免过早衰竭[162]。

（2）罗格列酮适用于伴有肥胖、高脂血症和高血压的 2 型糖尿病患者。

罗格列酮具有独特的调脂和降压作用，可增高糖尿病患者的高密度脂蛋白水平，并可通过减少甘油三酯在肝脏的合成和增加其在外周的清除从而降低甘油三酯水平。研究者进行动物实验验证了罗格列酮能阻止高血压的发展，保护血管内皮细胞[162]。

禁忌症如下：

（1）有心衰病史或心功能损害患者禁用罗格列酮。

罗格列酮与其他噻唑烷二酮类药物类似，单用或与其他抗糖尿病药物合用可引起血管扩张、通透性增强和水钠潴留、体重增加、组织水肿及血容量增加，导致心脏前负荷增加。这些病理生理学上的变化均可使有潜在心肌损伤或心功能处于代偿期的糖尿病患者发生心力衰竭。在开始使用罗格列酮或用药剂量增加时，应监测患者心衰的症状和体征，如上述症状或体征进一步发展，应根据治疗标准对心衰进行控制，且必要时考虑减少剂量或停用罗格列酮[158]。

（2）服用罗格列酮期间应定期检测肝功能，ALT轻度升高的患者应慎用。

国家食品药品监督管理总局规定，若ALT大于正常值3倍或出现肝功能异常症状或出现黄疸时，均应停止服药[157]。ALT是一种催化氨基转移反应的细胞内功能酶，其主要分布在肝脏，是衡量肝功能、反映肝脏受损最为敏感的指标之一[163,164]。2型糖尿病患者开始服用罗格列酮前，若ALT大于正常上限的2.5倍，则不应服用罗格列酮。治疗前或治疗中肝酶略高时，应分析其肝酶升高的原因。对肝酶轻度升高的患者，服用罗格列酮应慎重，并适当缩短临床随访时间，以确定肝酶升高是否缓解或加重；对ALT大于正常上限3倍的患者，则需考虑停止服用罗格列酮。如果患者出现肝功能异常征兆，如黄疸、不明原因的恶心、呕吐、腹痛、乏力、厌食或尿色加深，则需停药[159]。

（3）罗格列酮具有骨折风险。

一项为期4～6年的2型糖尿病患者单药治疗的临床试验（A Diabetes Outcome Progression Trial，ADOPT）研究显示，服用罗格列酮的患者骨折发生率升高，主要见于服用罗格列酮治疗的第一年后，并持续存在于长期治疗期间。罗格列酮减少骨密度是通过激活PPARγ，使骨髓中的间质干细胞向脂肪细胞转化，不能生成成骨细胞。并且糖尿病可通过改变维生素D的新陈代谢、胶原蛋白糖基化、尿钙的排出增多而影响骨重建。大多数骨折发生于服用罗格列酮的女性患者，主要为上臂和手足骨折。骨折的部位不同于绝经后骨质疏松症（如髋关节或脊柱）导致的骨折。2型糖尿病患者应考虑接受罗格列酮治疗的骨折风险，并注意按现行的诊疗常规评估和维护患者的骨健康[159]。

（4）水肿患者慎用罗格列酮[165]。

黄斑水肿（Macular Edema）指眼底视网膜对光线最敏感部位黄斑区发生炎性反应、液体渗入，形成水肿，造成视力严重下降，是视网膜中央静脉阻塞、糖尿病视网膜病变、引起视力减退的重要原因之一。在 2 型糖尿病患者参加的对照临床试验中，服用罗格列酮的患者有出现轻至中度水肿的报道，且可能与剂量相关。已经存在水肿的患者如果开始用胰岛素与罗格列酮联合治疗，则发生水肿相关不良事件的可能性会增加。英国葛兰素史克（Glaxo Smith Kline）制药公司发出通告表示，2 型糖尿病患者服用罗格列酮在出现和加重糖尿病性黄斑水肿的同时，多数病人还伴有体液潴留、体重增加与末梢水肿。因此，糖尿病患者用罗格列酮后一旦出现视力减退应考虑停药，对有视网膜水肿或糖尿病性视网膜病的患者应慎用罗格列酮。病人若出现视力模糊、适应昏暗环境能力降低或对颜色的敏感性降低，应立即就医[165]。

（5）增加体重。

罗格列酮单用和与其他降糖药合用可出现体重增加，且具有剂量相关性。体重增加的机制尚不清楚，但有可能为体液潴留和脂肪重新分布共同作用的结果。ADOPT 显示，患者之前未接受抗糖尿病药物治疗，第 4 年时与基线相比，服用罗格列酮的患者体重平均增加 3.5 kg，服用格列本脲的患者平均体重增加 2.0 kg，服用二甲双胍的患者平均体重增加 −2.4 kg。除此之外，在为期 24 周的儿科研究中，10~17 岁的患者服用罗格列酮 4~8 mg/d 后报告显示体重增加值的中位数为 2.8 kg。

（6）罗格列酮不宜用于 1 型糖尿病患者[157]。

1 型糖尿病是一种自身免疫性疾病，由免疫细胞中的 T 淋巴细胞介导，B 淋巴细胞、自然杀伤细胞、树突状细胞等共同参与，胰岛 β 细胞被攻击破坏，从而引发炎症，导致胰岛素分泌绝对不足而发病，需外源胰岛素终生治疗[166]。2 型糖尿病的病理生理特点是肝脏、脂肪组织和骨骼肌的胰岛素抵抗以及胰腺 β 细胞分泌胰岛素异常。而罗格列酮的降糖机理主要是通过与外周组织 PPARγ 结合并使之活化从而达到对胰岛素的增敏作用。因此，罗格列酮不适用于 1 型糖尿病患者[89]。

（7）罗格列酮不适用于糖尿病酮症酸中毒患者[157]。

酮体是肝脏中脂肪分解成脂肪酸的中间代谢产物，正常情况下机体产生少量酮体，随着血液运送到心脏、肾脏和骨骼肌等组织，作为能量来源被利用。血中酮体浓度很低，一般不超过 1.0 mg/dL，尿中也测不到酮体。当肝内酮体生成的量超过肝外组织的利用能力时，血酮体浓度就会过高，酮体中的乙酰乙酸和 β−羟丁酸都是酸性物质，在血液中积蓄过多时，可使血液变酸而引起酸中毒，称为酮症酸中毒（Ketoacidosis）。而罗格列酮能促进肝脏中脂肪分解代谢，增加酮体生成，因此，罗格列酮不适用于糖尿病酮症酸中毒患者。

4.1.2 罗格列酮用法用量

罗格列酮可于空腹或进餐时服用，初始用量为 4 mg/d，最大推荐剂量为 8 mg/d。治疗应个体化，剂量的调整应遵循医嘱，不可擅自调整。经 8~12 周的治疗后，若空腹血糖控制不理想可适当增加用量。在使用罗格列酮药物期间应注意：

（1）与磺脲类药物合用时，若患者出现低血糖，需减少磺脲类药物用量。

（2）老年患者服用罗格列酮时毋需因年龄而调整剂量。

（3）肾损害患者单用罗格列酮毋需调整剂量；因肾损害患者禁用二甲双胍，故对此类患者，本品不可与二甲双胍合用。

（4）若 2 型糖尿病患者出现有活动性肝脏疾患的临床表现或血清转氨酶升高（ALT 大于正常上限 2.5 倍），则不应服用罗格列酮。在开始服用罗格列酮前，推荐患者检测肝酶，之后需定期监测肝功能。

（5）目前尚无 18 岁以下患者服用本品的资料，故不推荐儿童患者服用本品。

（6）罗格列酮为单片，不可掰开服用。

具体的药物用法用量也因药物的不同有所区别，表 4-2 是罗格列酮相关药物用法用量的比较。

表 4-2　罗格列酮药物用法用量的比较

名称	单药治疗	与磺脲类合用	与二甲双胍合用	最大推荐剂量
罗格列酮片	4 mg/d/次	4 mg/d/次	4 mg/d/次	8 mg/d/2 次
马来酸罗格列酮片	同罗格列酮片	同罗格列酮片	同罗格列酮片	同罗格列酮片
盐酸罗格列酮片	4 mg/d/2 次	4 mg/d/2 次	4 mg/d/2 次	同罗格列酮片
罗格列酮钠片	同盐酸罗格列酮	同盐酸罗格列酮	同盐酸罗格列酮	同罗格列酮片

4.1.3 罗格列酮国内外商品

表 4-3　罗格列酮处方药

名称	剂型	含量		生产商	国家	开始营销时间
Avandia	片剂、薄膜包衣	2 mg	口服	Glaxo Smith Kline Inc	美国	2011-05-25
Avandia	片剂、薄膜包衣	8 mg	口服	Glaxo Smith Kline Inc	美国	2011-05-25

表 4-4　罗格列酮原料药

名称	批准文号	生产商	类别
罗格列酮	国药准字 H20030568	江苏豪森药业集团有限公司	原料药
马来酸罗格列酮	H20160202	SmithKline Beecham Ltd	原料药
马来酸罗格列酮	H20160218	SmithKline Beecham Ltd	原料药
马来酸罗格列酮	H20160219	SmithKline Beecham Ltd	原料药
酒石酸罗格列酮	国药准字 H20080244	山东达因海洋生物制药股份有限公司	原料药
酒石酸罗格列酮	国药准字 H20090206	山东鲁抗医药股份有限公司	原料药
酒石酸罗格列酮	国药准字 H20090108	开封制药（集团）有限公司	原料药
盐酸罗格列酮	国药准字 H20080259	浙江海正药业股份有限公司	原料药
盐酸罗格列酮	国药准字 H20052464	贵州圣济堂制药有限公司	原料药
盐酸罗格列酮	国药准字 H20041407	浙江万晟药业有限公司	原料药
盐酸罗格列酮	国药准字 H20041535	上海中西三维药业有限公司	原料药
罗格列酮钠	国药准字 H20041398	太极集团重庆涪陵制药厂有限公司	原料药

* 有国药准字为国产药品，否则为进口药品。

表 4-5　罗格列酮通用复方产品

名称	剂型	含量	生产商	国家	开始营销
Apo-rosiglitazone	片剂	2 mg	Apotex Corporation	加拿大	2017-02-21
Apo-rosiglitazone	片剂	4 mg	Apotex Corporation	加拿大	2017-02-21
Apo-rosiglitazone	片剂	8 mg	Apotex Corporation	加拿大	2017-02-21

表 4-6　罗格列酮产品

药品名	批准文号	厂家	剂型	含量（以罗格列酮计）
罗格列酮片	国药准字 H20030569	成都恒瑞制药有限公司	片剂	4 mg
罗格列酮片	国药准字 H20041422	成都恒瑞制药有限公司	片剂	1 mg
罗格列酮钠片	国药准字 H20041399	太极集团重庆涪陵制药公司	片剂	4 mg
罗格列酮钠片	国药准字 H20074065	太极集团重庆涪陵制药公司	片剂	2 mg

药品名	批准文号	厂家	剂型	含量（以罗格列酮计）
马来酸罗格列酮片	国药准字 H20020475	葛兰素史克（天津）有限公司	片剂	4 mg
马来酸罗格列酮片	国药准字 H20020475	葛兰素史克（天津）有限公司	片剂	8 mg
盐酸罗格列酮片	国药准字 H20080256	浙江海正药业股份有限公司	片剂	2 mg
盐酸罗格列酮片	国药准字 H20080257	浙江海正药业股份有限公司	片剂	4 mg
盐酸罗格列酮片	国药准字 H20080258	浙江海正药业股份有限公司	片剂	8 mg
盐酸罗格列酮片	国药准字 H20052465	贵州圣济堂制药有限公司	片剂	4 mg
盐酸罗格列酮片	国药准字 H20041537	上海中西三维药业有限公司	片剂（薄膜衣）	4 mg
盐酸罗格列酮片	国药准字 H20041536	上海中西三维药业有限公司	片剂（薄膜衣）	2 mg
盐酸罗格列酮片	国药准字 H20041409	浙江万晟药业有限公司	片剂	4 mg
盐酸罗格列酮片	国药准字 H20041408	浙江万晟药业有限公司	片剂	2mg
酒石酸罗格列酮片	国药准字 H20080406	山东达因海洋生物制药公司	片剂	4mg
酒石酸罗格列酮片	国药准字 H20090196	山东鲁抗医药股份有限公司	片剂	4 mg
盐酸罗格列酮胶囊	国药准字 H20052455	江苏黄河药业股份有限公司	胶囊剂	4 mg
酒石酸罗格列酮胶囊	国药准字 H20090107	辅仁药业集团有限公司	胶囊剂	4 mg
酒石酸罗格列酮分散片	国药准字 H20080255	浙江京新药业股份有限公司	片剂	4 mg
二甲双胍马来酸罗格列酮片	H20160043	Glaxo Smith Kline Australia Pty Ltd	片剂	4 mg
二甲双胍马来酸罗格列酮片	H20160042	Glaxo Smith Kline Australia Pty Ltd	片剂	4 mg

表 4-7　罗格列酮组合药物产品

名称	组分	剂型	生产商	国家	开始营销时间
Avaglim	罗格列酮（8 mg）+格列美脲（4 mg）	片剂、薄膜包衣	Smith Kline Beecham	英国	2006-06-27
Avaglim	罗格列酮（4 mg）+格列美脲（4 mg）	片剂、薄膜包衣	Smith Kline Beecham	英国	2006-06-27
Avandamet	马来酸罗格列酮（2 mg）+盐酸二甲双胍（1000 mg）	片剂、薄膜包衣	Physicians Total Care, Inc.	美国	2005-08-03
Avandamet Avandamet	马来酸罗格列酮（2 mg）+盐酸二甲双胍（500 mg） 罗格列酮（1 mg）+盐酸二甲双胍（500 mg）	片剂、薄膜包衣 片剂	Physicians Total Care, Inc. Glaxo Smith Kline Inc.	美国 加拿大	2003-11-04 2003-02-18
Avandamet	罗格列酮（4 mg）+盐酸二甲双胍（500 mg）	片剂	Glaxo Smith Kline Inc.	加拿大	2003-02-18
Avandamet	罗格列酮（2 mg）+盐酸二甲双胍（500 mg）	片剂	Glaxo Smith Kline Inc.	加拿大	2003-02-18
Avandamet	罗格列酮（2 mg）+盐酸二甲双胍（1000 mg）	片剂	Glaxo Smith Kline Inc.	加拿大	2004-01-19
Avandamet Avandamet	罗格列酮（4 mg）+盐酸二甲双胍（1000 mg） 马来酸罗格列酮（4 mg）+盐酸二甲双胍（500 mg）	片剂 片剂、薄膜包衣	Glaxo Smith Kline Inc. Physicians Total Care, Inc.	加拿大 美国	2004-01-19 2006-08-25
Avandamet	马来酸罗格列酮（2 mg）+盐酸二甲双胍（500 mg）	片剂、薄膜包衣	Glaxo Smith Kline Inc.	美国	2011-05-24
Awandaryl Awandaryl	马来酸罗格列酮（4 mg）+格列美脲（1 mg） 马来酸罗格列酮（4 mg）+格列美脲（2 mg）	片剂、薄膜包衣 片剂、薄膜包衣	Glaxo Smith Kline Inc. Glaxo Smith Kline Inc.	加拿大 加拿大	2006-05-04 2006-05-04
Awandaryl	马来酸罗格列酮（4 mg）+格列美脲（1 mg）	片剂、薄膜包衣	Glaxo Smith Kline Inc.	加拿大	2006-05-04
Awandaryl	马来酸罗格列酮（4 mg）+格列美脲（2 mg）	片剂、薄膜包衣	Glaxo Smith Kline Inc.	美国	2011-05-24
Awandaryl	马来酸罗格列酮（8 mg）+格列美脲（4 mg）	片剂、薄膜包衣	Glaxo Smith Kline Inc.	美国	2011-05-24

4.2　罗格列酮的发展与现状

　　罗格列酮是继曲格列酮之后开发的噻唑烷二酮类药物之一，在临床试验中，对于单纯饮食控制或服用二甲双胍、磺酰脲类药物的 2 型糖尿病患者，使用罗格列酮可有效地降低血糖，且无低血糖或胃肠道不良反应，无严重的肝毒性[167]。

　　罗格列酮及其复方制剂曾是全球最畅销的药物之一，但自 2007 年起，

FDA 发出警告认为文迪雅 Avandia 与某些心血管缺血性事件有关，自此罗格列酮类药物销售一落千丈，2010 年因文迪雅 Avandia 被认定比替代药物能引发更多的心力衰竭、卒中或死亡而被欧盟禁用，也被 FDA 限制使用。但在2013 年第 69 届美国糖尿病学会（ADA）上，"罗格列酮心血管预后评价及糖尿病血糖调节"（Rosiglitazone Evaluated for Cardiac Outcomes and Regulation of glycaemia in Diabetes，RECORD）研究为其正名，结论显示罗格列酮与糖尿病标准药物疗法相比并未增加心脏病发作及死亡的风险。人们对罗格列酮的质疑终于尘埃落定，FDA 也对罗格列酮全面解禁[168]。

4.2.1 罗格列酮的登场

噻唑烷二酮类药物中曲格列酮是第 1 个临床用于治疗糖尿病的噻唑烷二酮类药物，但由于其异质性肝毒性于 2000 年 3 月从美国市场撤下[167]。英国史克必成制药公司在对环格列酮（Ciglitazone）的代谢物进行结构修饰时发现了一种新的噻唑烷二酮类胰岛素增敏剂——罗格列酮[168]。

1999 年 5 月 25 日，经 FDA 审核后由 Bristol－Myers Squibb 公司以马来酸罗格列酮片的药剂形式将其上市，商品名为"Avandia"。这是罗格列酮首次登场，因为其高效性，很快得到了专家和患者们的认可。

2000 年天津葛兰素史克公司将罗格列酮引入我国上市，商品名为"文迪雅"。罗格列酮在全球上市后，销售额平稳上升，随后市场上又陆续开发出罗格列酮/二甲双胍复合制剂（Avandamet）、罗格列酮/格列美脲复合制剂（Avandaryl）。2006 年，葛兰素史克的罗格列酮/二甲双胍复方制剂获得我国食品药品监督管理总局批准上市，商品名为"文达敏"。复合制剂的推出减少了单药的剂量，降低了成本和价格，更重要的是使作用机制不同的药物发挥了协同和互补效果。2005 年，罗格列酮及其复方制剂的销售额已达到 24.19 亿美元，成为抗糖尿病药物首选，2006 年同比增长了 27%，超过了 30 亿美元。

在此阶段，罗格列酮由于其独特的作用机制和受到肯定的药效，占据了糖尿病药物市场的半壁江山[168]。

4.2.2 罗格列酮的争议

在罗格列酮上市期间，加拿大不良反应监测报告显示，在 2000 年 3 月至2002 年 3 月的两年中，罗格列酮引起的不良反应有 282 例，其中 36 例为充血性心力衰竭，7 例因病情严重而死亡，这些结果表明罗格列酮用于糖尿病患者仍有增加心力衰竭的危险性[158]。2007 年 5 月，《新英格兰医学杂志》发表了一篇关于罗格列酮可能增加心梗和心源性死亡的文章，引起了业内人士的激烈争论和广泛关注。随后，2007 年 6 月在芝加哥举行的第 67 届美国糖尿病学会上，由此展开了对"罗格列酮的心血管安全性"的争论。

迫于许多医生、专家和患者给予的压力，欧盟药品管理局（EMA）和美国食品药品管理局（FDA）于 2010 年 9 月 23 日发布信息，建议暂停罗格列酮片——文迪雅、罗格列酮和二甲双胍复方制剂——文达敏和罗格列酮与格列美脲复方制剂（Avaglim）的上市许可，严格限制其使用[169]。2010 年末，罗格列酮在英国、西班牙和印度等地退出了市场[170]。

2011 年，我国紧跟着欧美步伐对罗格列酮的使用进行了特别的限制，规定罗格列酮及其复方制剂在零售药店必须凭医师处方销售。对于未使用过罗格列酮及其复方制剂的糖尿病患者，只能在无法使用其他降糖药或使用其他降糖药无法达到血糖控制目标的情况下，才可考虑使用罗格列酮及其复方制剂。这些反对的声音让罗格列酮的销售遭受了巨大的影响，仅在我国，罗格列酮所占口服降糖药市场的份额就由 2010 年的 4.13％下降到 2011 年的 1.6％[171]。

4.2.3　罗格列酮现状

尽管使用罗格列酮药物存在很大的风险，但是其对于治疗糖尿病的高效性、价格低廉等特性仍是当前其他药物所未有的，更多的专家认为药物选择的原则应尽量发扬药物的优点，避免它的缺点，于是对罗格列酮进行了进一步的研究和论证[172,173]。

在第 70 届 ADA 上，美国国立卫生院组织开展的针对同时患有糖尿病和心脏病患者的糖尿病患者冠脉搭桥血运重建研究（Bypass Angioplasty Revascularization Investigation in type 2 diabetics，BARI−2D）表明，通过分析接受罗格列酮治疗 4.5 年的患者随访数据，与其他未服用噻唑烷二酮类药物的患者相比，不仅不会增加心血管死亡或心脏病发作的风险，而且还可显著降低 2 型糖尿病患者得中风的概率[174]。另有研究证明，罗格列酮对血脂中的高密度脂蛋白有治疗作用，也可中度降血压。此外，罗格列酮还具有抗炎作用，能减少心梗的发生，降低冠心病患者做了支架后再狭窄的概率。于是，美国 FDA 在 2013 年对罗格列酮解禁，但对使用此药的患者加以严格限制[175]。

在 21 世纪初期，群众对糖尿病的认识还不够，甚至有的人得了糖尿病也不知道。大量与糖尿病有关的保健品等充斥市场，还有一些"急功近利"的药品注重短期收益，造成整个市场环境比较混乱。但是现在，健康教育已经让很多人认识到糖尿病不及时治疗的危害性。在我国，罗格列酮于 2000 年获准上市，国内产品包括马来酸罗格列酮、盐酸罗格列酮、酒石酸罗格列酮和罗格列酮钠及马来酸罗格列酮与二甲双胍的复方制剂。国内最早研制罗格列酮的厂家是浙江万马[176]。国内最早上市的相关药物是马来酸罗格列酮，并于 2000 年 4 月获得国家专利局批准的化合物及合成方法两项专利，保护期为 20 年。2000 年后，中国患者服用罗格列酮十分普遍，尤其是肥胖的糖尿病患者。马来酸罗格列酮片（文迪雅）是国内市场的主力降糖药之一[177]。国家食品药品监督管理总局（CFDA）对罗格列酮的临床使用加大管理力度，对国内外相关数据及资料进行分析，同时通过定期在官方网站上发布"药物警戒快讯"等方式密切关注美国（FDA）、欧洲药品管理局（EMEA）、澳大利亚治疗用品管理局（TGA）和加拿大卫生部（HC）的调查结果和监管措施[172,173]。为进一步保障公众安全用药，CFDA 于 2016 年 10 月组织相关专家对罗格列酮及其复方制剂在我国临床使用的安全性进行了评估，并进一步修订了"警示语"、"适应症"、"禁忌"、"注意事项"等内容，完善风险提示信息，并将这些信息有效地传递给医务人员和患者[161]。

4.3　罗格列酮药物代谢动力学

罗格列酮口服后吸收迅速，绝对生物利用度高；与食物同时服用不受其影响；体内代谢广泛，尿中几无原形物排出。主要代谢途径为 N－脱甲基和羟化后与硫酸和葡萄糖醛酸结合，口服后经尿液、粪便排出。除此之外，罗格列酮的药代动力学不受单次或多次服用差异的影响；不受年龄、种族、吸烟、酒精及部分其他药物的影响。轻至重度肾功能不全者、血透患者服用罗格列酮的降糖效果与正常糖尿病患者无差异[22]，但对女性的降糖作用比男性稍强[162]；对硝苯地平、口服避孕药等药物的效果无影响，也不改变格列本脲、甲福明及阿卡波糖的药代动力学过程[162]。

4.3.1　吸收

罗格列酮在体内吸收迅速，具有很高的生物利用度。其药代过程单、多剂量的研究中，表明了受试者多次顿服用罗格列酮胶囊后的药代动力学行为与单次给药基本一致。在对 12 名健康受试者（男女兼有，年龄 19～30 岁，体重 48～75 kg，身高 155～178 cm）的单剂量研究中，按低、中、高 3 个剂量给药罗格列酮 2 h 后进食标准餐，于不同时间段采血 3 mL 后测定人体内血药浓度，绘制平均血药浓度—时间曲线图（见图 4-2）。多剂量研究中，受试者 12 人每天早晚各服罗格列酮 2 mg，连服至第 6 天晨。于第 4～6 天晨服药前和第 6 天晨服药后的不同时间皆采血 3 mL，所测 $t_{1/2}$、MRT、t_{max} 等时间参数与单次给药无明显差异[178]。

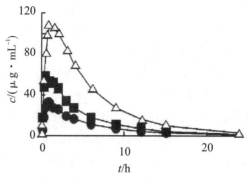

图 4-2　不同剂量罗格列酮的平均药物血浆浓度—时间曲线[178]
注：—●—1 mg　　—■—2 mg　　—△—4 mg

　　对 35～80 岁的 642 名男性和 405 名女性 2 型糖尿病患者进行的大样本临床试验表明，罗格列酮的药代动力学参数不受年龄、种族、吸烟或饮酒的影响；口服清除率和口服稳态分布容积均随体重增加而增加，若患者在 50～150 kg 范围内，其口服清除率和稳态分布容积的变化不大于 1.7 倍和 2.3 倍；在考察口服清除率受体重及性别的影响时发现，女性患者的平均口服清除率较同体重的男性患者约低 6%，其原因可能是在相同体重指数（BMI）下，女性患者的脂肪含量一般多于男性，由于分子靶点 PPARγ 在脂肪组织中表达，因而至少可部分解释本品在女性患者中疗效显著的原因。而肥胖患者则不存在此性别差异。但由于糖尿病患者的治疗应个体化，故无须根据性别进行剂量调整[179]。

　　对于轻至重度肾功能损害或需血液透析的 2 型糖尿病患者，单剂量服用罗格列酮 8 mg 后，药代动力学参数与肾功能正常者相比，无显著临床差异，故无须对此类患者进行剂量调整[179]。但是，对于肝损害的糖尿病患者，服用罗格列酮应及时监测肝功能，必要时更应选择停药。Miller 等对 17 位健康志愿者与 18 位慢性肝功能不全（肝硬化患者评分 Child-Pughscore ≥6）的患者进行了开放性试验研究，单剂量给药罗格列酮 8 mg 后，发现慢性肝功能不全患者的 $AUC_{0-\infty}$ 增加了 34%，C_{max} 降低了 21%，游离药物的口服清除率明显降低，由此导致血中游离药物的 AUC 及 C_{max} 分别增加了 188% 和 70%，且消除半衰期延长 2 h。因此，如在应用罗格列酮治疗前及治疗过程中，2 型糖尿病患者有活动性肝脏疾患的临床表现或血清转氨酶升高（ALT 大于正常上限的 2.5 倍）时，不应服用罗格列酮[180]。

关于食物对罗格列酮的影响，研究发现进食普通食物不会改变罗格列酮的 AUC 值，但可引起 C_{max} 下降约 28％ 及 t_{max} 延迟至 1.75 h[162]。Freed 等对 12 例健康志愿者进行随机交叉试验，发现进食高脂餐后，单剂量口服 2 mg 罗格列酮，虽然可以降低罗格列酮的吸收速度（t_{max} 延长至 2 h），C_{max} 降低 20％，但 AUC 不受食物影响，因此提示了我们服用罗格列酮时无须考虑食物影响。故罗格列酮在空腹或进餐时服用均可[181]。

众多的动物试验证实了罗格列酮及其盐类制剂在小鼠、犬体内也吸收迅速。Chen 等对 C57BL/6 脂肪小鼠给药罗格列酮 10 mg/kg，发现罗格列酮在其血浆和肝脏的达峰时间为 0.5 h，在脂肪组织和肝脏的峰值水平为 4 h，且在用药后 12 h 脂肪组织中的药物浓度仍保持较高的水平[182,183]。在雄性 Beagle 犬的研究中也发现，空腹灌胃给予 3.2 mg/kg 盐酸罗格列酮、酒石酸罗格列酮和马来酸罗格列酮，于不同时间（10 min、20 min、30 min、45 min、1 h、1.5 h、2 h、3 h、4 h、5 h、6 h、7 h、8 h、12 h）在前肢静脉处采血 2 mL，利用 HPLC−荧光法检测血药浓度，发现 10~20 min 达到峰值，峰浓度为 3.0~7.0 mg/mL，之后迅速下降，8 h 后低于检测限。这些结果均表明盐酸罗格列酮、酒石酸罗格列酮、马来酸罗格列酮在小鼠和犬体内的吸收速度较快[184]。

罗格列酮不仅在动物体内吸收迅速，还在人体内口服吸收快而完全，具有很高的生物利用度[162]。试验表明，在 0.2~20 mg 剂量范围内，随着剂量的增加，C_{max} 与 AUC 成比例地增加。Cox 等对 4 名健康男性白种人（平均年龄为 52±6 岁，平均体重为 80±16 kg，平均高度为 174±8 cm）进行了研究，定量口服和静脉注射罗格列酮 24 h 后检测其血浆浓度，发现罗格列酮能迅速从血浆清除，24 h 后可进行量化加药[185]。

罗格列酮的绝对生物利用度为 99％，与其他药物相比具有生物等效性。一项对 20 名健康男性受试者的研究表明，在禁食 12 h 后随机服用 4 mg 国产罗格列酮胶囊和参比制剂（扎来普隆），用 HPLC−MS 法测定前臂静脉中的血药浓度。罗格列酮受试组与参比组的主要药代动力学参数及血药浓度—时间曲线均表现为基本一致。所测国产罗格列酮胶囊的相对生物利用度为（97.6±12.7）％[186]。除此之外，国产罗格列酮片和进口罗格列酮片的吸收和生物利用度也具有等效性。对 8 名男性健康志愿者（平均年龄 22.88±0.8 岁，平均体质量 68.19±5.0 kg）随机分组后分别单剂量晨空腹口服 10 mg 国产与进口盐酸罗格列酮片，利用反相高效液相色谱法测定人体中的药物浓度，其主要药

代动力学参数 C_{max}、t_{max} 基本一致，且国产盐酸罗格列酮片剂的相对生物利用度为 $(99.50 \pm 8.9)\%$，与进口片相差无几[179,187]。

4.3.2 分布

罗格列酮在体内分布广泛，主要分布于各肌肉、脂肪组织。除此之外，在心、肝、肺、脾、肾、脑、小肠等各种器官内也有所分布，平均口服分布容积 (V_{ss}/F) 大约为 17.6 L（$\pm30\%$）[162]。许多专家进行了众多动物实验对雄性 SD 大鼠灌胃给予罗格列酮 3 mg/kg，运用反相高效液相色谱法（RP-HPLC）检测和分析给药 1 h 后各组织罗格列酮的分布情况，发现罗格列酮在大鼠体内分布广泛，在心、肝、肺、脾、肾、脑、肌肉、脂肪和小肠中均有分布[179]。其中，肝脏和脂肪中分布药物最多，脑和脾分布最少，且罗格列酮能够通过血脑屏障，给药后 1 h 的通过率为 0.0045%[188]（见图 4-3）。在药物分布浓度的研究中也发现，15 只 C57BL/6 肥胖小鼠灌胃给药罗格列酮（10 mg/kg）后，其分布浓度的排序为血浆＞腹内白色脂肪＞皮下白色脂肪＞肝＞肩胛褐色脂肪＞骨骼肌。

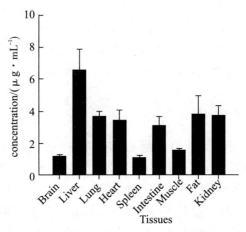

图 4-3 罗格列酮（15 mg/kg）在大鼠口服 1h 后的药物组织分布（$n=3$）[188]

4.3.3 代谢

罗格列酮在肝脏可被完全代谢，无原形药物从尿中排出，其主要代谢途径是通过细胞色素 P450（Cytochrome P450，CYP450）酶系中的 CYP_2C_8 和 CYP_2C_9 两种酶作用 N-脱甲基化和羟基化后与硫酸和葡萄糖醛酸结合，其中 CYP_2C_8 是其主要的代谢酶，CYP_2C_9 在其代谢过程中起次要作用[185]。经这两种酶作用后，罗格列酮被分解为基本无活性的产物[189]。由于在循环中所有代谢产物的活性均明显弱于原形化合物，故对胰岛素增敏作用甚微（即代谢物无胰岛素增敏作用，并以结合型排出体外）[162]。

罗格列酮 $t_{1/2}$ 为 3～4 h[190]，代谢产物的 $t_{1/2}$ 明显延长，但因循环中所有代谢产物的活性均明显弱于原形药物，故代谢产物血浆清除的速度不会对罗格列酮的药理活性产生显著影响[189]。为了更准确地研究罗格列酮的生物转运过程，Bolton 等对大鼠和狗分别以罗格列酮游离碱 45 mg/kg 和 60 mg/kg 单剂量口服给药，检测两种动物体内代谢包括 N-脱甲基化和吡啶环 3-和 5-位芳环羟基化作用，发现在大鼠体内 N-脱甲基化作用更明显。罗格列酮发生 N-脱烷基化后，继续发生氧化反应生成苯氧基乙酸衍生物[191]。Cox 等选择了 4 名健康男性白种人，定量给药后对保留时间（RT）、MS 数据和罗格列酮人体代谢物的结构之间的关系进行了总结，发现包括苯氧基乙酸衍生物、N-脱甲基葡糖苷酸、邻-O-葡糖苷酸等 17 种代谢物（见表 4-8）。在此基础上，Cox 等定量给药罗格列酮 24 h 后发现罗格列酮迅速从血浆清除，因此，服药 24 h 后可量化加药。在给药后 1 h、4 h、8 h 和 24 h 的主要血浆成分为 N-脱甲基-对-O-硫酸酯代谢物（M4）、对-O-硫酸酯代谢物（M10）和 N-脱甲基（M12），口服和静脉注射 4 h 后，M10 为主要成分，其次是 M4 和 M12。24 h 后，代谢物几乎全部是 M4 和 M10。这些缓慢清除的代谢物（M10、M4 和 M1）在体循环中呈现持久性，可能与人类反复给药积累相关[185]。

4.3.4　排泄

口服或静脉注射给予罗格列酮后，在体内主要经肾由尿液排出，约占 64%，剩余 23% 由粪便排出，且几乎无原形药物从尿液中排出[179]。

对大鼠和狗分别以罗格列酮游离碱 45 mg/kg 和 60 mg/kg 单剂量口服给药，两种动物体内只有少量罗格列酮以原形排泄，大部分通过代谢清除，48 h 后检测其大约能够回收 90% 剂量的排泄物，但是检测人类给药 48 h 后排泄物的放射性仅回收约 35%，若要回收 90% 的排泄物，则需要一周以上的时间。与大鼠和狗相比，人类罗格列酮放射性排泄率最显着的特征是延续性（发生的时间更长）。口服或静脉注射第 8 天后，人体尿液中可检测到的放射性代谢物至少有 15 个（见表 4-8）。0～8 天汇集的尿液放射性色谱显示剂量途径或受试者之间的变化非常小。代谢物 M10 和 M4（均为对羟基化的硫酸盐缀合物）一起占 8 天内排泄剂量的约 35%，所有其他代谢物分别占剂量的 4%[185]。

表 4−8 保留时间（RT）、MS 数据和罗格列酮人体代谢物的结构

代谢物	RT (min)	代谢物	分子	碎片	预期解聚产品	分子结构
1	17.4	phenoxyacetic acid derivative	280 (−ve) b	—	—	
2	35.1	N−desmethyl glucuronide	520 (+ve) b	—	12	site of conjugation not determined
3	35.9	ortho−O−glucuronide	550 (+ve) b	—	11	
4	36.9	N−desmethyl − para − O −sulfate	438 (−ve)	360 (+ve)	7	
5	38.4	para−O−glucuronide	550 (+ve)	374 (+ve)	13	
6	38.9	N−desmethyl − ortho − O −sulfate	438 (−ve)	360 (+ve)	9	

续表4-8

代谢物	RT (min)	代谢物	分子	碎片	预期解聚产品	分子结构
7	41.7	N–desmethyl–para–hydroxy	360 (+ve)	374 (+ve)	11	(结构式，含 HO)
8	41.9	ortho-O-sulfate	452 (−ve)	—	—	(结构式，含 OSO₃H, CH₃)
9	41.3	N–desmethyl–ortho–hydroxy (SB 243914)	360 (+ve)	137 (+ve)	—	(结构式，含 OH)
10	44.3	para–O–sulfate	452 (−ve)	374 (+ve)	13	(结构式，含 HO₃SO, CH₃)
11	49.9	ortho–hydroxy (SB 244675)	374 (+ve)	151 (+ve)	—	(结构式，含 OH, CH₃)
12	51.7	N–desmethyl (SB 237216)	344 (+ve)	121 (+ve)	—	(结构式)

续表 4−8

代谢物	RT (min)	代谢物	分子	碎片	预期解聚产品	分子结构
13	53.7	para−hydroxy	374 (+ve)	—	—	
14	59.3	rosiglitazone	358 (+ve)	135 (+ve)	—	
15	27.8	N−desmethyl glucuronide	520 (+ve)	—	12	site of conjugation not determined
16	30.8	N−despyridinyl	281 (+ve)	—	—	
17	43.6	—	360 (+ve) b	—	—	Unknown

4.4 罗格列酮药理学

4.4.1 罗格列酮对机体的降糖作用

2 型糖尿病的主要生理学特征是高血糖。正常空腹全血血糖为 3.9~6.1 mmol/L，血浆血糖为 3.9~6.9 mmol/L。若空腹全血血糖大于或等于 6.7 mmol/L、血浆血糖大于或等于 7.8 mmol/L，即可诊断为糖尿病。正常人餐后 2 h 血糖小于 7.8 mmol/L，如果餐后 2 h 血糖大于或等于 11.1 mmol/L，排除应激状态，如感染、外伤后，也应考虑为糖尿病。经过研究证实，罗格列酮能明显增强骨骼肌的葡萄糖氧化代谢，增加胰岛素抵抗动物外周组织对葡萄糖的摄取和清除能力，抑制肝脏的糖原异生作用，从而改善糖尿病患者的胰岛素抵抗作用，降低血糖[192]。临床研究发现，罗格列酮改善血糖控制的同时伴有血胰岛素和 C—肽水平降低，也可使餐后血糖和胰岛素水平下降，并且罗格列酮对血糖控制的改善作用较持久，可维持达 52 周[162]。

Patel 等对 2300 例 2 型糖尿病患者罗格列酮单药治疗的临床研究表明，罗格列酮单独治疗可显著降低空腹血糖（GLU）和糖化血红蛋白（HbA1c）水平。每日服用罗格列酮 4 mg 或 8 mg，治疗 26 周后，患者 GLU 分别下降了 580 mg/L 和 760 mg/L，HbA1c 分别降低了 1.2％和 1.5％[193]。李晓岩等延长了罗格列酮单独治疗的时间，观察罗格列酮长期治疗效果，对 90 例确诊为 2 型糖尿病患者给予口服罗格列酮 4 mg/d，共 51 周，证明罗格列酮治疗 2 型糖尿病的临床疗效确切，能显著降低血糖、血脂，并改善胰岛素抵抗，低血糖事件发生较少，基本不会影响体重，安全可靠，值得在临床上合理推广[194]。另一项为期 52 周的双盲、阳性药物对照试验中，比较了罗格列酮和格列本脲的降糖作用[195]，结果发现罗格列酮（8 mg/d）降低 HbA1c 的效果与格列本脲（优降糖）相同，降低空腹血糖的作用优于格列本脲的最优化治疗剂量，且持续 52 周后，罗格列酮长期控制血糖水平的效果优于格列本脲。这表明罗格列酮作为一线治疗药物较格列本脲更有效[89]。在盐酸罗格列酮的临床研究中，对 96 例 2 型糖尿病患者分别给予口服盐酸罗格列酮 4 mg/d，持续 12 周为 1 个疗程，发现盐酸罗格列酮治疗 2 型糖尿病疗效显著，在有效降低血糖、血脂和改善胰岛素抵抗的同时，极少发生低血糖事件，且对体重几乎无影响，安全可靠[196]。

Oakes 等在对胰岛素抵抗的高脂饮食（High-Fat diet，HF）模型大鼠和高淀粉饮食（High-starch diet，HS）的对照模型大鼠的研究中发现，以罗格列酮 10 mmol/kg/d 治疗 4 天后，HF 和 HC 大鼠的胰岛素水平均降低，而对胰岛素抵抗的 HF 大鼠又有增强胰岛素外周作用的效应，包括增强胰岛素对肝糖原生成的抑制，增强肌细胞对葡萄糖的摄取[197]。Eldershaw 等对成年肥胖 *fa/fa* Zucker 大鼠进行的试验表明，以罗格列酮 3 mmol/kg/d 治疗 7 天后，对其后肢进行灌流试验，发现胰岛素抵抗显著降低[198]。Wiesenberg 等在糖皮质激素诱发的大鼠胰岛素抵抗模型中进行的体内试验证实，罗格列酮能够拮抗胰岛素抵抗造成的体重减轻、血糖升高和血浆甘油三酯水平的增高[199]。

在动物实验的研究中发现，罗格列酮不刺激胰岛素的分泌，而是通过增强机体对胰岛素的敏感性达到降低血糖的效果。因此，在胰岛素缺乏的糖尿病动物中，并未发现明显的降血糖作用[164,200]。有研究表明，该药能显著改善单纯性肥胖者、糖耐量减低患者及 2 型糖尿病患者的胰岛素抵抗状态和糖耐量，呈剂量依赖性降低空腹血糖（FPG）、糖化血红蛋白（HbAlc）和血浆胰岛素水平，具有改善胰岛素抵抗的作用[201]。

罗格列酮的降糖机制为结合并激活 PPARγ。临床前期药理研究表明，罗格列酮是高度选择性的且作用很强的 PPARγ 激动剂，该受体是一种蛋白质，存在于胰岛素敏感组织如脂肪、骨骼肌和肝脏组织中[202]。罗格列酮的胰岛素增敏作用是通过与 PPARγ 结合并使之活化，进而增加多种蛋白质的合成，这些蛋白质非常重要，并且在细胞对胰岛素产生生物反应时参与葡萄糖转运和利用以及脂代谢过程。罗格列酮改善胰岛素敏感性的另一机制是增强葡萄糖转运子（GLUT4）对葡萄糖的摄取[203]以及促进信号分子 c-Cbl 相关蛋白（c-Cbl Associated Protein，CAP）基因转录表达[204]。经罗格列酮活化的 PPARγ 可增强 GLUT4 的表达，并激活 CAP 信号途径，提高 GLUT4 向细胞膜的移位，改善细胞对葡萄糖的摄取，从而改善胰岛素抵抗[89]，进而降低血糖。

4.4.2　罗格列酮对胰腺的保护作用

大量研究表明，罗格列酮对糖尿病状态下的胰岛 β 细胞也有保护作用，主要包括改善胰岛 β 细胞的功能、对胰岛 β 细胞数量影响两方面[205]。

4.4.2.1　罗格列酮改善胰岛 β 细胞的功能

早期给予罗格列酮干预可使糖尿病 *db/db* 小鼠血糖水平正常化，并防止高血糖再次发生，预防胰岛 β 细胞数量的减少。罗格列酮可能通过降低高胰岛素血症和血浆 FFA 水平、减少细胞凋亡而保护胰岛 β 细胞，提示罗格列酮可能具有持续控制血糖水平、延缓 2 型糖尿病进展的潜力。对遗传性 1 型糖尿病动物的研究发现[206]，糖尿病发作前给予罗格列酮，50％以上的动物胰岛 β 细胞可免于被自身免疫系统的攻击而不发病。Beales 等[207]对动物注射链脲佐菌素（Streptozocin，STZ）前 1 周给予罗格列酮（5 mg/kg）干预，发现超过半数的动物其胰岛 β 细胞凋亡明显减少，显示该药具有保护胰岛 β 细胞的功能，能在很大程度上防止 STZ 的致糖尿病作用[205]。

除此之外，临床研究也证实罗格列酮对胰腺具有保护作用。罗格列酮能增加胰岛的面积、密度和胰岛素的含量而不影响胰岛素的表达。临床试验证实其短期和长期疗效都很好。Jones 等对糖尿病患者给药罗格列酮 8 mg/d 治疗 26 周后，发现罗格列酮使糖尿病患者 HbA1c 下降 1.5％，并能保持这种胰岛素敏感性改善的作用长达 30 个月[208]。罗格列酮改善胰岛 β 细胞功能的分子机制可能是通过促进胰岛 β 细胞内与胰岛素受体底物－2（Insulin Receptor Substrate－2，IRS－2）相关的磷脂酰肌醇 3 激酶（PI3K）信号途径激活而逆转高浓度 FFA 诱导的胰岛 β 细胞分泌障碍。Yang 等观察到罗格列酮抑制核因子－κB（NT－κB）的活化保护了胰岛 β 细胞免于肿瘤坏死因子（TNF－α）诱导的细胞凋亡。研究表明，Zucker 肥胖鼠用罗格列酮治疗后能反转循环的高 FFA 水平，改善胰岛 β 细胞功能，而这在其他动物模型实验中提示与增高的 IRS－2 丝氨酸磷酸化有关，IRS－2 丝氨酸磷酸化是胰岛素抵抗的关键成分，它的逆转有助于罗格列酮的胰岛素增敏效应[209]。

4.4.2.2 罗格列酮对胰岛 β 细胞数量的影响

1. 罗格列酮减少胰岛 β 细胞死亡

胰岛 β 细胞数量是由 β 细胞生成与丢失两者共同的速度所决定的。胰岛 β 细胞的生成包括自身复制和新生两种方式，β 细胞的丢失包括各种原因所致的细胞坏死及凋亡。胰岛 β 细胞数量在 1 型和 2 型糖尿病患者中均有减少，可能与自身免疫反应或高血糖等因素有关。有学者发现[210]曲格列酮能够刺激糖尿病大鼠胰岛的生长，而在 2 型糖尿病的动物模型中，罗格列酮对 β 细胞数量的维持可以通过减少 β 细胞死亡来实现。尽管目前罗格列酮对 1 型糖尿病动物模型的胰岛 β 细胞数量影响的报道不多，但有研究提示[207]罗格列酮能够预防肥胖糖尿病 NOD 鼠发生糖尿病，提示罗格列酮可能对维持正常胰岛结构及 β 细胞数量有一定作用。罗格列酮与 PPARγ 结合致后者活化后，可拮抗 NF－κB、活化蛋白－1（Activating Protein－1）等所介导的炎症通路，调节某些炎症因子的表达，PPARγ 活化尚可诱导未活化的巨噬细胞发生凋亡，抑制 T 细胞及 Th 介导的免疫反应，这可能是减少 β 细胞死亡的原因之一[211]。PPARγ 通过抑制核内炎症介质基因转录的启动，在基因水平抑制一氧化氮（NO）等炎症分子表达，抑制 STZ 导致的 NO 等炎性因子的生成，去除 NO 对 β 细胞的损害，减少 β 细胞的死亡[211-213]。

2. 罗格列酮增加胰岛 β 细胞的数量

分化成熟的胰岛 β 细胞本身只具有微弱的增生能力，主要是通过胰岛 β 细胞的自身复制和 β 细胞的再生得以实现[214]。Govendir 等切除正常大鼠 90％的胰腺组织，同时给予乙氨硫氨酸干预治疗，发现大鼠并未发生糖尿病，免疫组化检测发现胰岛 β 细胞数量逐渐增多，证实了在残存的胰岛细胞中会出现一定程度的增生[215]。

近年来，越来越多的学者都在探索噻唑烷二酮类药物促进组织细胞增生的作用。Neye 等用罗格列酮干预 STZ 诱导的糖尿病大鼠，发现胰岛中胰岛素 mRNA 含量明显增多，胰岛 β 细胞数量也有所增加[216]。谷成英等以小剂量 STZ 注射加高脂饮食建立 2 型糖尿病大鼠模型，观察罗格列酮的作用，治疗 8 周后胰岛 β 细胞形态及功能明显改善，胰岛 β 细胞的数量增加，而 β 细胞本身的代偿性增生肥大则减轻，并恢复 β 细胞内胰岛素的储存量[217]。Finegood 等观察罗格列酮对 Zucker 糖尿病肥胖大鼠 β 细胞的影响，发现 2~6 周时，对照组 β 细胞数只有罗格列酮组的 56％，且在 β 细胞复制方面也明显低于罗格列酮组[206]。

4.4.3 罗格列酮对心血管系统的作用

罗格列酮对心血管系统的作用主要分为对血管内皮细胞（Vascular Endoth-Elial cell，VEC）内分泌功能的影响、心肌保护作用、抗动脉粥样硬化的作用[218]。

4.4.3.1 对血管内皮细胞内分泌功能的影响

血管内皮细胞是位于循环血流与血管壁内皮下组织之间的单层细胞，能产生和释放多种血管活性物质，如内皮素（ET）、一氧化氮（NO）、血管紧张素、前列腺素等，在维持血液的正常流动状态，调节血管结构、功能、代谢等方面起重要作用[219]。罗格列酮能增加体外培养内皮细胞血管扩张物质如 NO 和 C 型钠尿肽的释放，抑制 DOCA-salt 大鼠 ET 的释放，改善代谢综合征和 2 型糖尿病患者血管内皮功能，防止高糖饮食诱导的胰岛素抵抗大鼠胸主动脉内皮的病理改变。凌宏艳等给予高果糖组大鼠罗格列酮后得知，其丙二醛水平显著降低，超氧化物岐化酶活性显著升高，同时血浆 ET 含量降低，血清 NO 水平升高，主动脉 NO 合成酶（NOs）的活性升高。说明罗格列酮通过提高机体的抗氧化能力，减少氧自由基的生成，使 NO 分泌增加，ET 分泌减少，通过提高主动脉 NOs 的活性促进 NO 的释放，恢复血管内皮功能[220]。

4.4.3.2 心肌保护作用

PPARγ 广泛存在于多种细胞中，包括脂肪细胞、心肌细胞、心肌成纤维细胞等，除参与脂肪细胞的分化外，对心血管系统的许多基因转录也具有调节作用[221]。肾素—血管紧张素—醛固酮系统（Renin – Angiotensin – Aldosterone System，RAAS），特别是心肌局部 RAAS，与心肌缺血再灌注损伤有密切关系。罗格列酮能降低此时血浆及心肌血管紧张素 II、心肌局部醛固酮水平[222]。醛固酮与心肌梗死后心室重塑有密切关系，罗格列酮抑制醛固酮的合成，因此对心肌梗死后心室重塑存有潜在的益处[223]。一项给予心肌缺血再灌注罗格列酮模型大鼠的研究中，发现罗格列酮能够缩小、减轻模型大鼠的心肌梗死面积及肿胀度，对心肌具有保护作用[224,225]。

4.4.4 罗格列酮对肾脏的作用

在动物实验中，采用单次腹腔注射 50 mg/kg STZ 制备糖尿病大鼠模型，给药罗格列酮 5 mg/kg/d 持续 8 周，检测其 PPARγ 及转化生长因子（Transforming Growth Factor，TGF－β1）表达均显著低于对照组，表明罗格列酮可通过活化 PPARγ，下调 TGF－β1，显著减少糖尿病大鼠尿蛋白，从而延缓肾脏损伤[226]。Parameswaran 等研究发现，罗格列酮可抑制体外培养的肾系膜细胞及成纤维细胞的增生[226]。该实验研究亦发现，罗格列酮治疗组肾小球及间质 PCNA 阳性染色细胞数减少，提示增殖细胞数目减少，从而在体内实验中证明罗格列酮亦可抑制细胞增殖[227]。TGF－β1 被公认为糖尿病肾病（DN）发生、发展中的重要生长因子，可促进细胞外基质（Extra－Cellular Matrixc，ECM）成分的合成，抑制其降解，导致 ECM 进行性积聚，导致肾间质纤维化、肾小球硬化，加剧肾功能的损害[228]。在糖尿病大鼠模型建立 1 周后，TGF－β1 在肾组织中的表达就开始增加，而给予罗格列酮治疗后能显著下调高表达的 TGF－β1，同时肾小球病理改变减轻，尿蛋白明显减少，从而提示罗格列酮可直接或间接通过降低 TGF－β1 表达而减轻糖尿病大鼠的肾脏病变[229]。

近年来的研究表明，胰岛素抵抗和高胰岛素血症与糖尿病肾病的发病机制密切相关。高胰岛素血症可使下丘脑交感神经中枢产生兴奋，影响肾脏血流动力学，扩张入球小动脉，造成肾小球高过滤；而胰岛素抵抗可刺激细胞外机制聚集，升高各种炎症性细胞因子，损伤血管内皮细胞，减少 NO 释放，使尿微量白蛋白增加。而罗格列酮能直击胰岛素抵抗，明显降低尿微量白蛋白[230]。Hofmann 等发现，与无肾脏改变的糖尿病患者相比，糖尿病肾病患者的 NF−κB 活性明显增高，且其活性与蛋白尿程度明显相关，表明 NF−κB 活性增高可能是糖尿病肾病发病的重要机制。Villegas 等观察到，罗格列酮能显著改善胃缺血再灌注所造成的氧化应激状态。在大脑海马组织中也观察到类似的现象。故推测罗格列酮对肾脏的直接保护作用可能与其抗氧化作用相关。Mohanty 等发现用罗格列酮（4 mg/d）治疗 1 周后，无论伴或不伴糖尿病的肥胖症患者，其外周血单核细胞中 NF−κB 活性都出现快速、持续的下降，同时伴随着血清 MCP−1 含量的降低。故有学者认为罗格列酮改善肾脏病变可能与其抑制 NF−κB 的活性有关，而 NF−κB 活性降低又与罗格列酮抑制其上游通路密切相关[226]。

4.4.5　罗格列酮对脂肪细胞的作用

PPAR 是一种核激素受体，罗格列酮与 PPAR 的 γ 异构体结合，激活该受体，增强胰岛素对肝细胞糖异生的抑制作用，增强胰岛素对肌细胞摄取外周血糖的促进作用，从而改善其血糖水平[231]。罗格列酮与大鼠、小鼠和人脂肪细胞上的 PPARγ 均具有高度的亲和力。Wiesenberg 等在体外实验中证实，罗格列酮能够诱导 PPARγ 介导的基因激活[232]。Rieusset 等利用新鲜分离的人脂肪细胞进行的体外试验发现罗格列酮激活 PPARγ 后，增强 p85α 磷脂酰肌醇 3−激酶（p85alpha PI3K）和非耦合蛋白−2Mrna 水平，并降低瘦素的表达，而 p85alpha PI3K 是胰岛素的主要组成部分之一[233]。Kanoh 等在以糖尿病大鼠和非糖尿病大鼠为模型的实验中发现，罗格列酮通过增加蛋白激酶 C−zeta/lambda 的活性，增强糖尿病和非糖尿病大鼠脂肪细胞对胰岛素的反应，从而增强脂肪细胞对葡萄糖的摄取，控制血糖的转运[167]。

4.4.6　罗格列酮的抗肿瘤作用

在对胰腺癌的研究中发现，罗格列酮可降低胰腺癌细胞系基质金属蛋白酶

(Matrix Metallo-Proteinase2，MMP-2）降解明胶的活性，后者在胰腺癌细胞系的侵袭性中起着主要作用。同时，罗格列酮对纤维蛋白溶解系统的抑制作用与其溶解主要的生物学抑制药——纤溶酶原激活物抑制药的活性显著增强有关，与 PPARγ 活性无关。另外，Shimada 等通过免疫印迹法证实，在大肠癌细胞株 HT-29 中存在 PPARγ 的表达。林茂松等采用不同浓度的罗格列酮来激活 PPARγ，分别在不同时间观察其对大肠癌细胞株 HT-29 体外生长的影响，结果发现，罗格列酮激活 PPARγ 后抑制 HT-29 的生长具有时间、剂量依赖效应。同时，有学者针对 HT-29 细胞锚定非依赖生长研究的结果发现，经罗格列酮干预后细胞集落数明显减少，表明罗格列酮激活 PPARγ 后可能抑制了大肠癌 HT-29 细胞的抗凋亡能力，从而使得肿瘤细胞集落形成能力下降，即抑制了其锚定非依赖生长。这种对胰腺细胞的双重药理作用将成为胰腺癌传统化疗的一个重要补充[224]。

除此之外，罗格列酮通过 PPARγ 介导，使人乳腺癌 MDA-MB-231 细胞 G0/G1 期比例上升，而 S 期比例下降，MDA-MB-231 细胞 G1 期阻滞而抑制其增殖，从而发挥抗乳腺癌作用[234]。罗格列酮可通过激活 PPARγ、调节 Bcl-2 和 BAX 的水平而在体外抑制肝癌细胞生长，诱导其凋亡；并可下调 NF-κB、Bcl-2 蛋白表达增强顺铂抑制人肺癌裸鼠移植瘤生长[235]。

4.4.7　罗格列酮抗脏器纤维化作用

4.4.7.1　抗肾脏纤维化

肾小管间质纤维化过程中的基质扩增主要由肾间质纤维细胞合成。在不同肾脏病变的动物模型和人类急性肾缺血、增殖性肾小球肾炎等病变中已证实，损伤后的肾小管上皮细胞可发生向肾间质肌纤维细胞的转化，表现为出现肌纤维细胞的标志物 α-平滑肌肌动蛋白 （Alpha Smooth Muscle Actin，α-SMA）。单侧输尿管梗阻模型 （Unilateral Ureteral Obstruction，UUO） 是以进行性肾间质纤维化为特征的肾功能损伤模型，此模型相对避免了高血压和高血脂代谢异常的影响。采用 UUO 大鼠术前 3 天开始按 30 mg/kg/d 的剂量给予罗格列酮，与模型鼠组相比较，UUO+罗格列酮组大鼠肾间质纤维化指数明显减轻，肾皮质区 α-SMA 表达显著减少。其机制可能是罗格列酮能抑制肾小管上皮细胞向肌纤维细胞转分化，使病理状态下间质成纤维细胞的数量减少，从而减少肾间质基质分泌、沉积，改善由此导致的进行性肾间质纤维化。此外，高胰岛素血症影响肾脏血流动力学，扩张入球小动脉，造成肾小球高灌注、高滤过，而胰岛素抵抗可刺激细胞外基质聚集，升高各种炎症性细胞因子，损伤血管内皮细胞，NO 释放减少，使尿微量清蛋白（Microalbuminuria，MAV）及血浆血管性血友病因子（Von Willebrand Factor，VWF）增加。同时，高胰岛素血症促进肝脏产生极低密度脂蛋白（Very Low Density Lipoprotein，VLDL），影响纤溶酶原激活物抑制物－1（Plasminogen Activator Inhibitor-1，PAI-1）的合成，纤溶活性增加，加重肾脏损害。罗格列酮改善胰岛素抵抗和高胰岛素血症，可改善肾小球血流动力学异常及高凝状态，减少尿微量清蛋白，延缓肾纤维化[224]。

除此之外，罗格列酮可通过下调 TGF—β1，抑制梗阻侧肾组织中基质金属蛋白酶抑制因子－1（Tissue Inhibitor of Metallo－Proteinase-1，TIMP-1）蛋白的表达，减轻小管间质纤维化[239]。也可通过抑制肾小管上皮细胞向肌纤维细胞转分化，使病理状态下间质成纤维细胞的数量减少，从而减少肾间质基质分泌、沉积，改善由此导致的进行性肾间质纤维化[235]。

4.4.7.2　抗肝脏纤维化

肝纤维化是慢性肝病进展为肝硬化的病理学基础。肝星状细胞（Hepatic Stellate Cell，HSC）在肝纤维化发生中起关键作用，逆转肝纤维化有可能阻断肝硬化的进程。细胞外基质的过量产生和沉积是肝纤维化的主要特征之一[238]。其中 I 型胶原是主要成分，主要来源于激活的肌成纤维样的 HSC。静息的 HSC 表达 PPARγ，当处于静息的 HSC 激活为肌成纤维样的 HSC 时，PPARγ 的表达和转录活性丧失。郭晏同等[241]研究发现，浓度大于 10 μmol/L 的罗格列酮可显著提高 HSC 中 PPARγ 的表达和转录活性，抑制 HSC 的增殖及胶原合成，抑制 α 平滑肌肌动蛋白（α－Smooth Muscle Actin，α－SMA）的表达，减少细胞分泌 I 型胶原，进而减弱对胶原降解的抑制作用，延缓或逆转了肝纤维化。另外，可通过调节转化生长因子（TGF-β1）和结缔组织生长因子（Connective Tissue Growth Factor，CTGF）的表达来实现其延缓或阻止肝纤维化发生及进展的作用[243]。

4.4.7.3　抗肺脏纤维化

特发性肺纤维化（Idiopathic Pulmonary Fibrosis，IPF）是一种常见的以肺泡壁（呼吸性细支气管）慢性弥漫性炎症和间质纤维化为病理特征表现的肺部疾病[236]。IPF 确诊后存活年限为 2～4 年，5 年生存率为 70%[245]。目前对于 IPF 的治疗主要以糖皮质激素类药物等为主，疗效不理想而且预后较差[245]。利用罗格列酮辅助治疗，是一条较好的治疗特发性肺纤维化的途径，对于前期肺纤维化患者可以实现早发现早治疗，具有一定的临床意义。在治疗过程中部分患者仅出现了一些类似感冒或者头痛等轻微症状[249]。

张荣昶等对 60 例肺纤维化患者在常规治疗的基础上给予口服罗格列酮，检测肺总量（Total Lung Capacity，TLC）、用力肺活量（Forced Vital Capacity，FVC）和肺—氧化碳弥散量（Diffusion capacity for carbon monoxide of the lung，DLCO）等肺功能指标均优于治疗前，实验表明罗格列酮辅助治疗可以改善患者的临床症状、肺功能和血气情况，提高患者的生活质量[249]。

4.4.8　罗格列酮的抗炎和免疫调节效应

罗格列酮在心血管、肺部、胃肠道等诸多器官/系统的急慢性炎性病变及全身炎症反应综合征中都发挥着一定的抗炎作用，特别是在全身多器官、多系统的急慢性炎症反应中具有较强的抗炎作用，其抗炎作用独立于胰岛素增敏及诱导细胞分化等作用之外。罗格列酮通过抑制中性粒细胞趋化因子－1（Cytokine induced neutrophil chemoattractant－1，CINC－1）和巨噬细胞炎症蛋白2（Macrophage Inflam matory Ptotein 2，MIP2）的表达，减少中性粒细胞（Polymorphonuclear neutrophils，PMNs）聚集，降低肺组织匀浆髓过氧化物酶的活性，降低丙二醛的含量，从而抑制由中性粒细胞所致的气道炎症、氧化应激和蛋白酶负荷增加，减轻肺水肿和组织损伤[246]，还可通过下调肿瘤坏死因子－α（TNF－α）及白细胞介素－8（Interleckin－8，IL－8）的释放，拮抗炎症反应[251]。

C－反应蛋白（C－reactive protein，CRP）是机体受到各种损伤或发生炎症反应后产生的一种急性反应蛋白。长期慢性的炎症刺激平滑肌细胞移动和增生，在局部形成中度损害，而局部的损伤会增加白细胞或血小板对内皮细胞的黏附性和通透性，还促进血凝并诱导产生血管活性因子、细胞因子及生长因子，从而使肝脏合成 CRP 增加[224]。有证据表明，炎症标志物 CRP 是与糖尿病和心血管疾病高度相关的独立危险因素，并且胰岛素抵抗时 IL－1、IL－6、TNF－α 增加。罗格列酮与 PPARγ 结合后通过调节核因子 κB（NF－κB）和急性期蛋白（AP－1）途径减轻炎症反应。胰岛素控制不良的 T2DM，在使用了罗格列酮后其血浆 CRP、IL－6、TNF－α 及 FFA 水平降低。在动物败血症模型中，发现 PPARγ 的表达在肺和胸主动脉中显著减少，而 TNF－α、IL－6、IL－10 水平升高，髓过氧化物酶（Myeloperoxidase，MPO）活性增强，大量中性粒细胞渗出。应用罗格列酮治疗后抑制了上述细胞因子的生成，减少了中性粒细胞渗出，从而改善了败血症引起的低血压，提高了生存率。一项动物急性炎症模型（角叉菜胶诱导的爪水肿和胸膜炎）的研究中，给动物注射角叉菜胶前 15 min 给予罗格列酮，结果显示了其潜在的抗炎作用，如抑制爪水肿、胸膜渗出物形成以及多核细胞渗出和组织损伤[252]。此外，在角叉菜胶诱导的胸膜炎中，罗格列酮还降低了 COX－2，ICAM－1 及 P 选择素的表达。因此，罗格列酮具有很好的抗炎作用，甚至有可能成为一个新型的抗炎药[253]。

众多试验证实，PPARγ 具有抗炎和免疫调节效应。急性肺损伤（ALI）和急性呼吸窘迫综合征（Acute Respiratory Distress Syndrome，ARDS）是感染性休克时的常见并发症，其病理特征为中性粒细胞（PMN）聚集和肺微血管通透性增加导致肺水肿[250]。刘东等用罗格列酮预处理内毒素血症 ALI 大鼠模型，探讨罗格列酮对脂多糖诱导肺炎症反应和肺损伤的影响，结果发现，罗格列酮预处理组较脂多糖组肺损伤各项指标均显著降低，且肺泡间隔水肿和炎症细胞浸润明显减轻。杜洋等给予烟熏和气管内滴注脂多糖所致的慢性阻塞性肺病（Chronic Obstructive Pulmonary Disease，COPD）大鼠罗格列酮，其各项肺损伤指标也均较对照组显著下降[244]。

4.4.9　罗格列酮对机体的其他作用

4.4.9.1　罗格列酮对血管的保护作用

血管内皮细胞功能完整性受损是动脉粥样硬化（Atherosclerosis，AS）的早期病变，其可引起血管扩张降低、血凝块形成增加和粥样硬化斑块的增多。已证明内皮细胞不仅是血管腔的一层防护细胞，而且具有内分泌功能，参与多种生理及病理过程。研究表明，胰岛素抵抗（IR）可导致内皮功能障碍（Endothehal Dysfunction，ED），并存在正相关性。血管内皮功能损害是 2 型糖尿病大血管病变的基础。那么，是否任何能改变胰岛素敏感性的干预均可能预防心血管疾病的发生？目前临床仍主要是通过测定血管内皮依赖性舒张（Endothelium Dependent Relaxation，EDR）来研究和评价血管内皮功能，生理和药物刺激时血管 EDR 活性减弱，通常被看作是 EDR 的特征性改变。国外研究表明，内皮细胞存在胰岛素受体表达，内皮细胞是胰岛素的靶器官之一，循环中游离脂肪酸的增高可能导致内皮细胞 IR 降低，从而使胰岛素维护血管内皮正常功能的作用减弱。因此，改善胰岛素敏感性的药物可以逆转或改善游离脂肪酸所致的内皮依赖性血管舒张功能的损害。另有研究发现，使用罗格列酮 24 周后，患者肱动脉内径及反应性充血时内径舒张率增加，说明内皮依赖性舒张功能得以改善。此效应是在胰岛素抵抗指数、胰岛素敏感指数、尿微量白蛋白、腰围改善的同期出现，亦说明罗格列酮减轻了 IR，抑制了游离脂肪酸的水平升高，减轻了游离脂肪酸对内皮细胞的作用，从而减轻了内皮细胞的 IR。近期的研究说明，病理条件下血管内皮功能障碍可伴随平滑肌功能障碍，罗格列酮在针对 IR 的同时，可以改善血管内皮功能，早期应用可以改善 T2DM 预后。最近的研究还表明，罗格列酮对表达 PPARγ 的组织诸如单核/巨噬细胞、血管内皮细胞、血管平滑肌细胞等有保护作用[230]。

4.4.9.2 罗格列酮对肺损伤的保护作用

脂多糖（Lipopolysacchride，LPS）诱导的急性肺损伤（Acute Lung Injury，ALI）以肺水肿、中性粒细胞的渗出及肺泡上皮完整性的破坏等病理特点为主。多形核白细胞通过滚动、黏附与活化，穿越内皮细胞间隙到达肺部，释放氧自由基、弹性蛋白酶等，引起肺泡毛细血管膜损伤。但中性粒细胞弹性蛋白酶抑制剂并不能降低死亡率及机械通气时间。ALI 由于感染，有高水平的 T 细胞激活和增殖，其中 Th17 细胞具有趋化吸引多形核中性粒细胞聚集的作用。张小瑜等对脂多糖诱导的 24 只雄性急性肺损伤（ALI）BALB/c 小鼠气道滴加罗格列酮 0.3 mg/kg，罗格列酮可通过活化干预小鼠的 PPARγ，使其表达明显增高，进而抑制 Th17 细胞的分化，减轻由 LPS 诱导的小鼠急性肺损伤[256]。

4.4.9.3 罗格列酮对脂质代谢紊乱的调节作用

研究发现，大多数 2 型糖尿病患者并发一项或多项脂质代谢紊乱，以三酰甘油升高和 HDL 下降为主要特征，且可伴有 LDL 升高。临床试验证实，罗格列酮可降低 2 型糖尿病患者甘油三酯水平，明显降低致密的小颗粒 LDL 含量，增强 LDL 对氧化修饰的抵抗能力，并且呈剂量依赖性降低游离脂肪酸水平，而游离脂肪酸下降可减轻胰岛素抵抗及对 β 细胞的毒性作用，对降糖作用可能有继发效应[257]。另有文献报道，经罗格列酮 4 mg/d 治疗 8 周后能升高高密度脂蛋白（HDL）5.8%，但小而密的低密度脂蛋白（LDL）无明显升高。还有研究结果显示，经罗格列酮治疗后三酰甘油水平显著下降、HDL 升高，LDL 略上升，但无显著性差异。一项 234 例 2 型糖尿病患者的临床实验中，约有 55% 的患者以小而密的 LDL 为主，经罗格列酮 8 mg/d 治疗 8 周后，这些患者中 70％的 LDL 密度降低，52％转变为大而松的 LDL。研究还发现罗格列酮能有效降低糖尿病患者血液中的 FFA 水平，切断 TG 的来源。在 TG 水平大于 40 mg/dL 的患者中，罗格列酮 4 mg/dL 组和 8 mg/dL 组治疗后分别使 TG 降低 132 mg/dL 和 98 mg/dL[253]。

4.4.10　罗格列酮对糖尿病并发症的作用

由于胰岛素相对或绝对不足，造成糖代谢的障碍，血糖持续升高，逐渐发生糖尿并发症。高血糖在糖尿病慢性并发症的发生和发展中起重要作用，但并非唯一因素。糖尿病并发症的病因和发病机制十分复杂。糖尿病慢性并发症主要分为糖尿病性心脏病、糖尿病性高血压、糖尿病与消化系统疾病、糖尿病性视网膜病变、糖尿病性神经系统病变、糖尿病性骨质疏松等[258]。

4.4.10.1　罗格列酮对糖尿病性心脏病的作用

糖尿病合并心脏病近年来被广泛称作糖尿病性心脏病，主要包括：①糖尿病冠状动脉粥样硬化性心脏病；②糖尿病性心肌病；③糖尿病性心脏植物神经病变。糖尿病本身使动脉粥样硬化的进展加速 200％～400％，糖尿病患者 80％的死因与动脉硬化有关，其中 75％是冠状动脉粥样硬化性心脏病所致。动脉粥样硬化是一种慢性炎症病变，当血管内皮功能受损时，可致 T 细胞活化，分泌 TNF−α 等多种致炎性因子，加重血管壁的炎症。由此可见，心血管并发症为糖尿病患者最重要的致死原因[259]。

研究表明，罗格列酮能显著降低斑块内 TNF−α 水平和巨噬细胞的数量，减轻动脉粥样硬化病变，改善心肌肥大，且这种作用独立于其降血糖和调脂作用。除此之外，罗格列酮还具有降低高胰岛素血症、纠正血脂紊乱、恢复胰岛素敏感性的作用。发挥这类作用具体的机制是 PPARγ 被罗格列酮激活后，促使 GLUT−4 增加，使组织细胞对葡萄糖的摄取和氧化利用增加而降低血糖，促进纤溶系统的激活，防止血栓的形成[259]。另有研究证明，罗格列酮是通过 PKC−c−fos 途径减弱内皮素−1（Endothelin−1，ET−1）诱导心肌细胞的肥大。其中 ET−1 是一种收缩血管的活性物质，可诱导心肌肥大和促进蛋白质的合成，是促进心肌细胞肥大的因子之一。PKC 是心肌细胞磷脂酰肌醇信号传导系统的重要组成部分，通常以钝化形式存在于心肌细胞胞浆中，静息细胞内的二酰甘油（DAG）浓度不足以激活 PKC。c−fos 是与生长密切相关的核内主要癌基因之一，是心肌细胞肥大过程中基因表达、蛋白质合成的重要调节因子。具体为 ET−1 与心肌细胞表面的内皮素受体 A（Endothelin A，ETA）

结合，促使二磷酸磷酯酰肌醇 [Phosphatidylinositol-（4，5）bisphosphate，PIP2] 水解成三磷酸肌醇（Inositol triphosphate，IP3）和 DAG，细胞内 DAG 浓度升高后使 PKC 从胞浆移位到细胞膜而激活 PKC 途径（磷脂肌醇信号途径），进而激活细胞外信号调节的蛋白激酶（Extracellur signal-regulated kinases，ERK），激活的 ERK 能转入核内，通过转录因子的磷酸化调节基因表达，促进心肌细胞的肥大。而罗格列酮可激活包括 AP-1 在内的一系列转录因子。在静息细胞和未受刺激的细胞中，AP-1 只有一定的基本表达量，活化的 AP-1 与 c-fos 上游的 SRE 结合，从而激活 c-fos。又有研究表明，PPARγ 的阻断剂对罗格列酮减弱 ET-1 诱导的 c-fos 表达增加的影响无统计学意义，且心肌细胞中的 PPARγ 表达较低。因此，罗格列酮主要是通过抑制 PKC-c-fos 途径减弱心肌细胞的肥大[260]。

　　由罗格列酮对 ApoE 基因敲除小鼠主动脉粥样硬化斑块形态和组织学、斑块内炎性因子、巨噬细胞以及血糖血脂代谢的研究得知，罗格列酮能显著缩小动脉粥样硬化面积，而脂纹病变的数目明显增多。这说明罗格列酮可能通过使多数病变停留在脂纹期从而抑制 AS 病变的进展[224]。

　　罗格列酮的抗动脉粥样硬化作用不仅在动物实验中得到验证，在人体临床实验中也得到了充分证实。纤溶系统是人体内的一种抗血管内血栓形成的防御系统，其中血浆组织型纤溶酶原激活物（Tissue-type plasminogenactivator，t-PA）活性降低、纤溶酶原激活物抑制剂（Plasminogen Activat inhibitor-1，PAI-1）活性升高是预测冠心病危险程度的指标，t-PA 可以激活纤溶酶原，使血栓溶解，而 PAI-1 能迅速与 t-PA 形成一种稳定的、没有活性的复合物，使纤维蛋白降解减慢，促进血栓形成，对抑制纤溶有重要作用[261,262]。郭正端等对 100 例糖尿病并发冠心病患者随机分组，对罗格列酮组口服罗格列酮 4 mg/d 治疗 3 个月后检测发现，此组患者 t-PA 浓度明显升高，PAI-1 浓度明显降低。实验结果表明，在常规冠心病治疗基础上，加用罗格列酮能促进纤溶系统的激活，防止血栓的形成。经罗格列酮治疗后，PAI-1 水平降低，t-PA 浓度升高，认为这种变化可以使纤溶增加，血栓事件减少，并有减少 AS 及急性大血管事件发生的作用[259]。另一项实验中，对 45 例有高血压和冠心病病史的 2 型糖尿病患者分别给药罗格列酮 4 mg/d 和 8 mg/d，持续 6 个月后测定相关指标，发现颈动脉内膜中层厚度的变化只与 C 反应蛋白的变化呈显著正相关性，而与糖化血红蛋白、胰岛素抵抗指数等指标的改变不相关。结果表明，罗格列酮的抗动脉粥样硬化作用主要依赖于其降糖外作用，且无剂量和时间依赖性[263]。

4.4.10.2 罗格列酮对糖尿病性高血压的作用

糖尿病患者中高血压患病率高达 $40\%\sim80\%$，这一数据明显高于非糖尿病患者。不仅如此，糖尿病性高血压的发病年龄更早，随年龄增长及病程延长而增高，更是心脑血管并发症发生和加剧的一个信号[264]。由于糖尿病对血管病变的影响，增加了高血压患者发生视网膜病变、血管病变、冠心病、心功能不全和肾动脉硬化的危险性[265]，其死亡率大大升高，为非高血压糖尿病患者的 $1.5\sim5$ 倍[266-268]。

罗格列酮的降压作用途径之一很有可能是通过增加瘦素的含量而实现其降压作用，瘦素水平的增加可能对纠正胰岛素抵抗、调节葡萄糖代谢、纠正血脂紊乱等方面更具有积极意义[269]。除此之外，罗格列酮降低血压的作用机理还包括：①胰岛素敏感性增加，平抑体内过多的升糖、升压激素的水平[270]；②胰岛素抵抗减轻后，肾小管重吸收 Na^+ 的能力降低，血管平滑肌细胞的 Na^+、Ca^{2+} 交换减少，使血管平滑肌张力下降[271]。

研究表明，原发性高血压人群约 60% 有胰岛素抵抗，一些前瞻性研究提示高胰岛素血症是致高血压的重要原因，也有研究已经证实原发性高血压是发生糖尿病的预测因素之一。因此，不难推测胰岛素抵抗可能是原发性高血压和 2 型糖尿病共同的发病基础。这也使人们不能不在高血压的治疗方面有新的思考。学者们普遍认为激活 PPAR 是罗格列酮起降压作用的主要机制，对一系列靶基因转录起调控作用，可改善胰岛素抵抗，增加外周组织的胰岛素敏感性，使血浆胰岛素水平降低，从而使血糖和血压降低[264]。另外，该类药物能直接影响血管内皮细胞的 Ca^{2+} 通道，直接舒张血管，这可能是其降压作用的机制[272]。最近，有动物研究表明，罗格列酮可复原高血压引起的动物左心室肥大，可预防动脉粥样硬化，提示其在心肌和血管重构方面能够发挥一定的作用[273]。

Honisett 等在对 31 例绝经期女性 2 型糖尿病患者给予罗格列酮 4 mg 治疗 12 周后，发现其收缩压和舒张压均明显降低。可能的机制为罗格列酮通过降低胰岛素水平，改善血管内皮细胞功能，减少血管壁对钙离子的摄取，降低肾素—血管紧张素—醛固酮系统活性等机制来降低血压[253]。另有研究表明，罗格列酮不仅能通过增加肾小球滤过率或抑制动脉平滑肌增生而起降压作用，还能够抑制自发性和胰岛素刺激的内皮素—21（Endothelin—21，ET—21）分泌，减弱 ET—21 对血管的收缩，达到降压的效果[224]。而刘亚贤等却认为，罗格列酮降压作用的机制可能是通过降低基质金属蛋白酶 9（Matrix metalloproteinase-9，MMP-9）水平来实现。MMP-9作为一种Ⅳ型胶原降解的锌蛋白酶，是血管基底膜的主要结构组成成分，在ECM动态平衡调节中至关重要，与糖尿病血管病变有着密切的关系。MMP-9活性增加会引起弹性蛋白的降解，胶原蛋白的增加，导致弹性下降。而作为MMPs家族特有的抑制剂TIMP-1，对MMP-9具有特异性抑制作用，并且TIMP-1活性的下降还可能导致交联不充分、不成熟和不稳定的纤维蛋白降解产物累积[7]。此外，两者也共同影响着微小血管的再生过程，在动脉粥样硬化形成、内膜损伤的反应及决定斑块稳定性中起关键作用[5]。

罗格列酮不仅能够降低糖尿病患者的血压，而且对糖尿病伴原发性高血压患者的治疗效果明确[268]。一项临床实验中，选择222例糖尿病患者按血压分为高血压组（SBP≥140 mmHg）、血压正常组（SBP<140 mmHg），两组分别给予马来酸罗格列酮和酒石酸罗格列酮，剂量为4~8 mg/d，治疗12周后，高血压组的收缩压、舒张压均明显降低，随着治疗时间的延长呈现逐步降低，而血压正常组基本无变化。实验结果表明，罗格列酮在显著降低血糖的同时，具有一定程度的降压作用[274]。另一项实验对58例糖尿病伴高血压患者给予罗格列酮4 mg/d，治疗3个月后，其血压、空腹血糖、餐后2 h血糖、糖化血红蛋白水平与治疗前均显著下降。李光伟等对超重及肥胖的非糖尿病轻、中度原发性高血压患者89例停用降血压药物2周后，口服马来酸罗格列酮8 mg/d，治疗4周后测得收缩压平均降低了17 mmHg，舒张压平均降低了11 mmHg。实验结果表明，马来酸罗格列酮对超重或肥胖非糖尿病人群显示了良好的抗高血压效果，且在基线血压水平较高、胰岛素抵抗程度较严重及无高血压家族史的患者中罗格列酮的降压幅度更大，可能在某些人群原发高血压治疗或辅助治疗中有一定价值[275]。除此之外，在动物实验中，对36只自发性高血压大鼠随机分组，将罗格列酮和硝苯吡啶分别作为观察药和阳性对照药添加到大鼠的饮水中。实验结果表明，罗格列酮呈现显著的降压作用，且与常用钙拮抗剂硝苯吡啶无显著差异[270]。

4.4.10.3 罗格列酮对非酒精性脂肪肝的作用

肝脏与糖代谢密切相关。严重肝病可直接影响肝糖原合成、储存及胰岛素降解，出现糖耐量异常及血清胰岛素水平异常，而糖尿病患者可继发肝损害，常有肝肿大及轻度肝功能异常，尤以脂肪肝发生率为高[276]。既往研究表明，普通成人非酒精性脂肪肝的发病率为20%~30%，在肥胖或糖尿病人群中则高达70%~90%。非酒精性脂肪肝是胰岛素抵抗或代谢综合征的肝脏表现，其预后主要与急性冠状动脉事件和脑卒中等大血管病变的发生有关[277]。非酒精性脂肪肝是肝脏内脂肪蓄积过多的一种病理状态，开始为单纯脂肪肝，进而可发展为肝细胞脂肪变形、肝硬化，最终可发展为肝衰竭[278]。

实验表明，罗格列酮具有减轻动物脂肪肝的作用。冯文焕等将 42 只 SD 大鼠分组后，罗格列酮组给予高脂饮食，同时口服罗格列酮 1 mg/kg/d，12 周后处死大鼠检测到其肝湿重、肝指数明显降低，且脂代谢紊乱明显改善，肝细胞脂肪变性以轻度为主，不存在重度病变，而对照组的肝细胞脂肪变性均以中、重度为主，试验结果表明，罗格列酮可改善非酒精性脂肪肝大鼠的血脂紊乱和脂肪变性。王战建等对 40 只雌性 SD 大鼠分组后喂以高糖、高脂饲料，由此建立糖尿病合并脂肪肝的大鼠模型。从第 9 周起给予罗格列酮，3 mg/kg 溶于蒸馏水灌胃，每日一次，持续 10 周后罗格列酮组相比对照组肝细胞明显缩小，胞质内并无脂滴空泡，可见细小的脂滴，肝组织内棕黄色颗粒较对照组明显减少且表达强度降低。试验结果表明罗格列酮对实验性糖尿病大鼠合并脂肪肝具有一定的治疗作用[279]。其可能的机制为罗格列酮使脂肪肝大鼠硬脂酰辅酶 A 去饱和酶（Stearoyl－coenzyme A desaturase，SCD）mRNA 表达增加，使肝内多余的饱和脂肪酸转变成不饱和脂肪酸，经 VLDL 排出，从而改善大鼠脂肪肝[280]。

罗格列酮能减少糖耐量，减低患者发展为糖尿病的机率，起到预防糖尿病发生的作用，而脂肪肝患者多伴有糖代谢的紊乱[281]，因此在这些患者中应用罗格列酮则可能在治疗脂肪肝的同时预防糖尿病的发生，对节约医疗资源起到一定的作用[282]。景艳红等对 80 例非酒精性脂肪肝患者在已停用降酶、保肝和降血脂药物及控制饮食的基础上，给予马来酸罗格列酮 4 mg/d，持续治疗 24 周后患者的治疗有效率显著升高，空腹胰岛素（Fasting insulin，FINS）、胰岛素抵抗指数（Homeo－stasis model assessment of insulin resistance，HOMA－IR）、谷丙转氨酶（AIJT）和谷草转氨酶（AST）水平显著降低，试验结果表明罗格列酮可有效改善非酒精性脂肪肝患者的糖脂代谢紊乱，并减轻肝脏的脂肪变性[283]。邱奉林等对 100 例 2 型糖尿病合并非酒精性脂肪肝患者分组后给予罗格列酮组 4 mg/d，对照组予以二甲双胍肠溶片治疗，治疗后观察发现治疗组血清总胆固醇、甘油三酯、高密度脂蛋白胆固醇、极低密度脂蛋白胆固醇和肝功指标改善情况显著优于对照组，而且治疗组临床治疗有效率为 92％，显著高于对照组的 82％。试验结果表明采用罗格列酮治疗 2 型糖尿病合并非酒精性脂肪肝，不仅可以提高血糖控制效果，还可以显著改善患者的肝功指标，对提高临床疗效有显著价值，值得临床推广[284]。

4.4.10.4 罗格列酮对骨折的作用

美国食品药品管理局（FDA）与葛兰素史克公司共同发布信息指出，含罗格列酮的产品可能增加女性骨折的风险。实验表明，对骨组织的不良影响主要分为罗格列酮与分子表达、抑制成骨细胞、改变骨形态、降低骨密度四个方面[285]。

首先，罗格列酮能够通过激活 PPARγ，抑制骨髓基质细胞和大鼠肝脏细胞胰岛素样生长因子 1（Insulin-like growth factor-1，IGF-1）、胰岛素样生长因子 1 受体（Insulin-like growth factor-1 receptor，IGF-1R）等分子的表达。其中 IGF-1、IGF-1R 主要起促进生长信号系统调节的作用，影响胚胎期骨骼生长和生后骨骼生长。罗格列酮能严重影响其表达，使小鼠循环中 IGF-1 浓度降低 25%，会导致远系杂交小鼠体重下降、股骨长度改变、骨质密度（Bone mineral density，BMD）降低等。其次，有研究表明激活 PPARγ 可促进脂肪细胞形成，抑制成骨细胞形成，使脂肪细胞和成骨细胞之间失衡，从而造成骨质疏松，且此变化具有年龄相关性。

另外，罗格列酮能明显降低成骨细胞的数目。Sorocéanu 等指出，罗格列酮治疗组小鼠碱性磷酸酶（ALP）活性较对照组明显下降，且成骨细胞数目减少，认为罗格列酮影响成骨细胞数目和功能。通过细胞培养还发现，低剂量罗格列酮并不影响骨髓前体细胞向成骨分化，而影响成骨细胞/骨细胞存活率，TUNEL 染色后成骨细胞和骨细胞凋亡数目增加，与对照组相比增加近 5 倍。Lecko-Czernik 等[3]通过体内外实验证实，罗格列酮抑制骨和肝脏 IGF-1 表达，从而影响成骨细胞分化。破骨细胞来自造血前体细胞——单核巨噬细胞，负责骨吸收。罗格列酮可能对不同时期破骨细胞的作用不同，罗格列酮抑制体外破骨细胞前体细胞向破骨细胞分化，阻止骨吸收[286]。

除此之外，动物实验表明，罗格列酮还会使骨容积缩小、骨小梁厚度变薄和骨小梁数目减少、骨小梁间隙增加。一项动物实验发现，经低剂量罗格列酮治疗 3 个月后，小鼠松质骨容积缩小，松质骨较薄，松质骨间隙增加，同时骨髓间隙明显增加，组织形态定量松质骨容积 BV/TV 下降 22.6%。Lazarenko 等分别给予 1 月龄（幼鼠）、6 月龄（成年鼠）、24 月龄（老龄鼠）小鼠罗格列酮后，微螺旋 CT 观察近端胫骨骨小梁变化发现，成年鼠由于老龄和使用罗格列酮而导致骨容积、骨小梁数目和骨小梁厚度减少、骨小梁间隙增加，幼鼠骨微结构无变化，然而老龄鼠松质骨太少以至于影响微螺旋 CT 分析结果[12]。6 月龄雄性小鼠应用达格列酮后松质骨容积缩小，骨小梁数目减少，骨小梁间隙增加[286]。Sottile 等研究发现，罗格列酮可使去卵巢大鼠的骨密度进一步降低[287]。Watanabe 等发现给予 4 周龄 C57BL 非糖尿病雄性小鼠罗格列酮 20 mg/kg/d，干预 7 周后，发现小鼠骨密度明显降低，骨小梁厚度降低、数量减少、小梁间隙增宽、骨量减少[288]。在临床试验中，一项对 64 例糖尿病患者口服罗格列酮（4 mg/d）的研究中发现，治疗 6 个月后检测发现后髋部及腰椎骨密度明显降低。试验表明，罗格列酮可致糖尿病患者骨密度降低，在应用此类药物时有潜在的发生骨质疏松性骨折的风险[289]。

一项糖尿病转归进展试验 ADOPT 的安全数据审查发现，接受罗格列酮治疗的女性患者发生骨折的人数明显高于接受二甲双胍或格列本脲的患者。大多数女性患者骨折部位见于上臂（肱骨）、手或足。这些骨折部位与绝经后骨质疏松症引发的骨折部位（如髋、脊柱）不同。ADOPT 试验中，女性患者发生髋骨或脊柱骨折的数量较少，且 3 个治疗组发生率相近[290]。Schwartz 等对 T2DM 患者随访 4 年也发现，TZDs 类药物（罗格列酮、吡格列酮或曲格列酮）的应用会加速老年女性患者骨量丢失；同样在男性中无阳性患者发现。但 Yaturu 等通过对服用罗格列酮的老年男性 2 型糖尿病患者随访 16 个月后发现，罗格列酮治疗也可使老年男性患者的腰椎和股骨的骨量丢失增加 3～6 倍[291]。随后 2009 年公布的罗格列酮心血管预后评价及糖尿病血糖调节（RECORD）试验中进一步证实，2 型糖尿病患者中，罗格列酮组较二甲双胍组或磺脲类药物组在上肢和下肢远端骨折的风险明显增加，在女性人群中更加突出[289,292]。在临床试验中，Grey 等对 50 名参与者进行了 14 周的随机、双盲、安慰剂对照试验，发现服用罗格列酮 8 mg/d 可降低总髋骨密度（-1.9%～-0.2%，$P<0.01$），服用罗格列酮的女性发生骨折的比例明显高于使用其他药物的患者[293]。程佳芬等对 109 例绝经后女性 2 型糖尿病患者口服罗格列酮 4 mg/d，用药 1 年后检测其骨密度值明显下降，认为罗格列酮可能有潜在的致绝经后女性 2 型糖尿病患者骨质疏松性骨折的风险[294]。陈民等对 86 名 2 型糖尿病患者随机分为对照组（40 例，服用二甲双胍或格列本脲）和实验组（46 例，加服罗格列酮），治疗 48 周后实验组患者骨密度低于对照组。

众多试验皆表明罗格列酮在改善 2 型糖尿病代谢紊乱的同时，存在着降低患者骨密度的风险。考虑到噻唑烷二酮类药物使患者骨折的风险性增加，对于 50 岁以上的患者，评估其自身骨折风险是十分重要的。如果其本身骨折风险较高，最好采用其他降糖药物治疗方法。如果确实需要使用噻唑烷二酮类药物进行治疗，则建议同时进行骨质疏松的治疗[295]。

4.5 罗格列酮的副作用

4.5.1 罗格列酮的药理毒性

罗格列酮的药理毒性主要从其动物毒性、生殖毒性、致癌性三方面说明。

4.5.1.1 动物毒性

对小鼠、大鼠、犬给予罗格列酮剂量分别为 2、3 和 4 mg/kg/d（分别相当于临床最大推荐日剂量的 2、5 和 22 倍）时，均发现心脏增大，形态学检查可见心室肥大，这可能与血容量增加导致心脏负荷加大有关。

体外细菌基因致突变试验、体外人淋巴细胞染色体畸变试验、小鼠体内微核试验、体内外大鼠非程序性 DNA 合成（Unscheduled DNA synthesis, UDS）试验结果均为阴性。小鼠淋巴瘤体外试验中，在代谢活化条件下可见突变率有轻度增加（约 2 倍）。

4.5.1.2 生殖毒性

1. 对生育力的影响

给予雄性大鼠罗格列酮剂量达 40 mg/kg/d（约为人每日最大推荐剂量的116 倍），对其交配和生育力无影响。给予雌性大鼠罗格列酮 2 mg/kg/d 可改变其发情周期；40 mg/kg/d 可使其生育力下降，并伴有血中孕酮和雌二醇水平降低。而 0.2 mg/kg/d 未引起上述改变。给予猴罗格列酮 0.6、4.6 mg/kg/d（分别相当于人体每日最大推荐剂量的 3 倍和 15 倍），可降低其卵泡期血清雌二醇的水平，继而使黄体激素水平下降，致黄体期孕酮水平下降，并出现闭经。这可能与罗格列酮直接抑制卵巢甾体激素的生成有关[91]。

2. 对妊娠及胚胎的影响

在动物试验中，对大鼠、家兔妊娠早期给予罗格列酮，发现对其着床和胚胎发育无影响，但对家兔和大鼠胚胎中、晚期给药，可引起胚胎死亡和生长发育迟缓。给予大鼠罗格列酮 3 mg/kg/d，可引起胎盘病变[296]。在大鼠妊娠期和哺乳期连续给药，可使窝仔数减少、出生存活率降低和出生后生长发育迟缓[167]。

4.5.1.3 致癌性

小鼠随机分组后掺食给予罗格列酮 2 年，每组剂量分别为 0.4、1.5 和 6.0 mg/kg/d（高剂量相当于人日服最大推荐剂量的 12 倍），均未见致癌作用，在 1.5 mg/kg/d 以上剂量，可引起脂肪组织增生。但是，大鼠经口给予罗格列酮 2 年，剂量分别为 0.05、0.3 和 2 mg/kg/d [高剂量分别相当于人日服最大推荐剂量的 10 倍（雄性）和 20 倍（雌性）]，在 0.3 mg/kg/d 和更高剂量下，可明显增加大鼠良性脂肪组织瘤的发生率。

4.5.2 罗格列酮的不良反应

罗格列酮引起低血糖的发生率仅为 0.5%，远低于格列本脲（约 12.3%）和甲福明（约 2.6%）。罗格列酮长期服用耐受性良好，肝毒性在目前所知的噻唑烷二酮类药物中最低，但仍有发生的可能[162]。

美国的一项调查显示，在服用罗格列酮超过半年的 2500 例和服药超过 1 年的 1400 例 2 型糖尿病患者中，均未发现明显的肝毒性[297]。若使用曲格列酮等噻唑烷二酮类药物而引起肝损害，建议不要立即转用罗格列酮[298]。罗格列酮的其他不良反应还包括轻度水肿，但较曲格列酮轻；头痛、背痛、贫血等不良反应罕见[162]。

从整个罗格列酮上市后的情况来看，全球有数千万名 2 型糖尿病患者使用。2000 年 9 月罗格列酮在国内获准上市，现有 4 mg 和 8 mg 两种规格。目前，国家药品不良反应病例报告数据库中有关罗格列酮的不良反应主要有水肿（局部或全身）、皮疹、腹泻、低血糖、头晕、头痛等，尚未发现与此次研究相近不良事件的报告[299]。这说明国内观察还不够认真、仔细，这也是大多数严重不良反应都来自国外报告的重要原因[158]。

4.5.2.1 心脏风险

罗格列酮在少数患者中有导致或加重充血性心衰的危险。开始使用本品或用药剂量增加时，应严密监测患者心衰的症状和体征（包括体重异常快速增加、呼吸困难和/或水肿）。如果出现心力衰竭的症状和体征，应按照标准心衰治疗方案进行控制，此外应考虑停用本品或减少剂量。有心衰病史或有心衰危险因素的患者应当禁用本品[301]。心力衰竭发生可能源于两种原因：

（1）糖尿病是心血管病的独立危险因素，糖尿病患者心肌特殊的微血管病变可通过心肌缺血、心室重构而导致心力衰竭，其发生率高达 19.5%～

39.0%。糖尿病并发的心力衰竭多为隐匿性的，临床表现极不典型，临床医生有时难以识别，常为罗格列酮应用埋下隐患。

（2）罗格列酮可引起血管扩张，通透性增强和水钠潴留，体重增加，组织水肿及血容量增加，导致心脏前负荷增加。这些病理、生理学上的变化均可使有潜在心肌损伤或心功能处于代偿期的糖尿病患者发生心力衰竭[158,302]。

众多临床试验表明，糖尿病患者使用罗格列酮治疗可增加心力衰竭的危险性。一项调查报告显示，单独使用罗格列酮时心力衰竭的发生率小于1%，与二甲双胍、胰岛素等药物联合应用时心力衰竭的发生率为2%。加拿大药物不良反应监测报告显示，在2000年3月至2002年3月的2年中，罗格列酮引起的不良反应有282例，36例为充血性心力衰竭，其中7例因病情严重而死亡[158]。2010年一项试验的荟萃分析（Meta-analysis）证实，在胰岛素治疗的基础上辅助给药罗格列酮时，心力衰竭的风险更高[303]，每10万名接受罗格列酮治疗的患者中，就有649例心衰过度的病例[304]。RECORD研究结果也显示，平均治疗5.5年后，罗格列酮组与对照组的心血管住院或心血管死亡（包括心脏病发作、充血性心力衰竭和卒中）发生例数没有统计学差异，但罗格列酮组充血性心力衰竭发生率显著高于对照组[168]。

不仅如此，罗格列酮还大大增加了糖尿病患者发生心血管疾病的风险。美国克利夫兰医学中心Nissen等对15565例服用罗格列酮的糖尿病患者及12282例服用其他降血糖药物的患者进行了对比研究发现，罗格列酮可使糖尿病患者心血管疾病的发生风险提高43%，并使糖尿病患者的心血管疾病病死率提高64%[305]。Wolski等搜集各类已发表的文献，浏览美国FDA的网页以及公开的相关临床试验内容做Meta分析[306]。也有研究人员对42项研究中的患者（平均年龄为56岁，平均糖化血红蛋白值为8.2%）进行数据统计分析，发现罗格列酮组患者罹患心肌梗死情况较对照组明显增多，比值（OR）为1.43，而因心血管事件最终死亡的OR值为1.64。众多研究者认为罗格列酮与增加心肌梗死发病危险性相关，也同时促进并发心血管事件的死亡率上升[158]。

4.5.2.2　肝毒性

罗格列酮在1999年上市时的临床试验中未发现严重的肝损伤，但随着罗格列酮的广泛应用，有关罗格列酮引起肝损伤、肝衰竭的个案报道已屡见不鲜[307]。加拿大药物不良反应监测机构发表了罗格列酮与吡格列酮引起肝脏不良反应的报告，在2000年3月至2002年3月的2年中，肝脏不良反应为161例，而且不乏致命性事件。这表明罗格列酮的肝毒性仍应予以特别关注，特别是在病毒性肝炎高发的我国[158]。

美国的一项调查显示，在服用罗格列酮超过半年的 2500 例和服药超过 1 年的 1400 例 2 型糖尿病患者中，均未发现明显肝毒性。若使用曲格列酮等噻唑烷二酮类药物而引起肝损害，建议不要立即转用罗格列酮。尽管临床试验无证据表明本品引起肝脏毒性或谷丙转氨酶水平升高，但罗格列酮在化学结构上与曲格列酮相似，而曲格列酮与特应性肝脏毒性有关，曾有极少数病例出现肝功衰竭、肝移植或死亡。鉴于尚无一些长期大规模的对照临床试验结果及上市后大量临床应用的安全性资料以明确罗格列酮的肝脏安全性，故推荐服用本品的患者定期监测肝功。

病人开始服用罗格列酮前，应检测肝酶。若 2 型糖尿病患者血清转氨酶升高（达 ALT 正常上限的 2.5 倍）时，则不应服用本品。对于肝酶基线正常的患者，建议在开始服用本品后的 12 个月内，每两个月检测一次肝功，之后定期检查，对于本品治疗前或治疗中肝酶略高（ALT 为正常上限的 1~2.5 倍）的患者，应分析其肝酶升高的原因。对肝酶轻度升高的患者，服用本品应慎重，适当缩短临床随访时间，增加肝酶检测频率，以确定肝酶升高是否缓解或加重。如果服用本品的患者 ALT 大于正常上限 3 倍时，则需尽快复查肝酶，若复查结果肝酶仍大于正常值 3 倍以上，则应停止服用本品。

如患者出现疑似肝功异常症状（不明原因的恶心、呕吐、腹痛、疲劳、厌食和/或尿色加深）时，需检测肝酶。患者是否可继续服药取决于实验室检测结果。若出现黄疸，则应停止服药。

4.5.2.3　水肿

罗格列酮在随后的广泛临床应用中被发现水肿的发生率有所增加，引起的水肿可在体重增加的基础上发生，也可单独发生，有一定的剂量依赖性关系。常表现为面部及下肢水肿，其发生率国外为 4.8%。水肿发生的机制可能是肾排钠减少、水钠潴留增加而导致细胞外液容量增加。动物实验表明，罗格列酮可选择性地增强与脂肪组织相关的蛋白激酶活性，并使血管通透性增强，从而导致大鼠的脂肪组织和视网膜发生水肿。

因为 2 型糖尿病患者是心血管疾病（如冠心病和充血性心衰）的高危人群，有些接受治疗的患者可能有潜在的心功能不全，并且水肿可能是充血性心力衰竭（CHF）的前兆或体征，所以，对心脏的安全性问题引起了医生的关注。因此，美国心脏病联合会（AHA）和美国糖尿病联合会（ADA）于 2003 年 10 月共同发表了有关"TZDs 的使用、体液潴留和充血性心力衰竭"的共识声明[158]。

4.5.2.4 眼损伤

黄斑水肿是指眼底视网膜对光线最敏感的部位—黄斑区发生炎性反应和液体渗入，形成水肿，从而导致视力严重下降，甚至失明。2005 年 11 月 20 日，加拿大卫生部和葛兰素史克公司共同发布不良反应警示信息，警告患者罗格列酮及其复方制剂可引起黄斑水肿、视力损害或使原有的黄斑水肿加重。发生黄斑水肿的患者大多同时发生水肿、体重增加等不良反应。

加拿大卫生部对服用罗格列酮及其复方制剂的患者提出建议。若发生以下视力障碍应立即去眼科就诊：①视物模糊或变形，对颜色的敏感性下降或暗适应能力下降；②已经被诊断为黄斑水肿或糖尿病视网膜病变的患者，应与医生商量是否继续服用这些药品；③在和医生商量之前不要随意停药，以免引起血糖升高；④应将定期眼科检查作为糖尿病治疗计划的一部分[308,309]。

4.5.2.5 其他不良反应

（1）体重增加

罗格列酮单独应用或与二甲双胍、磺酰脲类、胰岛素等联合应用，随着高血糖的好转，治疗效果的显现，多数患者体重会有不同程度的增加[310]。剂量越大，体重增加越多。引起体重增加的原因目前尚不完全清楚，可能是体液潴留和脂肪重新分布共同作用的结果。

（2）低血糖

罗格列酮单独应用时，一般不会发生低血糖反应，但与胰岛素、磺脲类联合应用时有可能发生低血糖反应。

（3）血脂紊乱

罗格列酮的临床研究报告未显示有血脂紊乱，但国内罗格列酮Ⅳ期临床研究协作组则报告血脂紊乱发生率为 9.77%。

（4）上呼吸道感染

罗格列酮在国外的临床试验显示，致上呼吸道感染的发生率为 9.9%，国内报道的发生率不一致，其Ⅳ期临床研究协作组报道的发生率为 6.11%。发生上呼吸道感染的原因及其机制究竟与药物有关还是糖尿病患者机体抵抗力低下所致，目前尚不清楚[158]。

（5）头痛

罗格列酮的临床试验报告头痛发生率为 5.9%。引起头痛的原因是罗格列酮的神经毒性还是上呼吸道感染的伴随症状，目前尚不清楚[158]。

（6）贫血

国外对 4600 名 2 型糖尿病患者接受罗格列酮治疗的研究资料报道，少数患者服用罗格列酮后出现轻度至中度贫血。其中罗格列酮组贫血的发生率为 1.9%，大于安慰剂组的 0.7%，小于二甲双胍组的 2.2%。若与二甲双胍联合应用，贫血发生率大幅上涨，约为 7.1%。主要表现为血红蛋白和红细胞压积的下降，红细胞数并不减少，这可能与该组病人基线血红蛋白/血球压积水平较低有关[158]。

（7）中风

一项针对老年糖尿病患者的研究发现，服用罗格列酮时中风风险较吡格列酮高约 27%[311]。

（8）骨折

葛兰素史克公司报道称，服用罗格列酮的女性糖尿病患者上臂、手、足骨折发生率高于服用二甲双胍或格列本脲的患者[312]。一项随机对照试验的 Meta 分析显示，13715 名使用噻唑烷二酮药物（罗格列酮和吡格列酮）治疗的患者与对照组相比骨折风险总体增加 45%，这一数据主要针对女性，男性患者的骨折风险无明显增加[313]。

9. 排卵

报道称罗格列酮可使绝经前期和无排卵型伴胰岛素抵抗的妇女恢复排卵。女性患者服药期间如不注意避孕，则有妊娠的风险。因此，建议绝经前期女性患者应注意避孕。

4.6　其他药物对罗格列酮的影响

药物相互作用（Drug Interaction，DI）是指患者同时或在一定时间内因先后服用两种或两种以上药物后所产生的复合效应，既可使药效加强或副作用减轻，也可使药效减弱或出现不应有的毒副作用。作用加强包括疗效提高和毒性增加，作用减弱包括疗效降低和毒性减少。因此，临床上在进行联合用药时，应注意利用各种药物的特性，充分发挥联合用药中各个药物的药理作用，以达到最好的疗效和最少的药品不良反应，从而提高用药安全[314]。表 4-9 是16 种常见药物与罗格列酮相互作用表。

表 4−9　其他药物与罗格列酮相互作用

英文名	中文名	相互作用	注释
Acarbose	阿卡波糖	药动学相互作用小[315]	
Calcium−channel blockers	钙通道阻滞剂	可能引起高血糖，并导致血糖控制效果下降[316]	
Corticosteroids Digoxin	糖皮质激素 地高辛	可能引起高血糖，并导致血糖控制效果下降[317] 药动学相互作用小[318]	
Diuretics，thiazide	噻嗪类利尿剂	可能引起高血糖，并导致血糖控制效果下降[317]	
Gemfibrozil	吉非罗齐、吉非贝齐	可能导致罗格列酮的 AUC 增加[316]	使用吉非贝齐治疗时需减少罗格列酮的剂量
Glimepiride	格列美脲	药动学相互作用小[315,317]	联用有效控制血糖[315,317]
Glyburide	优降糖、格列本脲	联用控制血糖效果好，长期可能会引起低血糖[317]	减少罗格列酮剂量
Insulin	胰岛素	充血性心衰风险增加[315]	不建议同时使用[315]
Isoniazid	异烟肼（抗结核药）	可能引起高血糖[316]	
Metformin	二甲双胍	药动学相互作用小[319]	联用有效控制血糖[319]
Niacin	烟酸（维生素 B_3）	可能引起高血糖[316]	
Nifedipine	硝苯地平、心痛定	药动学相互作用小[315]	
Oral contraceptives (ethinyl estradiol, norethindrone)	口服避孕药（炔雌醇、炔诺酮）	药动学相互作用小[315] 可能引起高血糖[317]	
Phenytoin	苯妥英	可能引起高血糖[316]	
Ranitidine	雷尼替丁、甲胺呋硫	药动学相互作用小[315]	

英文名	中文名	相互作用	注释
Rifampin	利福平	可能导致罗格列酮的AUC下降[315]	可能需要在利福平开始或停止期间调整罗格列酮的剂量[316]
Thyroid hormones	甲状腺激素	可能引起高血糖[316]	
Warfarin	华法令阻凝剂、杀鼠灵	药动学相互作用小[315]	

4.7　罗格列酮原料药的合成

罗格列酮及其马来醇盐的合成方法可按照超始原料的不同分为以2,5-二溴吡啶、2-溴吡啶、2-氯吡啶、4-羟甲基苯酚、4-羟基苯甲醛为原料的五种合成方法[320]。

4.7.1　以2,5-二溴吡啶为主要原料合成罗格列酮

2,5-二溴吡啶（1）与2-（甲基氨基）乙醇（2）在 150 ℃条件下反应 18 h 即可以得到（3）。粗品（3）在 60%2-［（5-溴-2-吡啶基-甲基-氨基）-乙氧基］-苯甲醛 NaH 作用下与4-氟苯甲醛（4）发生亲核取代反应得到4-｛2-［（5-溴-2-吡啶基）-甲基-氨基］-乙氧基｝-苯甲醛（5），此步收率为 72%；（5）与 2,4-噻唑烷二酮（6）在哌啶的乙醇溶液中发生 Knoevenagel 反应，以 62% 的收率得到5-（4-｛2-［（5-溴-2-吡啶基）-甲基-氨基］-乙氧基｝-亚苄基）-噻唑烷-2,4-二酮（7）；7 在 DMF 溶剂中经钯碳催化氢化得到罗格列酮（8），此步收率为 43%（合成路线见图4-4）。该法反应条件比较温和，原料2,5-二溴吡啶（1）价格低廉，但2-（甲基氨基）乙醇（2）价格较贵，且2的C-5位溴原子在最后一步反应中须脱除，经济性不高。

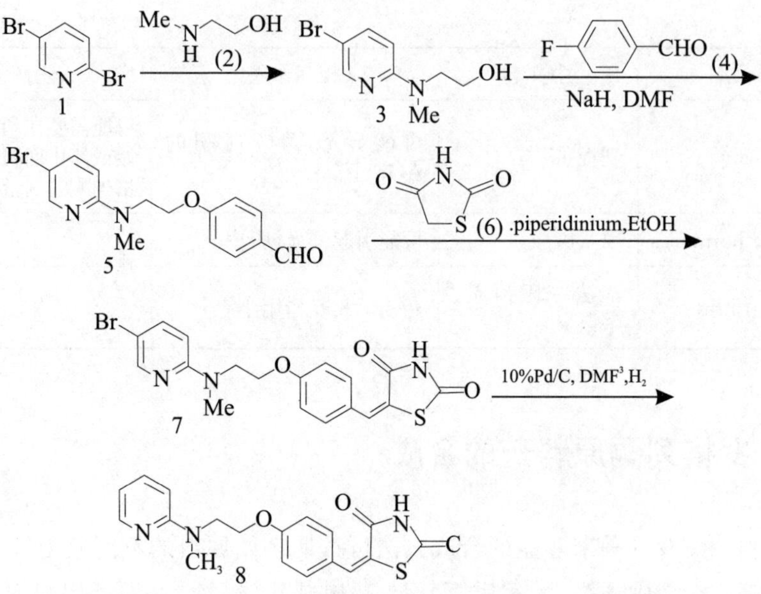

图 4-4 以 2，5-二溴吡啶为主要原料的合成路线[320]

4.7.2 以 2-溴吡啶为主要原料合成罗格列酮

以 2-溴吡啶为原料合成罗格列酮主要有两种合成方法，线路一是 20 世纪基础合成方法，以 2-溴吡啶（1）和 2-（甲基氨基）乙醇（2）为原料在120～130 ℃条件下反应得到 2-（甲基-2-吡啶基-氨基）-乙醇（3），收率为 68%；（3）和对硝基氯苯在 60% 氢化钠作用下反应得到甲基-[2-（4-硝基-苯氧基）-乙基]-2-吡啶基胺（4），收率为 87%；（4）在钯碳和 85%水合肼的作用下以 90% 的收率还原得到 [2-（4-氨基-苯氧基）-乙基]-甲基-2-吡啶基胺（5）；（5）和烯丙酸乙酯、亚硝酸钠在浓盐酸及氧化亚铜的作用下发生 Meerwin 芳基化反应得到 2-氯-3-{4-[2-（甲基-吡啶-2-基-氨基）-乙氧基]-苯基}-丙酸乙酯（6），收率为 48%；（6）和硫脲在醋酸钠的作用下以 82% 的收率反应得到 2-亚氨基-5-{4-[2-（甲基-2-吡啶基-氨基）-乙氧基]-苄}-噻唑烷-4-酮（7）；（7）经盐酸水解后得到罗格列酮（8），收率为 85%；（8）在乙醇溶剂中与马来酸发生成盐反应得到马来酸罗格列酮（9），收率为 94%。图 4-5 是以 2-溴吡啶为主要原料合成罗格列酮的路线。该路线每步收率较高，原料价格低廉，但第二步反应需用到氢化钠，且 Meerwin 芳基化反应收率较低，因此缺乏竞争力。

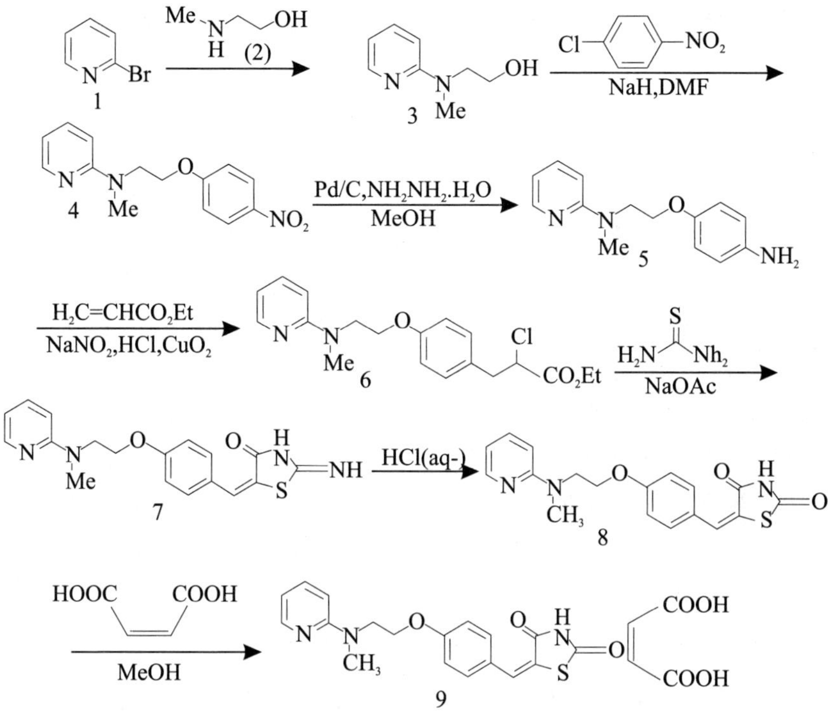

图 4-5　以 2-溴吡啶为主要原料的合成路线一[320]

路线二在路线一的基础上进行了改进，合成路线更简单，各步反应收率较高，操作简便，易于工业放大，更具有吸引力。具体步骤是在路线一的 2-溴吡啶和 2-（甲基氨基）乙醇反应得到 2-（甲基-2-吡啶基-氨基）-乙醇时将条件由原来的 120 ℃改为 150 ℃，改进后的反应收率由 68％提高为 95％。合成 4-［2-（甲基-2-吡啶基氨基）-2 氧基］-苯甲醛（3）的路线有三种：一是（1）和 4-氯苯腈在氢化钠作用下以 78.2％的收率得到 4-［2-（甲基-2-吡啶基-氨基）-乙氧基］-苯腈（2）；（2）于甲酸溶液中在雷尼镍的作用下得到（3），收率为 82％；二是（1）与 4-氟苯甲醛在氢化、氢氧化钾或氢氧化钾/TBAHS/微波条件下反应均可直接得到（3），收率分别为 72％、52％、90％；三是（1）和 4-硝基苯甲酸乙酯在 60％氢化钠作用下反应得到 4-［2-（甲基-2-吡啶基-氨基）-乙氧基］苯甲酸乙酯（4），收率为 83％；（4）经氢化铝锂还原可得到 4-［2-（甲基-2-吡啶基-氨基）-乙氧基］苯酚（5），（5）经 2，2，6，6-四甲基哌啶氧化物（TEMPO）氧化得到中间体（3），收率为 90.5％。

由 4-［2-（甲基-2-吡啶基氨基）-2 氧基］-苯甲醛（3）为主要原

料合成罗格列酮（10）目前有三种方法：一是（3）和 2－亚氨基－4－噻唑烷酮的缩合反应在哌啶作溶剂条件下以 93％的收率得到 4－亚氨基－5－｛4－［2－（甲基－2－吡啶基－氨基）－乙氧基］－亚苄基｝噻唑烷－2－酮（7）；（7）于甲酸和甲磺酸中经钯碳催化氢化还原得到 2－亚氨基－5－｛4－［2－（甲基－2－吡啶基－氨基）－乙氧基］－苄基｝－噻唑烷－4－酮，收率为 87.1％；再经盐酸水解以 95.6％的高收率得到（10）；二是（3）和 2，4－噻唑烷二酮在哌啶乙酸盐作用下发生 Knoevenagel 缩合反应得到 5－（4－｛2－［（5－溴－2－吡啶基）－甲基－氨基］－乙氧基｝－亚苄基）－噻唑烷－2，4－二酮（9），收率为 95％，（9）在金属镁的作用下发生还原反应得到（10）；三是（3）与偏亚硫酸钠盐反应得到羟基（4－｛2－［甲基（2－吡啶基）氨基］乙氧基｝苯基）甲磺酸钠，再和 2，4－噻唑烷二酮在哌啶乙酸盐中发生缩合反应得到（9）；（9）再经 10％钯碳催化剂还原反应即可得到（10）。上述路线中，以廉价的 2－溴吡啶为原料，依次经过中间体（1）、（3）和（9）制备（10）的合成路线各步反应收率较高，条件温和，操作简便，易于工业放大，最具吸引力。图 4－6 是以 2－溴吡啶为主要原料的合成路线二。

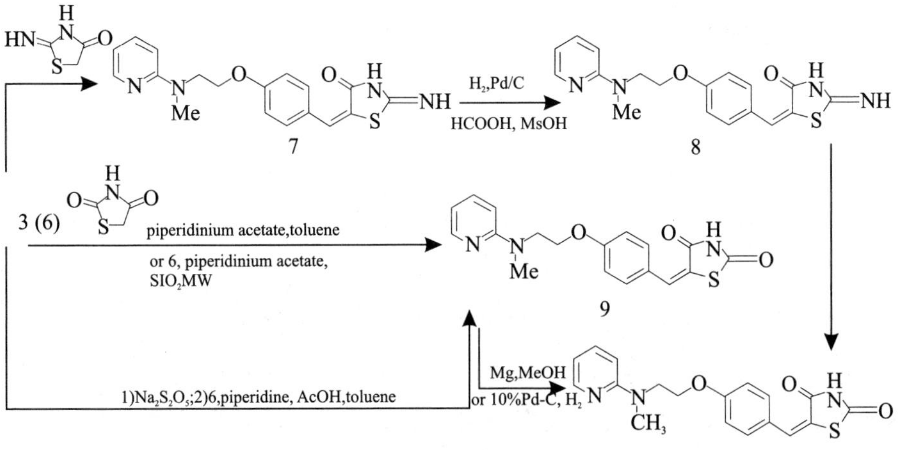

图 4-6　以 2-溴吡啶为主要原料的合成路线二[320]

4.7.3　以 2-氯吡啶为主要原料合成罗格列酮

在 20 世纪末，罗格列酮的合成主要由 2-氯吡啶和 2-（甲氨基）乙醇经缩合制得 2-（甲基-2-吡啶氨基）乙醇，在 NaH 的作用下与 4-氟苯甲醛反应，经硅胶柱分离得到 4-［2-（甲基-2-吡啶氨基）乙氧基］苯甲醛，其与 2，4-噻唑烷二酮缩合后经镁和甲醇氢化制得罗格列酮，总收率为 17.8%。但是此方法收率低，经济性差[321]。

21 世纪初，以 2-氯吡啶为主要原料合成罗格列酮的方法得到改良。将 2-氯吡啶（1）与 2-（甲氨基）乙醇缩合制得 2-（甲基-2-吡啶氨基）乙醇（2），在 KOH 和 TEBA 的作用下与 4-氟苯甲醛反应得到 4-［2-（甲基-2-吡啶氨基）乙氧基］苯甲醛（3），化合物（3）与 2，4-噻唑烷二酮缩合后得到 5-［［4-［2-（甲基-2-吡啶氨基）乙氧基］苯基］甲烯基］-2，4-噻唑烷二酮（4），最后对 4 用 Pd/C 作催化剂，在常温常压下催化氢化制得罗格列酮（5），以 2-氯吡啶计 4 步反应的总收率为 36.2%，合成路线见图4-7。

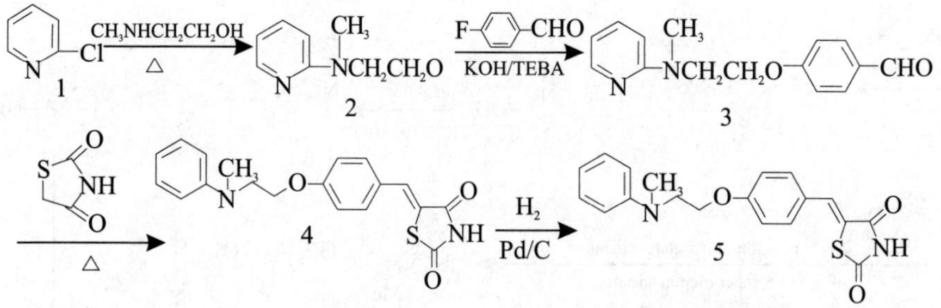

图 4-7　以 2-氯吡啶为主要原料的合成路线[322]

在上述改良的合成方法中，加大了 2-甲氨基乙醇的用量，反应结束后减压回收 2-甲氨基乙醇，此步收率由 63% 提高到 73.3%。化合物（3）的合成中，以 KOH 替代 NaH，在反应中加入相转移催化剂氯化苄基三乙胺（TEBA），使反应时间由 18 h 缩短为 10 h，并用酸酸化成盐提取，提取液用碱中和后再萃取的方法替代硅胶柱分离的方法，此步收率由 48% 提高为 75%。进行化合物 4 的催化氢化时发现，由常温常压改为在 4.0 MPa 压力和 50 ℃下反应，收率由 62% 提高为 71.6%。最终以 2-氯吡啶计 4 步反应总收率为 36.2%。与之前的技术相比，本合成工艺具有原料易得、操作简便、收率高、成本低的优点，适合于工业化生产[322]。仍存在的不足为反应条件较苛刻，有待改进。

另一种对以 2-氯吡啶为主要原料合成罗格列酮的方法进行改良的技术过程更为简单。2-氯吡啶和 2-甲氨基乙醇经过威廉森成醚反应、缩合反应、催化氢化反应合成得到了噻唑烷二酮类胰岛素增敏剂罗格列酮。该合成方法中，首先改进了合成中间体 4-［2-（甲基-2-吡啶氨基）乙氧基］苯甲醛（3）的威廉森成醚反应条件，选择了 THF/KOH 体系加热回流，此体系反应条件比较温和，四氢呋喃无须作无水处理，因而操作简便，并且收率也较高。其次，简化了中间体（3）的纯化方法，采用了改变溶液酸碱性进行分离的方法，替代了原本操作相对烦琐的柱层析法。该化合物是既具酸性又具碱性的两性化合物，吡啶环上的氮具有一定的碱性，它和盐酸作用会形成水溶性的盐酸盐。而反应副产物和杂质则是溶于有机溶剂的。两相分离时，含（3）的水溶液显酸性。当调节该水溶液为碱性时，（3）便会因不溶于碱而从该水溶液中析出。在该溶液中加入有机溶剂如乙酸乙酯，则（3）就会溶于该有机溶剂而存在于有机相中，再分离两相，取有机相减压浓缩，即可得到产品罗格列酮，通过 TLC 监测所得罗格列酮的纯度较高。最后，优化了化合物（4）的催化氢化反应条件，用 Pd/C 作催化剂，二氧六环为反应溶剂，常温常压下进行试验，效果较好[323]。

4.7.4　以4-羟甲基苯酚为主要原料合成罗格列酮

　　4-羟甲基苯酚（1）在碳酸钾的作用下与碘乙酸乙酯反应得到2-［4-（羟甲基）苯氧基］乙酸乙基酯（2），收率为96％；（2）于甲胺的四氢呋喃溶液中发生氨解反应，得到2-［4-（羟甲基）苯氧基］-N-甲基乙酰胺（3）；（3）在硼烷的四氢呋喃溶液中加热24 h后与盐酸二乙胺反应得到4-［2-（甲基氨基）乙氧基苯基］甲醇（4），收率为84％；（4）和2-氟吡啶在120℃条件下反应以82％的收率得到｛4-［2-（甲基吡啶-2-基氨基）乙氧基］苯基｝甲醇（5）；（5）在聚合物负载的铬酸条件下氧化得到（6），收率为86％；（6）和（7）在哌嗪基甲基聚苯乙烯作用下发生 Knoevenagel 缩合反应得到（8）；（8）再经氢氧化钯催化还原，以82％的收率得到（9）（图4-8）。本路线反应条件温和，每步收率较高，但需用到毒性较大的硼烷和价格较高的2-氟吡啶，且树脂催化剂在反应釜中易于磨损并引起后续分离困难，因此该路线不适于工业化。

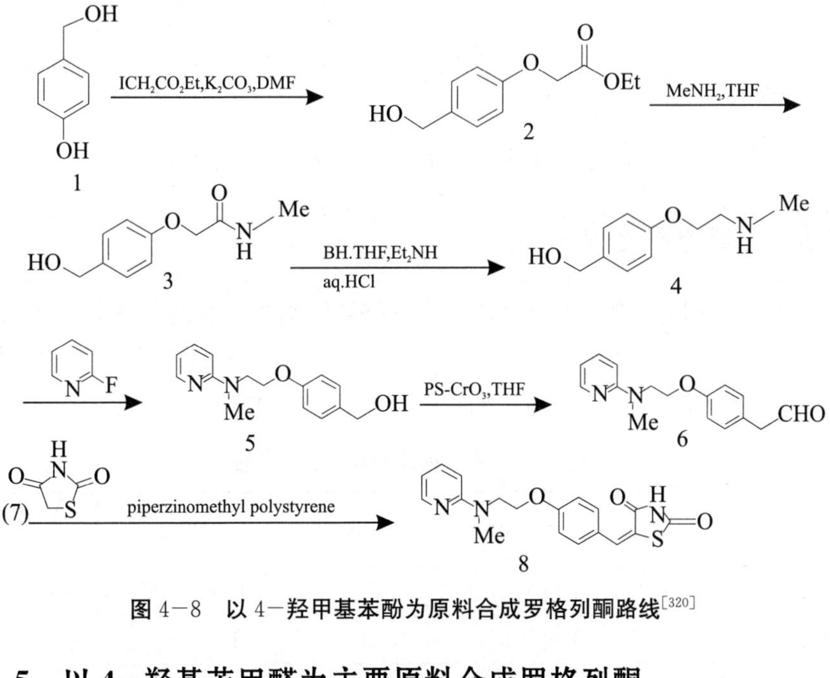

图 4-8　以 4-羟甲基苯酚为原料合成罗格列酮路线[320]

4.7.5　以4-羟基苯甲醛为主要原料合成罗格列酮

　　4-羟基苯甲醛（1）和 N-苄基-2，4-噻唑烷二酮于甲苯中回流得到3-

苄基-5-（4-羟基亚苄基）-2，4-噻唑烷二酮（2）；粗品（2）不经分离在 N，N′-二环己基碳二亚胺（DCC）作用下与2-（甲基氨基）乙醇反应得到3-苄基-5-［4-（2-甲基氨基-乙氧基）亚苄基］-2，4-噻唑烷二酮（3），两步反应收率为78％；化合物（3）在氢氧化钠作用下得到5-［4-（2-甲基氨基-乙氧基）亚苄基］-2，4-噻唑烷二酮（4），收率为73％；（4）和2-氯吡啶在氮气保护下于130 ℃反应得到5-（4-｛2-［（5-溴-2-吡啶基）-甲基-氨基］-乙氧基｝-亚苄基）-噻唑烷-2，4-二酮（5），收率为93％（见图4-9）；（5）经金属镁还原以78％的收率得到产品罗格列酮（6）。图4-9是以4-羟基苯甲醛为主要原料合成罗格列酮的路线。该方法虽条件温和，但存在许多不足，例如其中醚化反应要用到DCC，还原反应要用到金属镁，两者成本均较高，因此工业化生产适用性不高。

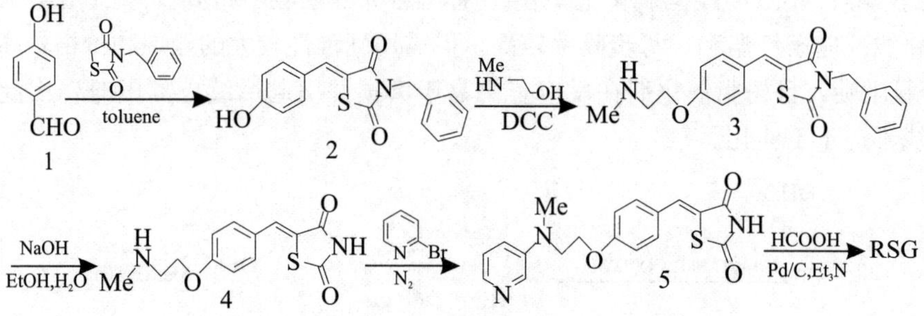

图4-9　以4-羟基苯甲醛为原料合成罗格列酮路线[320]

4.7.6　合成方法比较

表4-10对以不同的主要原料合成罗格列酮的方法进行了比较。由表4-10可知，最易于工业化推广的合成方法是以2-溴吡啶、2-氯吡啶为主要原料合成罗格列酮，其操作容易，耗时短，原料成本低，收率较高。

表4-10　罗格列酮合成方法的比较

原料\项目	2，5-二溴吡啶	2-溴吡啶	2-氯吡啶	4-羟甲基苯酚	4-羟基苯甲醛
反应条件	温和	温和	高压	温和	温和
操作	易	易	易	难	难
耗时	长	短	短	短	长
收率	19％～20％	19％～35％	36.2％	—	—

原料 项目	2，5—二溴吡啶	2—溴吡啶	2—氯吡啶	4—羟甲基苯酚	4—羟基苯甲醛
路线评价	原料价格昂贵，且反应的原子经济型不高	每一步都有较高收率	原料易得，成本低，且收率较高	硼烷、2—氟吡啶毒性大，催化剂易磨损，分离难	DCC、金属镁贵
发展趋势	未工业化	工业化生产	工业化生产	未工业化	未工业化

4.8　罗格列酮制剂的制备

4.8.1　分散片的制备

2005 年版中国药典将分散片收录记载为药物新剂型。相比普通片而言，分散片崩解介质的温度要求在（20±1）℃，崩解时限要求小于 3 min，崩解后的颗粒应全部通过 2 号筛。分散片具有释药速度快、生物利用度高、不良反应少等优点。临床用药既可以像普通片那样吞服，又可以放入水中迅速分散后送服，有的可以咀嚼或含呪服用，携带使用方便，兼有片剂和液体制剂的优点，方便老年人和吞咽困难者服用[324]。

4.8.1.1　马来酸罗格列酮分散片

马来酸罗格列酮分散片是以 1%～20% 马来酸罗格列酮辅以辅料制成。辅料组成为崩解 1%～70%、填充剂 10%～90%、润滑剂 0.1%～2% 及适量 50% 的乙醇。如表 4—11 所示崩解剂为羧甲基淀粉钠、交联聚维酮、交联羧甲基纤维素钠或低取代羟丙甲纤维素的一种或几种；填充剂为乳糖、微晶纤维素、淀粉、糊精或甘露醇的一种或几种；润滑剂为硬脂酸镁、滑石粉、十二烷基硫酸镁、十二烷基硫酸钠或微粉硅胶的一种或几种。

表 4-11　马来酸罗格列酮分散片的质量组成百分比

主料	马来酸罗格列酮	1%～20%
辅料	崩解剂	1%～70%
	填充剂	10%～90%
	润滑剂	0.1%～2%
	50%乙醇	适量

此分散片的制备工艺简单，先将马来酸罗格列酮粉碎过 200 目筛，辅料分别过 100 目筛。取配方量的马来酸罗格列酮与填充剂等量递加，随后加入崩解剂均匀混合，用 50%乙醇制软材，16～24 目筛制粒，所得湿颗粒在 50 ℃～80 ℃温度范围内干燥，加润滑剂后压制即得马来酸罗格列酮分散片。这种马来酸罗格列酮分散片剂型新颖，服用方便，吸收性好，胃肠道刺激更小，长期储存质量稳定，特别适合老人及吞咽困难患者服用；且制备工艺简单，对设备无特殊要求，适合规模化大生产[325]。

4.8.1.2　酒石酸罗格列酮分散片

目前上市的酒石酸罗格列酮药物剂型有片剂、分散片和速释胶囊等[326]。酒石酸罗格列酮的水溶性差，口服后吸收缓慢，起效也缓慢，生物利用度较低。因此，制成分散片不仅能加快酒石酸罗格列酮的崩解速度和吸收速度，还能提高药物的生物利用度，从而提高药物的疗效并方便携带。酒石酸罗格列酮分散片由下列成分（wt%）制备而成：酒石酸罗格列酮 0.5%～15.0%，填充剂 10.0%～90.0%，崩解剂 1.0%～10.0%，黏合剂 0.1%～30.0%，润滑剂 0.5%～6.0%[327]，酒石酸罗格列酮分散片具体处方见表 4-12。

表 4-12　酒石酸罗格列酮分散片处方（1000 片）

	成分	用量
主料	酒石酸罗格列酮	12 g
辅料	乳糖	77 g
	微晶纤维素	30 g
	预胶化淀粉	20 g
	羧甲淀粉钠	7.5 g
	微粉硅胶	3 g
	硬脂酸镁	0.5 g

4.8.2　肠溶片的制备

4.8.2.1　罗格列酮钠肠溶片

罗格列酮钠是国内唯一拥有完全自主知识产权的噻唑烷二酮类药物[328]，它的主要特征在于其在水溶液和中性生理缓冲溶液中的溶解度远远大于马来酸罗格列酮[329]。研究表明，罗格列酮钠在室温水溶液和中性生理缓冲溶液中的溶解度大于 45 mg/mL，而马来酸罗格列酮（文迪雅）的溶解度小于10 mg/mL[330]。因此，罗格列酮钠常制成肠溶片，较其他剂型具有吸收速度快、疗效好等优点。

罗格列酮钠肠溶片制备的具体步骤为：

（1）将罗格列酮钠和其他各种辅料分别过 80 目药筛，称取处方比（见表4-13）的罗格列酮钠、乳糖、微晶纤维素，按等量递加法混合均匀，再加入10％聚乙烯吡咯烷酮无水乙醇制软材。

（2）将所制软材挤压过 16 目药筛制得湿颗粒，于 50 ℃烘干，并用 24 目药筛制得干颗粒。

（3）加入已过 100 目药筛的硬脂酸镁混匀，检测含量并计算片重后压片，所制得的片剂用 5％丙烯酸树脂无水乙醇溶液包衣，使片剂增重 10％左右烘干，即得罗格列酮钠肠溶片[330]。

表4-13　**罗格列酮钠肠溶片处方**（4 mg/片）（1000 片）

	成分	用量
主料	罗格列酮钠	4.25 g（含罗格列酮 4 g）
辅料	乳糖	60 g
	低取代羟丙基纤维素	50 g
	10％聚乙烯吡咯烷酮无水乙醇溶液	适量
	硬脂酸镁	1 g
	5％丙烯酸树脂无水乙醇溶液	200 g

4.8.3　胶囊的制备

4.8.3.1　马来酸罗格列酮胃肠型小片胶囊[331]

马来酸罗格列酮胃肠型小片胶囊，其特征是采用由胃溶速释小片Ⅰ和肠溶包衣小片Ⅱ共同装入胶囊。表 4-14 是马来酸罗格列酮胃溶速释小片处方，此小片由主料 4 mg 马来酸罗格列酮和各辅料经制粒、干燥、压片制得；表 4-15 是马来酸罗格列酮肠溶包衣小片处方，肠溶包衣小片Ⅱ采用附体分散技术制备马来酸罗格列酮固体分散体，加入辅料压片，再经肠溶包衣后制得。

表 4-14　马来酸罗格列酮胃溶速释小片处方（4 mg/片）

	成分	用量
主料	马来酸罗格列酮	4 g
辅料	乳糖	60 g
	微晶纤维素	20 g
	交联羧甲基纤维素钠	10 g
	羟丙甲基纤维素	5 g
	硬脂酸镁	1 g

表 4-15　马来酸罗格列酮肠溶包衣小片处方（4 mg/片）（1000 片）

	成分	用量
主料	马来酸罗格列酮	4 g
聚维酮	10 g	
	乳糖	45 g
	辅料	微晶纤维素
	交联羧甲基纤维素钠	10 g
	羟丙甲基纤维素	5 g
	硬脂酸镁	1 g

具体的制备方法如下所示：

（1）胃溶速释小片的制备：取处方量的马来酸罗格列酮、乳糖、微晶纤维素、交联羧甲基纤维素、羟丙甲基纤维素，混合均匀，加入 50％乙醇溶液作为润滑剂，16 目筛网制粒，50 ℃干燥，整粒，压制成 50 mg、直径 5 mm 的小片。

（2）肠溶包衣小片的制备：将水浴温度调至 60 ℃，蒸发皿中加入处方量的聚维酮，用无水乙醇溶解后，加入马来酸罗格列酮，不断搅拌，溶剂挥干后置于 50 ℃干燥 24 h，粉碎，过 80 目筛；将上述分散好的马来酸罗格列酮与乳糖、微晶纤维素、交联羧甲基纤维素、羟丙甲基纤维素，混合均匀，加入 50％乙醇溶液作为润滑剂，16 目筛网制粒，50 ℃干燥，整粒，压制成 50 mg、直径 5 mm 的小片；最后将所得药片采用肠溶包衣粉进行包衣，包衣后增重 8％。

（3）装囊：将胃溶速释小片和肠溶包衣小片装入胶囊，即得到马来酸罗格列酮胃肠型小片胶囊。

4.8.3.2 酒石酸胶囊的制备

采用挤出滚圆技术可制备酒石酸罗格列酮微丸。具体制备方法如下：

（1）将适量配比的药粉和各辅料混合均匀，以 10% 聚乙烯吡咯烷酮（Polyvinyl pyrrolidone，PVP）水溶液作为黏合剂制备软材。过 1 mm 孔径的筛板后，置入调节好转速的滚圆机内，使其成为大小均匀的球形微丸，于 40 ℃烘干，过 14~20 目筛再筛选表面光洁的球形含药微丸。

（2）加入丙烯酸树脂水分散体及一定比例的抗黏剂，高速分散均匀后，将含药微丸置流化床中包衣，于 30 ℃干燥 1 min，即得缓释微丸。所制备的缓释胶囊的相对生物利用度为（105.2 ± 2.1）%，与市售其他罗格列酮制剂具有生物等效性，且体外释药更为缓慢、平稳。与疗效相近的马来酸罗格列酮相比，费用大大降低[332]。

4.9 罗格列酮组合药物的制备

4.9.1 罗格列酮与中药结合制剂

罗格列酮常见的不良反应有恶心、呕吐、腹泻、腹痛、便秘、腹胀、消化不良、胃灼热等胃肠道反应，发生率高达 30%，这些不良反应限制了罗格列酮的使用。为了解决罗格列酮带来的胃肠道副作用问题，可将其与中药组合。通过与中药的配伍，来减轻罗格列酮的不良反应，从而实现减毒增效的目的。此组合药物原料药的处方为罗格列酮 2~6 份、莳萝苗 2000~4000 份、香果树 2000~4000 份、潺槁树 2000~4000 份、草地早熟禾 2000~4000 份[300]。具体的合成方法如下：

（1）将莳萝苗、香果树、潺槁树、草地早熟禾加水煎煮 2 次。第 1 次加入 6~8 倍药物体积的水，煎煮 1~2 h。第二次加入 4~6 倍药物体积的水，煎煮 0.5~1.5 h 后，合并煎煮液。

（2）将煎煮液在 55~65 ℃、-0.04~-0.08 MPa 条件下浓缩，制成相对密度为 1.08~1.12 的浸膏。再加乙醇至含醇量为 75%，放置 12 h 后过滤、浓缩，制成相对密度为 1.15~1.20 的浸膏，喷雾干燥后即得干燥药粉。

（3）将罗格列酮与干燥药粉混匀、制粒，再与处方量的辅料混合均匀，按照制剂学常规方法制得产品[333]。

上述罗格列酮与中药结合的药物组合物安全有效，副作用小，不仅在控制血糖方面优于单用罗格列酮治疗，更在改善罗格列酮带来的胃肠道不良反应方面效果显著。

4.9.2　复方罗格列酮倍他司汀的药物组合物

盐酸倍他司汀（Betahistine hydrochloride）是一种主要适用于高血压患者治疗梅尼埃综合征（Meniere's disease）的药物，对心、脑血管，特别是对椎底动脉系统有较明显的扩张作用，能增加心、脑及周围循环血流量，改善血循环，并降低全身血压。实验发现，含有盐酸罗格列酮和盐酸倍他司汀的药物组合物在降低血糖、血清总胆固醇（TC）、血清甘油三酯（TG）和低密度脂蛋白胆固醇（LDL-C）方面存在着明显的协同性作用。临床使用中发现此组合药物在治疗梅尼埃综合征方面具有更显著的疗效，工业上可将其制为普通片、分散片、缓释片、胶囊、颗粒剂等固体制剂[334]，制备方法简单，操作方便，适合大规模工业化生产。

（1）复方罗格列酮倍他司汀的药物组合物的制备工艺简单。将处方比例（见表4-16）的主料盐酸倍他司汀、盐酸罗格列酮过80目筛，辅料乳糖、微晶纤维素和羧甲基淀粉钠过100目筛，主、辅料混合均匀。

（2）在混合后的主、辅料中加入5%聚乙烯吡咯烷酮（Polyvinylpyrrolidone，PVP）乙醇溶液，混合干湿均匀，用16～24目筛制粒。

（3）将湿粒干燥至水分含量在5%以下，加入硬脂酸镁混合均匀，再进行装囊、制片等操作即得成品药。

表4-16　复方罗格列酮倍他司汀处方（2mg/片，以罗格列酮计）（1000片）

	成分	用量
主料	盐酸倍他司汀	5 g
	盐酸罗格列酮	2 g
辅料	乳糖	60 g
	微晶纤维素	30 g
	羧甲基淀粉钠	15 g
	5%PVP乙醇溶液	适量
	硬脂酸镁	1 g

4.9.3　复方盐酸二甲双胍罗格列酮的缓释剂

盐酸二甲双胍治疗糖尿病的机制主要是通过促进脂肪组织摄取葡萄糖，使肌肉组织无氧交接增加，从而增加葡萄糖的利用，减少葡萄糖经消化道的吸收。而罗格列酮则是通过增加外周组织对胰岛素的敏感性，提高细胞对葡萄糖的利用，从而发挥降低血糖的疗效。众多研究表明，将两者联合应用会起到相辅相成的降血糖作用[335]。目前已有盐酸二甲双胍和罗格列酮组合的复方制剂上市，但大都为普通释放剂，存在着服用频繁、服用剂量大、易出现低血糖、严重胃肠道反应等缺陷。

将罗格列酮和盐酸二甲双胍制成缓释剂能大大改善上述缺点，按复方组合剂量的高低选择不同的剂型制备，例如罗格列酮 4 mg、盐酸二甲双胍 250 mg 为低组合剂量，主要剂型有缓释片剂、缓释颗粒、缓释微丸胶囊；高剂量最优组采取罗格列酮 8 mg 与盐酸二甲双胍 500 mg 的组合方式，主要以缓释片剂、缓释颗粒形式存在。两剂量组的罗格列酮和二甲双胍的体外释药特性均呈缓慢性，罗格列酮第 1 h 释放 10%～30%，第 4 h 释放 60%～80%，第 8 h 释放 80%及以上；盐酸二甲双胍第 1 h 释放 15%～40%，第 4 h 释放 50%～70%，第 8 h 释放 75%及以上。因此，该缓释剂降糖效果温和而长效，既可避免低血糖、胃肠道不适等不良反应，又能减少服用次数，提高患者适应性。低剂量组优选方式——复方盐酸二甲双胍罗格列酮双层缓释片的处方见表 4-17。

表 4-17　复方盐酸二甲双胍罗格列酮双层缓释片处方（4 mg/片，以罗格列酮计）（1000 片）

	成分	用量
主料	盐酸二甲双胍	250 g
	罗格列酮	4 g
辅料	HPMC-4M	55 g
	微晶纤维素	100 g
	HPMC-15M	150 g
	丙烯酸树脂 RS100	20 g
	磷酸氢钙	27 g
	乳糖	30 g
	硬脂酸镁	3 g

具体制备方法为：

（1）将原料盐酸二甲双胍过 100 目筛，辅料 HPMC－15M、HPMC－4M、微晶纤维素过 60 目筛，原、辅料混合均匀后用 80％乙醇溶液制成湿颗粒，制得的软材过 20 目筛制粒，于 40 ℃干燥，再用 18 目筛整粒。

（2）另将罗格列酮与乳糖、磷酸氢钙、丙烯酸树脂 RS100，过筛混合三次，同法整粒。

（3）分别按比例称取以上两种颗粒，加入硬脂酸镁后制成双层缓释片。

高剂量组优选方式采用复方盐酸二甲双胍罗格列酮薄膜衣缓释片，具体处方（见表 4－18）和制备方法如下：

（1）将盐酸二甲双胍、罗格列酮过 100 目筛；取处方量的盐酸二甲双胍与微晶纤维素混合均匀，用 3％聚维酮 K－30 水溶液制软材，20 目筛制粒，干燥后 18 目筛整粒。

（2）另取处方量的罗格列酮与余量微晶纤维素、磷酸氢钙、二氧化硅充分混合，同上法制备成颗粒。

（3）将两种颗粒混合后加入硬脂酸镁，总混均匀后压片。将片剂置入包衣造粒机，调节入风压力、温度，调整转盘转速，启动蠕动泵，喷入乙基纤维素水分散体包衣液。包衣结束后增重 8％～16％，再于 40℃保温热孵薄膜衣 2 h 即可出料[335]。

表 4－18　复方盐酸二甲双胍罗格列酮薄膜衣缓释片处方（8 mg/片，以罗格列酮计）（1000 片）

	成分	用量
主料	盐酸二甲双胍	500 g
	罗格列酮	8 g
辅料	微晶纤维素	340 g
	磷酸氢钙	80 g
	二氧化硅	22 g
	硬脂酸镁	5 g
	乙基纤维素水分散体	适量
	3％聚维酮 K－30 水溶液	适量

4.9.4　复方罗格列酮阿米洛利药物组合物

2 型糖尿病药物——罗格列酮是依靠对胰岛素的增敏作用从而降低血糖。

但研究表明，慢性心衰或高血压患者大剂量服用罗格列酮会对心脏造成严重的副作用，例如引起水钠潴留、充血性心衰等。动物试验表明，将罗格列酮和阿米洛利组成的药物组合物不仅能长期有效降糖，治疗 2 型糖尿病，还能够克服持续服用罗格列酮所产生的副作用。除此之外，复方罗格列酮阿米洛利药物组合物可用于治疗多囊肾病（Autosomal Dominant Polycystic Kidney Disease，ADPKD)，并且未见对心脏产生明显副作用，大大提高了糖尿病患者服用罗格列酮的安全性。

复方罗格列酮阿米洛利药物组合物的特征在于罗格列酮与阿米洛利的配比差异，实验表明此药物组合物的较优配比应为罗格列酮 4~8 mg，阿米洛利 2.5~5 mg。

4.9.5　复方骆驼乳马来酸罗格列酮药物组合物

骆驼乳被称为"沙漠中的黄金"，是一种不可替代的营养品，单独饮用时具有控制血糖、血脂和血胰岛素的功效。研究表明，糖尿病患者服用骆驼乳可降低胰岛素的用量。研究者们采用骆驼乳和马来酸罗格列酮进行药物组合，用来联合治疗 2 型糖尿病。临床试验表明，糖尿病患者将马来酸罗格列酮 4 mg 和骆驼乳 8 mL 混合饮用，治疗 4 周后其降低血糖、血脂方面的疗效明显优于单独使用马来酸罗格列酮治疗效果。除此之外，该药物组合物还具有患者使用方便、经济负担低的优点，并有利于牧区经济开发[336]。

第 5 章　吡格列酮

5.1　吡格列酮相关概念

吡格列酮（Pioglitazone，PIO）是 1999 年上市的噻唑烷二酮类（TZDs）药物，其化学结构为混旋 5-｛4-［2-（5-乙基-2-吡啶基）乙氧基］苯基亚甲基｝-2，4-噻唑二酮，结构如图 5-1（A），临床常用其盐酸盐，结构如图 5-1（B）。

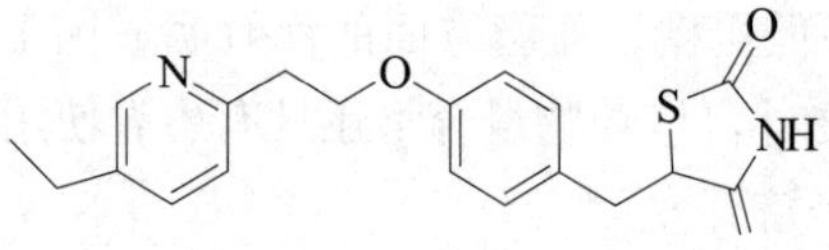

A：吡格列酮 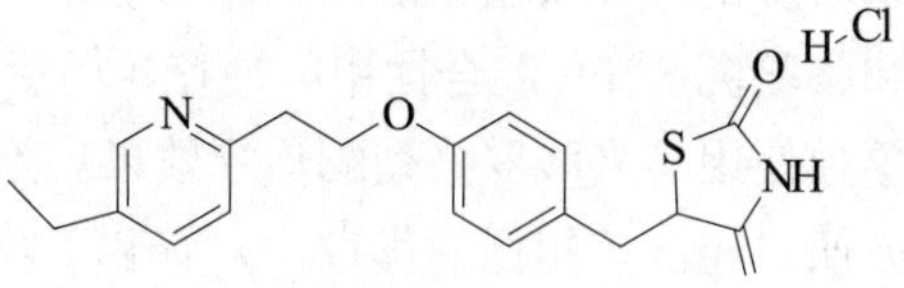　　　　　　　　　　　　B：盐酸吡格列酮

图 5-1　吡格列酮及其盐酸盐结构

吡格列酮是日本 Takeda 公司和美国 Lilly 公司联合开发的噻唑烷二酮类胰岛素增敏剂，自上市以来逐渐受到医疗工作者的重视。与其他噻唑烷二酮类药物相同，吡格列酮也是 PPARγ 特异性的激动剂，可通过激活 PPARγ 受体减少外周组织和肝脏的胰岛素抵抗，增加对胰岛素依赖的葡萄糖的处理，抑制肝糖原的输出，从而降低血糖。除此之外，吡格列酮还能降低机体甘油三酯（TG）含量，升高高密度脂蛋白（HDL）水平，保护内皮细胞，抵抗动脉粥样硬化的发生、发展，从而预防血管病变，降低心血管事件的发生率和死亡率。

吡格列酮经口服在人体内吸收迅速，绝对生物利用度较高，可与食物同服。同时其药物代谢过程不受年龄、种族、吸烟和酒精摄入等因素的影响。吡格列酮在体内有多种代谢途径，主要代谢途径是与血清蛋白结合，通过羟基化和氧化作用代谢，然后经尿液、粪便排出。

随着吡格列酮更广泛的临床应用，逐渐出现了许多不良反应，这可能与给药剂量、用药时间以及个体差异等有关[337]。吡格列酮的副作用主要表现在水肿、肝毒性、对心血管系统影响、低血糖、贫血等。其中水肿的发生率在 3.0%～28.9% 之间[338]，肝胆不良反应的发生率约为 4.2%[339]。虽然如此，但相较于曲格列酮、罗格列酮而言，吡格列酮更具安全性、稳定性，副作用相对较少。

5.1.1　吡格列酮的发展与现状

1975 年，Takeda 公司首先发现噻唑烷二酮类药物的前体，将该前体修饰改构后，于 1982 年首次合成了吡格列酮，随后曲格列酮、罗格列酮等 TZDs 药物亦相继得以合成[340,341]。1999 年，FDA 批准吡格列酮在美国上市，上市后年销售额约为 12 亿美元，因此被称为"重磅炸弹"。2001 年 12 月，吡格列酮在我国上市，目前已成为我国临床治疗糖尿病最常用的 TZDs 药物之一。

2006—2009 年，法国国家健康保险计划（French National Health Insurance Program，FNHIP）中的一项跟踪随访 150 万名糖尿病患者的临床研究发现，使用吡格列酮（商品名：Actos）的 155535 名患者患膀胱癌的风险明显高于使用其他抗糖尿病药物的患者，其中使用吡格列酮时间超过 1 年、累积剂量超过 28000 mg 的患者患膀胱癌的风险更高，且男性用药者的风险显著高于女性。因此，法国健康产品安全局（French Health Products Safety Agency，Afssaps）确信吡格列酮的疗效—风险比"不容乐观"，并于 2011 年 6 月要求医生们停止给患者使用吡格列酮和吡格列酮/二甲双胍复方产品 Competact，并建议目前正在使用这些药品的患者应在医生指导下更换药品。随后，德国有关当局也迅速作出反应，警告那些新诊断的 2 型糖尿病患者不要再使用吡格列酮及其相关药品。同时，基于 Takeda 公司开展的一项临床研究的 5 年中期结果显示，糖尿病患者长期或高剂量服用吡格列酮会增加患膀胱癌的风险。2011 年 8 月 4 日，美国 FDA 要求包括吡格列酮、盐酸吡格列酮/盐酸二甲双胍复方产品 Actoplus Met 及其缓释制剂 Actoplus Met XR 和盐酸吡格列酮/格列美脲复方产品 Duetact 等相关药品的标签上应添加新的警告语，告诫医生和患者，该药品使用 1 年后可能诱发膀胱癌。然而，Takeda 公司却仍对吡格列酮持肯定态度，强调短期使用该产品并不会增加膀胱癌发生率。

2009 年，我国国家食品药品监督管理总局（SFDA）发布文件通知，要求吡格列酮说明书中增加心血管风险黑框警告，增加骨折、黄斑水肿等安全性风险信息。同时，要求其生产企业要主动跟踪吡格列酮制剂的临床应用安全性情况，按规定收集不良反应并及时报告。2011 年 11 月 8 日，国家药监局发布第 42 期药品不良反应信息通报，提醒吡格列酮可能引起膀胱癌的风险。

5.1.2　吡格列酮的适应与禁忌

随着吡格列酮的临床应用增多，2 型糖尿病患者发生不良反应的案例也越来越多。各国对其使用和销售都提出了不同的要求。

在服用吡格列酮之前，糖尿病患者更应按照国家相关规定着重注意其适应与禁忌。吡格列酮适用于糖尿病肥胖伴有胰岛素抵抗、胰岛素敏感性降低的病人，同时有助于增加糖尿病患者胰岛素敏感性[342]。吡格列酮应从小剂量开始、餐中服用，还可单用或与其他降糖药联用。其适应症如下：

（1）新诊断或经饮食控制和运动锻炼对血糖控制不佳的 2 型糖尿病患者，可使用吡格列酮单药治疗。

研究发现，吡格列酮（15~45 mg/d）可明显增加新诊断或经饮食治疗血糖控制不佳的 2 型糖尿病患者静息或运动情况下骨骼肌、内脏脂肪组织和皮下脂肪组织对葡萄糖的摄取，能显著降低空腹血糖及餐后 2 h 血糖和 HbA1c 水平，并持久稳定控制 HbA1c 水平，同时能使血浆胰岛素或胰岛素原的水平下降。所以当 2 型糖尿病患者饮食控制和运动锻炼不足以控制血糖时，可开始使用吡格列酮单药治疗。

（2）在使用其他药物治疗 2 型糖尿病时，若血糖控制不佳，可考虑与吡格列酮联合服用。

当 2 型糖尿病患者服用二甲双胍、磺酰脲类药物、胰岛素等其他抗糖尿病药物控制血糖不佳时，在维持原药剂量不变的情况下，加服吡格列酮，可发现 HbA1c 的降低幅度增大，体重指数（BMI）升高。除此之外，研究还发现吡格列酮与其他药物联用时，其有效性与其他药物剂量的差异无明显关系。

（3）吡格列酮适用于 2 型糖尿病伴随其他糖尿病并发症的患者[343]。

盐酸吡格列酮能明显降低患者的血糖和血压水平，提高 2 型糖尿病合并高血压患者的临床疗效。

（4）老年糖尿病患者可以使用吡格列酮进行治疗。

引起 2 型糖尿病的发病因素有遗传缺陷、肥胖、年龄以及不良生活方式等[344]。其中老年糖尿病患者患病与其不良生活方式密切相关，长期不规律、不健康的生活习惯会使老年人血糖增加，从而患病。老年患者使用吡格列酮后体内的平均空腹血糖水平明显下降，降糖效果可持续 12 周，且没有其他严重的不良反应[345]。

（5）初发 2 型糖尿病患者可使用吡格列酮进行治疗。

吡格列酮联合甘精胰岛素或格列齐特强化治疗初发 2 型糖尿病患者，有助于胰岛功能的恢复，部分逆转胰岛 β 细胞的功能。

其禁忌症如下：

（1）1 型糖尿病患者或糖尿病酮症酸中毒者禁用吡格列酮。

吡格列酮的作用机制是通过减少外周组织和肝脏的胰岛素抵抗使血糖降低。而 1 型糖尿病是机体自身原因导致胰岛素分泌不足而引起血糖升高。因此，同罗格列酮一样，吡格列酮也不适用于 1 型糖尿病患者。

（2）酮症酸中毒患者禁用吡格列酮。

肝脏中脂肪分解成脂肪酸时，会产生中间代谢产物——酮体。当酮体生成量超过肝外组织的利用能力时，血液中的乙酰乙酸和 β 羟丁酸开始积累，过量后即产生酮症酸中毒。而吡格列酮能促进肝脏脂肪分解代谢，增加酮体生成，因此，吡格列酮不适用于酮症酸中毒患者。

（3）不适用于活动性肝病患者或丙氨酸氨基转移酶（ALT）超过正常值上限 2 倍的肝病患者。

（4）心功能Ⅲ级或Ⅳ级的患者不宜使用。

美国纽约心脏病学会（NYHA）的心功能分级中，Ⅰ级、Ⅱ级心力衰竭患者，在严密的监测下仍可慎用 TZDs 类药物，而Ⅲ级和Ⅳ级患者禁用 TZDs 类药物[346]，因为吡格列酮有加重充血性心衰及引发心肌梗死的危险。

（5）儿童用药的安全性尚不明确，因此吡格列酮不宜用于 18 岁以下患者。

（6）对吡格列酮或制剂成分过敏者禁用。

（7）哺乳期妇女不应使用吡格列酮。

绝经前停止排卵的胰岛素抵抗患者使用吡格列酮治疗，可导致重新排卵，这些患者有怀孕的风险。规定妊娠期妇女只有在使用吡格列酮对胎儿潜在的好处超过潜在风险时才能使用。

5.1.3　吡格列酮的用法用量

吡格列酮可单独用于治疗 2 型糖尿病，起始剂量为 15 mg/d 或 30 mg/d，最大剂量为 45 mg/d，于早餐前服用疗效最佳。如漏服 1 次，第 2 天不可用双倍剂量。吡格列酮在与胰岛素或其他口服降糖药合用时，若发生低血糖事件，必须降低合用药物的剂量。在与磺脲类、双胍类降血糖药物或胰岛素合用时的最大剂量为 30 mg/d[347]。

5.2 吡格列酮的药物代谢动力学

5.2.1 体内过程

吡格列酮吸收迅速，绝对生物利用度高，与食物同时服用不受影响。吡格列酮进入血液后主要与血清蛋白结合，通过羟基化和氧化作用，代谢后经尿液、粪便排出。吡格列酮的体内过程不受年龄、种族、吸烟和酒精摄入的影响，轻至重度肾功能不全或血透患者与肾功能正常受试者的药动学也无临床差异性。

5.2.1.1 吸收

吡格列酮口服吸收快而完全，99％与血清蛋白结合，生物利用度为 83％，且不同剂型具有相同的生物等效性。空腹口服给药后，约 30 min 可在血液中检测到吡格列酮，约 3 h 血药浓度达峰值，平均口服分布容积为 1.76 L[348]。

李珍等对我国 20 名健康自愿者给予空腹单剂量口服 30 mg 盐酸吡格列酮，其平均血药浓度—时间曲线见图 5-2，由图中可知人体对吡格列酮的吸收较迅速，30 min 左右在血液中就能检测到药物，在 3 h 左右达到峰值[349]。

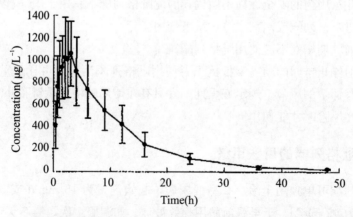

图 5-2 健康志愿者单次口服 30 mg 盐酸吡格列酮的平均血药浓度—时间曲线[349]

在考察不同剂量的吡格列酮在人体内药动学研究中发现，吡格列酮的吸收与药量无关[350]。对受试者分别口服 15 mg 和 30 mg 吡格列酮片，检测得两剂量下受试者体内的吡格列酮的药代动力学参数基本一致，t_{max} 分别为（2.24±0.56）h 和（2.42±0.63）h，$t_{1/2}$ 分别为（8.02±1.16）h 和（7.81±1.03）h[350]。

不同剂型的盐酸吡格列酮具有生物等效性[351]。为考察分散片和普通片的差异性，对 18 名男性健康受试者进行分组测试，第一周期两组受试者分别口服 30 mg 盐酸吡格列酮分散片或盐酸吡格列酮片，第二周期则交换服药，然后抽取静脉血检测。结果发现，分散片和普通片的 AUC_{0-24} 分别为（13.80±4.11）μg·h/mL 和（13.14±3.50）μg·h/mL，$AUC_{0-\infty}$ 分别为（14.68±4.27）μg·h/mL 和（14.00±3.77）μg·h/mL，C_{max} 分别为（1.99±0.61）mg/L 和（1.82±0.50）mg/L，t_{max} 分别为（1.51±0.73）h 和（1.68±0.82）h，两种制剂主要药动学参数无明显差异。两组的平均药—时曲线也极为相似，这些结果都表明两种制剂具有生物等效性。

由于分子结构的构型、构象、分子的排列、分子间作用力、共晶物质等各种因素的影响，会产生固体化学物质多晶型现象。药物的晶型现象多会导致药品溶解度的差异，进而影响药物的生物利用度以及药物在体内的吸收，最终导致临床药效差异[352]。按 80 mg/kg 剂量给予 SD 大鼠不同晶型（晶Ⅰ型、晶Ⅱ型、晶Ⅲ型、晶Ⅳ型）的盐酸吡格列酮固体原料药后，检测其主要动力学参数如表 5－1 所示。

经比较发现，不同晶型的吡格列酮在大鼠体内呈现不同药动学特征，其中晶Ⅲ型的生物学吸收最好，晶Ⅰ型次之，晶Ⅱ型、晶Ⅳ型较差，晶Ⅳ型 24 h 血药浓度波动最小[353]。

表 5－1　盐酸吡格列酮多晶型在大鼠体内的血浆药动学参数[353]

参数	单位	晶Ⅰ型	晶Ⅱ型	晶Ⅲ型	晶Ⅳ型
AUC_{0-t}	mg·h/L	290.83±80.22	208.19±96.75	355.43±74.68	267.24±100.58
$AUC_{0-\infty}$	mg·h/L	292.08±79.96	209.08±97.15	392.68±136.67	277.71±111.28
$R-AUC_{t/\infty}$	%	99.55±0.87	99.57±0.54	93.35±10.84	97.03±4.27
$AUMC_{0-t}$	h·h·mg/L	2025.50±463.21	1811.93±1274.81	2981.48±1469.83	2751.36±1911.53
$AUMC_{0-\infty}$	h·h·mg/L	2085.26±463.21	1850.41±1297.45	5396.73±6037.83	3270.25±2675.94
MRT_{0-t}	h	7.12±1.20	8.26±1.83	8.02±2.23	9.48±3.50
$MRT_{0-\infty}$	h	7.30±1.18	8.41±1.92	11.53±7.96	10.55±4.92
VRT_{0-t}	h²	34.44±28.66	32.89±31.44	57.02±39.86	39.25±44.32

参数	单位	晶Ⅰ型	晶Ⅱ型	晶Ⅲ型	晶Ⅳ型
$VRT_{0-\infty}$	h^2	42.24±43.06	37.86±38.03	247.04±373.91	77.38±96.79
$C-last$	mg/L	0.12±0.18	0.13±0.14	1.40±2.18	0.80±1.12
$t_{1/2z}$	h	4.08±2.54	3.67±1.55	8.38±7.81	4.92±3.64
T_{max}	h	3.42±3.79	4.42±3.32	1.33±0.88	7.42±2.84
Vz/F	L/kg	1.70±1.10	2.27±1.2	2.19±1.42	1.98±1.22
CLz/F	L/h/kg	0.29±0.08	0.45±0.19	0.22±0.06	0.33±0.12
C_{max}	mg/L	40.93±18.60	21.91±7.17	45.06±7.84	21.77±7.44

5.2.1.2 分布

吡格列酮吸收进入血液循环后，绝大部分可与血浆白蛋白结合，主要代谢产物的血浆蛋白结合率可达97%以上。健康人单剂量口服吡格列酮后表观分布容积为（0.63±0.41）L/kg体重。小鼠口服^{14}C标记的吡格列酮2 h后，可在大多数组织中测得放射活性物质。服药6 h后，除胃外的其他组织中放射活性物质浓度达峰值，且各组织浓度分布均有不同，其中肝脏浓度最高，其次是血浆、肾、肾上腺、心脏等，脑组织和眼球中浓度最低[354]。另有小鼠实验发现，除胃肠道和肝脏外，其他组织与血浆中放射活性物质浓度之比均小于0.5，说明吡格列酮可广泛与全身大部分组织结合，但组织结合力不强[355]。

5.2.1.3 代谢

吡格列酮进入血液后超过99%与血清蛋白结合，通过羟基化和氧化作用代谢，代谢途径为经过细胞色素 P450、CYP2C8、CYP3A4、CYP2C9 和CYP1A1/2酶系。吡格列酮原药和总吡格列酮（吡格列酮原药与吡格列酮血中转化产物的总和）的生物半衰期分别为3~7 h和16~24 h，因此患者可每天仅服药一次。

吡格列酮在体内经肝脏代谢，共生成6种代谢产物，其药理活性为吡格列酮原形药的40%~60%。图5-3是吡格列酮在体内的代谢过程，其中吡格列酮的酮类衍生物 M-Ⅲ 和羟化衍生物 M-Ⅳ 为主要活性代谢产物[356]，在稳态状态下，M-Ⅲ 和 M-Ⅳ 的 C_{max} 等于甚至高于吡格列酮原形药的 C_{max}，吡格列酮原形药的 C_{max} 占总吡格列酮 C_{max} 的30%~50%，AUC占20%~25%。吡格列酮及其活性代谢产物在大鼠组织内代谢情况如表5-2所示。

有实验显示，健康中国成人单剂量口服盐酸吡格列酮片剂 30 mg 后，吡格列酮的达峰时间约为 1.5 h，峰浓度约为 1505 ng/mL；代谢物 M－Ⅲ和 M－Ⅳ的达峰时间约为 12～13 h，峰浓度分别约为 250 ng/mL 和 487 ng/mL，分别约占吡格列酮的 17% 和 32%；吡格列酮的 AUC_{0-48} 约为 11.22 μg·h/mL，M－Ⅲ和 M－Ⅳ的 AUC_{0-120} 分别约为 10.90 μg·h/mL 和 22.78 μg·h/mL，分别约占吡格列酮的 97% 和 203%；吡格列酮的 $t_{1/2}$Ke 约为 7.6 h，M－Ⅲ和 M－Ⅳ的 $t_{1/2}$Ke 分别达到 20 h 和 21 h。这些结果均说明吡格列酮发挥药理作用的时间较长[357]。一项多剂量吡格列酮药代动力学研究中，正常受试者分别服用 15、30、60 mg/d/次吡格列酮，持续测试 9 d 后发现血液中吡格列酮的达峰时间为 2～4 h，$t_{1/2}$ 为 3～5 h。所有剂量吡格列酮和总活性成分的血药浓度均于 6～7 d 达稳态，C_{max} 和 AUC 也呈剂量依赖性升高。

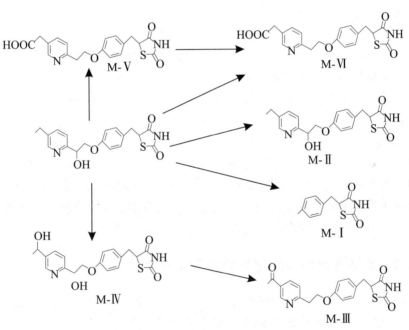

图 5－3　吡格列酮在体内的代谢产物[356]

表 5-2　盐酸吡格列酮在大鼠组织内代谢情况[356]

组织	代谢活动	形成率 （M-Ⅱ）	形成率 （M-Ⅲ）	形成率 （M-Ⅳ）	形成率 （M-Ⅴ）	形成率 （M-Ⅵ）
血	<0.01	<0.01	<0.01	<0.01	<0.01	<0.01
大脑	0.03±0.03	<0.01	<0.01	0.01±0.01	<0.01	<0.01
心	<0.01	<0.01	<0.01	0.01±0.01	<0.01	<0.01
肺	0.02±0.02	0.01±0.01		0.02±0.00	0.01±0.00	
肝	0.98±0.02	0.04±0.01	0.10±0.02	0.11±0.01	0.16±0.03	0.02±0.01
肾	0.70±0.10	0.02±0.03	0.06±0.02	0.13±0.03	0.45±0.05	0.01±0.01
十二指肠	0.29±0.07	0.29±0.01	0.01±0.00	0.08±0.01	0.04±0.01	<0.01

5.2.1.4　排泄

吡格列酮的代谢产物主要以原药或代谢产物的形式排入胆汁，然后经粪便清除。吡格列酮在代谢过程中有 15%～30% 的原形药物从肾脏排出，轻、中度肾功能不全患者对吡格列酮的体内代谢过程无明显影响，肝功能不全患者的药物代谢速率更慢。

已有实验证明小鼠摄入的吡格列酮存在肝肠循环[354]。小鼠食用经 ^{14}C 标记的吡格列酮 24 h 后，在胆汁、尿、粪便中分别检测到 32%、15%、36% 的放射活性物质[355]。这些放射性物质主要以 M-Ⅳ 和 M-Ⅴ 的形式存在，原形药物所占比例很小。对于口服吡格列酮的受试者们，可在其粪便中检测到约 55% 的放射性物质，其余约 45% 均可在尿中检测出[358]。

5.2.2　吡格列酮的群体与剂型药代动力学

盐酸吡格列酮在体内的代谢过程与人种、文化、生活习惯几乎无显著性关联[357]。研究人员对 20 名健康中国志愿者给予单剂量口服 30 mg 盐酸吡格列酮片，20 min 后血浆中即可检测出原型药物，其主要药代参数［C_{max} 为（1172.43±347.01）μg/L，t_{max} 为（2.16±0.89）h，$t_{1/2}$ 为（7.75±1.79）h，$AUC_{0-\infty}$ 为（12628.99±3478.25）μg·h/L，与国外各地报道的参数［C_{max} 为（1500±300）μg/L，t_{max} 为（1.9±0.5）h，$t_{1/2}$ 为（3～7）h，$AUC_{0-\infty}$ 为（13900±3100）μg·h/L］基本一致，这说明盐酸吡格列酮在中国人体内的代谢过程与日本人、白种人相似，无种族差异性。

不同剂型的吡格列酮具有生物等效性。盐酸吡格列酮分散片和普通片剂在

人体代谢时 AUC_{0-24} 分别为（13.80 ± 4.11）$\mu g \cdot h/mL$ 和（13.14 ± 3.50）$\mu g \cdot h/mL$，$AUC_{0-\infty}$ 分别为（14.68 ± 4.27）$\mu g \cdot h/mL$ 和（14.00 ± 3.77）$\mu g \cdot h/mL$，C_{max} 分别为（1.99 ± 0.61）$\mu g/mL$ 和（1.82 ± 0.50）$\mu g/mL$，t_{max} 分别为（1.51 ± 0.73）h 和（1.68 ± 0.82）h。两制剂的主要药动学参数无明显差异，相对生物利用度都在（105.35 ± 15.44）%之间，因此分散片和普通片剂具有生物等效性。另外，在对盐酸吡格列酮片剂和胶囊的代谢动力学比较研究中，也可得到相同结论，这两种不同剂型也具有生物等效性。

5.2.3　吡格列酮的特殊患者的药代动力学

5.2.3.1　肾功能不全者

肾功能不全患者根据肾功能程度对吡格列酮的代谢有所差异。在一项随机开放的平行对照试验中，对 6 名肾功能正常者（肌酐清除率大于 80 mL/min）、9 名肾功能中度不全患者（肌酐清除率 30～60 mL/min）、12 名重度肾功能不全患者（肌酐清除率小于 30 mL/min）先后给予单剂量（45 mg/d/次）和多剂量（45 mg/d/2 次）吡格列酮 10 d，结果发现母药、M－Ⅲ和 M－Ⅳ的稳态药代动力学参数在正常人和中度肾功能不全患者中无明显差异，而肾功能重度不全患者 AUC_{0-24} 明显低于健康和肾功能中度不全患者（吡格列酮降低 40%，M－Ⅲ降低 45%，M－Ⅳ降低 18%）。C_{max} 随肾功能减退而呈下降趋势，其原因可能是肾功能不全患者的蛋白大量从肾脏流失，从而导致吡格列酮的血浆蛋白结合率下降，药物清除相应增多所致，另外 $t_{1/2}$ 无明显差异[359]。肾功能不全患者不会出现吡格列酮和活性代谢产物蓄积中毒，所以治疗过程中不需改变剂量。

5.2.3.2　年龄、性别及其他因素

研究发现健康老年人服用吡格列酮后，C_{max} 较年轻人不变，AUC 有轻度升高，$t_{1/2}$ 稍延长。正常女性吡格列酮的 C_{max} 和 AUC 较男性高 20%～60%，这可能与女性体重较轻有关。12～17 岁的青少年 2 型糖尿病患者体内吡格列酮和活性代谢产物的药代动力学参数与成年人相似，单剂量吡格列酮的 AUC 与剂量成正比，且耐受性良好，这表明吡格列酮可用于青少年 2 型糖尿病的治疗。目前尚缺乏孕妇、哺乳期妇女的研究数据，吸烟、饮酒等对该药药代动力学的影响亦不是很清楚。

5.2.4 药物间的相互作用

胰岛素抵抗的 2 型糖尿病发病率逐年升高，且多合并有代谢综合征，如肥胖症、高脂血症、高血压症等。临床上常将胰岛素增敏剂吡格列酮与其他降糖药、降脂药、降压药等合用。为考虑不同药物间的相互影响，探究药物联用的利弊，许多学者对联用中的药物药代动力学进行了研究。

5.2.4.1 与其他降糖药联用

给予正常志愿者二甲双胍与吡格列酮，发现联用与单用情况下二甲双胍的药代动力学参数无明显差异。除此之外，吡格列酮与磺脲类降糖药、格列齐特、格列本脲合用时，也发现后者的药代动力学未改变。

5.2.4.2 与降脂药联用

一项健康志愿者双周期交叉试验中，给测试者服用 45 mg/d 吡格列酮和 80 mg/d 辛伐他汀持续 24 d 后，联用与单用情况下辛伐他汀的药代动力学参数并无明显差异，提示吡格列酮和辛伐他汀联用是安全的[360]。

5.2.4.3 与口服避孕药联用

有文献报道，吡格列酮与口服避孕药（炔雌醇和炔诺酮组成）或绝经后替代激素药（雌激素和安宫黄体酮组成）联合使用 14 d 后，发现吡格列酮的药代动力学参数无明显变化[361]。而另一项研究结果显示，吡格列酮与口服避孕药合用，可使炔雌醇的 AUC 和 C_{max} 分别下降 11% 和 24%，炔诺酮的药代动力学改变不明显。建议长期服用口服避孕药的患者加服吡格列酮后应持续监测血中雌孕激素水平。

5.2.4.4 与抗真菌药酮康唑联用

研究发现，酮康唑 200 mg/d/2 次与吡格列酮合用 7 d 后，吡格列酮的 C_{max}、C_{min} 和 AUC 分别增加 1.14、1.87 和 1.34 倍，因酮康唑是肝脏中代谢酶 CYP3A4 的强抑制药物，与经 CYP3A4 代谢的药物合用会增加这类药物的血浆浓度，因此认为吡格列酮药代动力学改变与酮康唑抑制吡格列酮的代谢有关[362]。

5.2.4.5　其他

另外，有综述性文献报道吡格列酮对地高辛、华法林、雷尼替丁、茶碱等的药代动力学无影响。加服吡格列酮后会使硝苯地平的 AUC、C_{max} 轻度下降，但无临床意义[363]。

5.3　吡格列酮药理学

高血糖是糖尿病的主要症状之一，吡格列酮对糖尿病患者的治疗作用首先体现在降血糖上。

5.3.1　吡格列酮对机体的降糖作用

吡格列酮能长期、有效地控制 2 型糖尿病患者的血糖水平，作用机制与胰岛素有关，是通过提高外周组织对胰岛素的敏感性来加速对葡萄糖的利用，抑制肝糖原的输出，从而达到降低血糖的作用[364]。

研究证实经吡格列酮治疗的 Zucker fa/fa 胰岛素抵抗模型大鼠，血糖明显下降，对胰岛素敏感性增强，表明了吡格列酮的降血糖作用与改善胰岛素抵抗有关[365]。

许多动物试验都验证了吡格列酮的降糖作用。李莉等对三组肥胖小鼠（30~45 g）分别静脉注射给予 3、9、27 mg/kg 的吡格列酮，6 d 后三组小鼠的血糖水平均明显降低，且呈剂量依赖性[366]。另一项对 Wistar 糖尿病大鼠灌胃给予吡格列酮（10 mg/kg/d）的实验显示，8 周后其空腹血糖和餐后血糖均大幅度下降[367]。

吡格列酮的降糖作用不仅在动物实验中得到验证，在人体中也得到证实。盐酸吡格列酮可显著降低 2 型糖尿病患者的血糖水平，具有较好的降糖作用。一项对 80 例 2 型糖尿病患者的临床研究发现，患者在使用原降糖药物品种及剂量不变的情况下，于早餐前加服 15 mg/d 盐酸吡格列酮，治疗 12 周后，空腹血糖、餐后 2 h 血糖、糖化血红蛋白和胰岛素抵抗指数均显著下降，分别下降了 1.28 mmol/L、1.94 mmol/L、0.89％和 20.50％，与治疗前和对照组相比有显著性差异[368]。王波等增加了吡格列酮使用量和给药时间，按 30 mg/d/次给予盐酸吡格列酮，持续治疗 3 个月后，盐酸吡格列酮降低空腹血糖的显效率和有效率分别为 35.3％和 79.4％，降低餐后 2 h 血糖的显效率和有效率分别为 38.2% 和 85.3%[369]。在对高血压合并 2 型糖尿病患者的治疗中[343]，在 150 mg/d/次服用厄贝沙坦的基础上，再给予 15 mg/d/次盐酸吡格列酮，治疗 12 周后，联合治疗组较单独服用厄贝沙坦组能更有效地降低空腹血糖、餐后 2 h 血糖及糖化血红蛋白水平。这说明吡格列酮对并发高血压的 2 型糖尿病患者也具有较好的降血糖作用。

吡格列酮对于 2 型糖尿病患者的降糖作用具有时效和量效的关系。随着吡格列酮的长期使用，其对 2 型糖尿病患者的降糖作用更加显著、稳定。对 32 例 2 型糖尿病患者的临床观察中[370]，在不改变患者原治疗方案的情况下，每日于早餐前加服 30 mg 盐酸吡格列酮片，在治疗周期的第 2、4、8、12 周时对患者进行检查，均发现其高血糖生成率显著下降，并随着治疗时间的延长，其降糖作用更显著、更稳定。除了时效关系外，吡格列酮对于降糖作用和糖基化血红蛋白水平的改善还呈现较好的量效关系。408 例 2 型糖尿病合并血脂异常的病人，随机给予吡格列酮 7.5、15、30 或 45 mg/d，治疗 26 周后，结果显示通过吡格列酮治疗可使病人空腹血糖水平、糖基化血红蛋白水平下降，并呈剂量依赖性关系[371]。

5.3.2 吡格列酮对胰腺的保护作用

胰岛是胰脏内的岛状细胞团，由 5 种分泌激素的细胞组成，能分泌胰岛素、胰高血糖素等激素，这两种激素对机体的血糖调控有很重要的作用。大量研究表明，吡格列酮对糖尿病患者的胰岛具有保护[372]、改善[373]、逆转[374]的功能，能阻遏胰岛细胞的凋亡[375]。

5.3.2.1 吡格列酮对胰岛的保护作用

吡格列酮是噻唑烷二酮类药物，是高选择性 PPARγ 的激动剂，可增加胰岛 β 细胞中胰岛素颗粒含量，从而发挥保护 β 细胞功能的作用。无论是单独使用吡格列酮还是联合其他药物使用，无论是动物实验还是人体实验，均证实吡格列酮对胰岛细胞具有保护作用。在一项甘精胰岛素联合吡格列酮的研究中[376]，对 2 型糖尿病患者采用甘精胰岛素联合吡格列酮或二甲双胍治疗，结果发现甘精胰岛素联合吡格列酮或二甲双胍治疗后，空腹血清 C 肽（Fasting serum C-peptide，FCP）及餐后 2 h 血清 C 肽（Postprandial 2 h C-peptide，PCP）均明显增加，表明联合用药在控制血糖的基础上，还能明显改善胰岛 β 细胞的功能[377]。

对 STZ 诱导的糖尿病模型大鼠灌胃给予吡格列酮 10 mg/kg/d，16 周后发现，吡格列酮能通过降低丙二醛、升高超氧化物歧化酶水平来对抗氧化应激对胰岛 β 细胞的损害[372]。对各组大鼠胰腺组织电镜观察结果显示[378]，低倍镜下，对照组胰岛丰富，大小不一，呈圆形或类圆形，形态完整，β 细胞数量多，位于胰岛中央；STZ 模型组胰岛数量明显减少，形态不规则，边缘不整齐，散在分布，β 细胞数量明显较少，部分胰岛无 β 细胞；而吡格列酮组胰岛易见，形态欠完整，β 细胞数量适中，多位于胰岛中央。高倍镜下，对照组胰岛细胞胞质丰富，胞核居中，细胞界限清晰；STZ 模型组细胞界限不清晰，残存的 β 细胞体积增大，胞质分布不均匀，胞核多偏心分布；吡格列酮组 β 细胞体积增大，细胞界限不清，胞质分布不均匀，部分胞核呈偏心分布，胰岛细胞破坏程度介于对照组和模型组之间。细胞形态学进一步说明吡格列酮对胰岛 β 细胞具有一定的保护作用[379]。

除此之外，吡格列酮对于胰岛细胞的凋亡还有抑制作用。在对小鼠胰岛肿瘤细胞 β－TC3 的实验中[380]，使用游离脂肪酸诱导 β－TC3 细胞凋亡，100 μmol/L 的吡格列酮作用 β－TC3 细胞后，细胞凋亡率较对照组显著降低，表明吡格列酮能抑制脂肪酸诱导的 β－TC3 细胞的脂性凋亡。也有实验表明，吡格列酮是通过下调受体相互作用蛋白 140（Receptor－interacting protein 140，RIP140）的表达来抑制高糖高脂对胰岛 β 细胞的损伤[381]。RIP140 是转录辅助调节因子，其与核受体结合后能够负向调节多种代谢组织中靶基因的转录，包括脂肪组织、肌肉组织和肝脏等。

实验中，利用细胞因子 IFN－γ 协同单核巨噬细胞因子 IL－1β 对胰岛 β 细胞株 NIT－1 作用，增加细胞诱导型 NO 合成酶的表达及 NO 产生，构建胰岛细胞炎、胰岛细胞凋亡模型[375]及胰岛素分泌缺乏模型[382,383]，然后利用吡格列酮联合其他药物对模型细胞作用，发现 NIT－1 细胞生长抑制率、凋亡率、Caspase－3 比活性分别为 18.6%、14.8%、1.5，与模型组结果相比有显著性差异，这显示吡格列酮对胰岛细胞凋亡起到了保护作用。

5.3.2.2　吡格列酮对胰岛细胞功能的改善

吡格列酮在保护胰岛 β 细胞的同时，还有改善胰岛 β 细胞功能的作用。2 型糖尿病与胰岛 β 细胞功能不全和血管内皮功能受损等因素关系密切。对 59 例 2 型糖尿病患者常规治疗基础上给予口服盐酸吡格列酮片 15 mg，治疗 3 个月，实验结果显示，患者空腹血糖、餐后 2 h 血糖、糖化血红蛋白、体质指数、胰岛素血浆血管性血友病因子（Von willebrand factor，vWF）、血浆凝血酶调节蛋白（Thrombomodulin，TM）、血管内皮细胞蛋白 C 受体

（Endothelial cell protein C receptor，EPCR）、超敏 C 反应蛋白（Hypersensitive C-reactive protein，hs-CRP）均低于治疗前。这些结果表明，盐酸吡格列酮能够有效改善患者的胰岛 β 细胞功能和血管内皮功能，对有效控制血糖、干预验证过程有重要意义[384]。在对初发 2 型糖尿病患者进行常规糖苷酶抑制剂阿卡波糖咀嚼片治疗时，给予观察组吡格列酮药物治疗，结果显示给予吡格列酮治疗的初发 2 型糖尿病患者空腹血糖、空腹胰岛素、糖化血红蛋白、血清视黄醇结合蛋白 4（Retinol-binding protein 4，RBP4）的水平有明显降低，说明吡格列酮能有效改善初发 2 型糖尿病患者的 RBP4 水平，改善胰岛 β 细胞水平，提高治疗效果[385]。

胰岛素联合吡格列酮治疗 1 年后，血清胰岛素水平、胰岛素原含量以及 C-肽水平明显降低、真胰岛素明显增加，患者 β 细胞的负荷较治疗前明显减轻。这说明吡格列酮联合胰岛素有效地改善了 2 型糖尿病患者的胰岛 β 细胞功能[386]。

对于早期吡格列酮合并甘精胰岛素及二甲双胍治疗初发 2 型糖尿病患者，或口服药继发失效的糖尿病患者，能明显有助于胰岛功能的恢复，增强口服葡萄糖耐量，增加第一时相胰岛素的分泌，同时可以部分逆转糖耐量状态，对初发 2 型糖尿病患者及继发失效 2 型糖尿病患者有很好的治疗效果。治疗后无论是胰岛功能，还是糖耐量状态都得到了明显的改善[387]，特别对初发的 2 型糖尿病患者的糖耐量逆转的结果出人意料。

用吡格列酮联合甘精胰岛素或格列齐特，强化治疗初发 2 型糖尿病患者也有改善胰岛 β 细胞功能的效果[374]。吡格列酮能改善机体对胰岛素的抵抗而降低血糖，甘精胰岛素是胰岛素类似物，格列齐特是第三代磺酰脲类抗糖尿病药，能抑制肝葡萄糖合成，促进胰岛素分泌及促进肌肉组织对外周葡萄糖的摄取而降低血糖[348]。将甘精胰岛素联合吡格列酮治疗、格列齐特联合吡格列酮治疗进行对比研究[374]，强化治疗血糖目标，使患者空腹血糖小于 5.6 mmol/L，餐后 2 h 血糖小于 7.8 mmol/L，HbA1c 小于 7%。血糖达标后至少维持 6 个月，两组患者均复查胰岛素及 C-肽释放水平。半年后，甘精组停用甘精胰岛素，继续服用吡格列酮，格列齐特组维持原治疗方案不变，3 年后复查两组患者胰岛素及 C-肽释放水平。对比分析两组患者治疗各时期 C-肽释放水平，结果发现，对初发 2 型糖尿病患者进行早期强化降糖治疗配合胰岛素增敏和生活干预对患者长期血糖控制疗效明显，胰岛 β 细胞功能得到显著改善。且实验资料进一步表明，早期进行强化治疗，尤其是在用胰岛素治疗的基础上联合吡格列酮治疗，可使胰岛 β 细胞功能得到长期有效的恢复，即使停用胰岛素治疗，仍能使胰岛 β 细胞功能长期保持良好状态。同时发现口服磺脲类药物治疗对早期糖尿病患者胰岛 β 细胞功能恢复虽有益，但其远期胰岛 β 细胞功能却终将出现逐步衰竭现象[388]。

5.3.3　吡格列酮对糖尿病并发症的作用

2 型糖尿病患者通常伴发心血管、肾、眼、神经系统等病症，这些并发症增加了病情的复杂性，治疗起来更加困难[389]。

5.3.3.1　对糖尿病肾病的作用

糖尿病肾病（Diabetic Nephropathy，DN）是糖尿病微血管病变的主要表现，也是糖尿病患者的主要死亡原因之一[390]。糖尿病肾病在糖尿病人群中的发生率为 20%～40%[391]，发病早期多出现肾血流动力学异常、肾小球基底膜增厚、肾脏血流灌注改变的现象，从而造成糖尿病性蛋白尿，肾小球滤过率进行性下降，病情持续发展可能导致肾小球硬化，肾功能不全等。如何控制临床蛋白尿，阻止糖尿病肾病肾功能进行性损害，是医学界面临的一大难题。

吡格列酮主要通过激活 PPARγ 而发挥药理作用。PPARγ 可调控一系列与糖、脂代谢相关的基因表达，提高组织对胰岛素的敏感性[392]；PPARγ 能影响细胞周期，抑制细胞增殖，保护肾小球滤过膜的电荷和分子屏障，阻止蛋白滤出，发挥降低尿蛋白的作用，进而促进肾小球系膜损伤的修复。多项研究均表明，PPARγ 的激活不仅能降低 DN 患者的血糖、血脂，改善胰岛素抵抗，还对肾脏有保护作用。在胰岛素缺陷型糖尿病大鼠模型中，吡格列酮能明显降低尿白蛋白排泄率（Urinary Albumin Excretion Rates，UAER），而且对 DN 肾损害有直接保护作用[393]。

研究表明，胰岛素抵抗和高胰岛素血症与糖尿病肾病的发病机制密切相关[394]。高胰岛素血症可直接影响肾脏血流动力学，扩张入球小动脉，造成肾小球高灌注高滤过；而胰岛素抵抗可刺激细胞外基质聚集，刺激各种炎症性细胞因子释放，损伤血管内皮细胞，并使 NO 依赖的血管扩张机制受损，使尿微量白蛋白增加。高胰岛素血症在导致血管内皮细胞损伤的同时，刺激内皮细胞产生纤溶酶原激活物抑制剂，引起血液高黏、高凝集及细胞变形能力下降，导致微血管内血栓形成。血液黏稠度增高加重肾脏缺血、缺氧，肾小球基底膜中硫酸乙酰肝素蛋白多糖（Heparan sulfate proteoglycans，HSPGs）减少，导致肾小球基底膜通透性增加产生蛋白尿，加速肾功能损害[395]。改善胰岛素抵抗和高胰岛素血症可改善肾小球内血液动力学异常及高凝状态，有利于尿白蛋白的减少。已有动物实验及临床实验表明，吡格列酮对糖尿病肾病的治疗有一定疗效。

郭延军等对 STZ 诱导的糖尿病大鼠，给予吡格列酮 3 mg/kg/d 或 9 mg/kg/d 治疗，糖尿病大鼠尿蛋白量、肾小球肥大均有明显的改善。并且吡格列酮降低了肾小球内细胞总数和肾小球内增殖细胞的数量，抑制系膜基质的增生和减轻尿蛋白的排泄[396]。

在一项有 40 例 2 型糖尿病合并肾病患者参与的实验中[390]，每日给予吡格列酮 30 mg，连续 3 个月。治疗后发现空腹血糖、餐后 2 h 血糖均明显下降，尿蛋白明显减少，由此可见，吡格列酮不仅能有效地控制血糖，而且可以直接作用于组织器官发挥保护作用，延缓糖尿病肾病的发生发展[397]。

吡格列酮作用于肾小球系膜细胞，通过结合和活化 PPARγ，调节肾小球系膜细胞的增殖和分化[398,399]。另外，吡格列酮还可减轻肾脏的炎症反应，抑制肾内炎性细胞的浸润、细胞外基质聚集及肾纤维化，改善胰岛素抵抗综合征相关的内皮功能紊乱，恢复肾动脉血管张力，减少糖尿病肾病尿蛋白排泄率(UAER)，对糖尿病肾损害提供保护作用[400]。

5.3.3.2 吡格列酮对认知障碍的影响

由于社会人口日益老龄化，认知障碍和痴呆在中老年人中普遍流行。轻度认知障碍 (Mild Cognitive Impairment，MCI) 指存在记忆减退或轻度其他认知功能异常，不影响日常生活，介于正常老化与痴呆之间的一种临床状态。MCI 被认为是痴呆的前期表现，特别是阿尔茨海默病 (Alzheimer Disease，AD) 的前期表现。糖尿病、认知障碍和痴呆已经成为影响人类健康和生活质量的常见慢性病。流行病学调查发现，糖尿病患者认知功能与同年龄组非糖尿病患者相比降低，糖尿病作为认知障碍的重要独立危险因素已被大多数研究所证实[401]。研究发现，糖尿病与痴呆，特别是 AD，有许多共同的发病机制，如胰岛素抵抗、糖基化终末产物增多、氧化应激、炎症反应等[402]。有证据表明，2 型糖尿病可导致患者存在某些方面的认知障碍，临床主要表现为记忆力减退、学习能力下降等。

已有的动物实验证实，由急慢性脑缺血导致的与哺乳动物记忆及学习过程最为密切的海马 CAI 区缺血、神经元超微结构异常及神经元凋亡，是导致血管性认知功能障碍及血管性痴呆的一个重要原因[403]。吡格列酮可在临床水平和哺乳动物实验水平改善血管性认知功能障碍患者的认知功能，这种改变也伴随着糖代谢功能的改善。进一步研究显示，吡格列酮能够通过抑制脂多糖引起的海马炎性反应，从而改善学习记忆功能[404]；还可通过降低动脉粥样硬化小鼠基质金属蛋白酶 9（MMP-9）的表达和斑块巨噬细胞活性，达到抑制动脉粥样硬化进程的作用；并且吡格列酮还可以通过影响血管重构途径达到抑制血管性认知功能障碍产生的作用[405]。

有研究表明，吡格列酮对认知功能障碍有预防及治疗作用。在动物和人体的研究中都证实了这一点[406]。采用异氟醚暴露 2 h 制备小鼠认知障碍模型，灌胃给予吡格列酮，实验结果表明吡格列酮可以减轻异氟醚引起的小鼠认知障碍，并存在剂量依赖性。在对昆明小鼠的实验中[407]，一次性腹腔注射 STZ 制造糖尿病小鼠模型，灌胃给药吡格列酮，结果表明模型组小鼠的反应时间显著增加，反应潜伏期显著减少，3 min 内错误记忆次数极显著增加，这说明糖尿病引起了小鼠记忆功能损伤；而与模型组相比，使用吡格列酮治疗的小鼠的潜伏期显著增加，3 min 内错误记忆次数显著减少，说明了吡格列酮对糖尿病小鼠的学习记忆功能损伤有改善作用。

对老年 2 型糖尿病患者（65~75 岁）服用吡格列酮 30 mg/d，疗程 1 年，发现患者简易精神状态量表（Mini-Mental State Examination，MMSE）及蒙特利尔认知量表（Montreal Cognitive Assessment，MoCA）评分较治疗前及对照组明显提高[408,409]。在对精神分裂症合并代谢综合征患者给予吡咯列酮治疗 12 周后发现，患者糖化血红蛋白、甘油三酯都有较好改善，视觉空间结构因子分、神经心理状态测量（Repeatable Battery for the Assessment of Neuropsychological Status，RBANS）总分及即刻记忆、延迟回忆因子分较高，这表明吡咯列酮不仅能改善患者的代谢状况，而且对认知功能的改善也有作用[410]。

在血管性认知功能障碍患者的实验中[411]，给予患者吡格列酮 15 mg/d 联合多奈哌齐 10 mg/d，结果显示，多奈哌齐/吡格列酮治疗可以改善血管性认知功能障碍及血管性痴呆的认知功能，患者认知功能的改善与糖代谢的改善可能存在相关性。实验中血管性痴呆患者使用多奈哌齐/吡格列酮治疗 6 个月时老年痴呆量表—认知（Alzheimer's disease assessment scale-cognitivesection，ADAS-Cog）评分有所改善，而在血管性认知功能障碍患者中治疗 1 年时可观察到此效应，这表明血管性认知功能障碍程度越重，吡格列酮改善认知功能的效果越明显。

关于吡咯列酮对认知功能的治疗作用机制国内外有很多研究。有研究认为，吡格列酮通过促进 PPARγ 表达增加，增强中枢胆碱乙酰转移酶（Choline acetyltrans ferase，ChAT）的活性，增加胰岛素样生长因子 1（IGF-1）的表达，维持胆碱能神经功能，对学习记忆功能减退起到改善作用[411]。同时，吡格列酮通过 PPARγ 对糖基化终末产物及糖基化终末产物受体通路产生抑制作用，继而改善胰岛素抵抗模型鼠的认知功能。另外，在 Sharma 等的研究中发现，吡格列酮能逆转 STZ 所致糖尿病模型鼠的学习与记忆行为受损，同时逆转糖尿病诱发的血管内皮功能、氧化应激水平、乙酰胆碱酯酶活性的改变，因此 PPARγ 受体激动剂吡格列酮对于糖尿病诱发的血管性痴呆治疗有潜在益处[412]。高飞等研究发现，对糖尿病大鼠给予吡咯列酮治疗后，大鼠的 Raf 激酶抑制蛋白（Raf Kinase Inhibitor Protein，RKIP）含量降低，进而导致海马 MAPK 通路活化，改善了 2 型糖尿病模型老年大鼠空间记忆力[413]。也有研究发现，糖尿病大鼠给予吡咯列酮治疗 4 周后，大鼠的外周及大脑胰岛素抵抗状态改善，海马组织 tau 蛋白过度磷酸化程度降低[414]。在对伴有 2 型糖尿病的中度阿尔茨海默病患者使用吡格列酮治疗发现，吡格列酮使患者的脑顶叶局部血流量增加，同时伴有认知功能改善[415]。

糖尿病、胰岛素抵抗与血管性认知功能障碍之间存在密切联系，而且糖代谢紊乱与胰岛素受体体系的破坏有关[416]。有实验结果表明，吡格列酮可能通过降低海马组织糖原合成酶激酶 3β（Glycogen synthetasekinase 3β，GSK－3β）及细胞外信号调节激酶的活性，来减少海马神经元丢失及突触结构损伤，从而达到改善认知功能的作用[417]。

Mandrekar 等[418]给予阿尔茨海默病模型大鼠连续 9 d 饲喂吡格列酮，结果显示，吡格列酮可减少大鼠颅内可溶性及不可溶性 β 淀粉样蛋白的沉积，能刺激阿尔茨海默病模型大鼠脑内小胶质细胞和星形胶质细胞降解 β 淀粉样蛋白，并减轻小胶质细胞的炎性浸润。另外，吡格列酮还可有效逆转转化生长因子 β1（TGF－β1）的水平增加所带来的小鼠脑部血管性损伤和认知障碍[419]。

5.3.3.3 对高血压的影响

高血压是发病率和死亡率都较高的常见心血管慢性病之一。据统计，原发性高血压占所有高血压的 94％以上，但其确切发病机制尚未完全明确[420]。在病因学上，高血压和糖尿病有非常密切的关系，胰岛素抵抗是 2 型糖尿病和原发性高血压发病的主要原因[421]。

目前，临床治疗原发性高血压仍以控制血压为主。盐酸吡格列酮片是治疗原发性高血压的常用药物之一，吡格列酮除具有降低高血糖、改善脂质代谢紊乱的作用外，还有降低高血压[422]、抗动脉粥样硬化等作用。高胰岛素血症、胰岛素抵抗常常与高血压同时出现，高胰岛素血症和胰岛素抵抗可能在血压的调节中起重要作用。喂食吡格列酮的自发性高血压小鼠与对照组相比，其空腹和餐后胰岛素水平均下降，且其收缩压、平均血压、舒张压均较对照组明显降低[423]。对高血压合并糖尿病大鼠灌胃吡格列酮 10 mg/kg，发现吡格列酮能有效降低高血压合并糖尿病模型大鼠的血压[424]。

对患有高血压合并胰岛素抵抗的患者，给予盐酸吡格列酮 15 mg/d 和厄贝沙坦 150 mg/d，治疗 3 个月的结果显示联用能明显降低患者的血压[425]。

给予高血压合并糖耐量减低的患者口服非洛地平缓释片 5 mg/d 的基础上加服吡格列酮 15~30 mg/d，发现加服吡格列酮的患者空腹血糖和餐后血糖均有明显下降，并且平均收缩压和平均舒张压也有明显下降，可见吡格列酮药物对高血压合并糖耐量减低患者在血压和胰岛功能方面有良好的控制作用。

关于吡格列酮的降压机制，研究人员对小鼠主动脉平滑肌细胞研究中发现，吡格列酮通过抑制电压依赖 L 型 Ca^{2+} 电流及非选择性阳离子通道，选择性抑制血管加压素或血小板来源的生长因子诱导的小鼠平滑肌细胞 Ca^{2+} 内流和细胞增生，从而发挥降压和抗动脉粥样硬化的作用[426]。

5.3.3.4　对冠心病的影响

糖尿病和冠心病在发病诱因上存在一些相同的因素，并且这两种疾病在病情的进展过程中也具备一定的关联性，因此，大约超过七成的糖尿病患者会患有冠心病，两种疾病都给患者带来了十分严重的危害[427]。

吡格列酮对治疗 2 型糖尿病合并冠心病具有十分显著的疗效。选取 90 例糖尿病合并冠心病患者，给予阿司匹林、二甲双胍药物、他汀类药物等进行常规治疗。在此基础上，治疗组每天清晨口服吡格列酮 15 mg，连续服用 24 周以上。结果比较发现，治疗后患者 24 h 室性早搏的次数、24 h 心肌缺血的次数、LDL-C、TC、TG 均有明显下降，而 HDL-C 则有较明显的上升[428]。

5.3.4　吡格列酮对其他病症的作用

5.3.4.1　吡格列酮对内毒素的影响

内毒素是革兰氏阴性细菌细胞壁中的一种叫作脂多糖的成分，脂多糖对宿主是有毒性的，只有当细菌死亡溶解或用人工方法破坏细菌细胞后，内毒素才释放出来。内毒素非常耐热，在 100 ℃ 的高温下加热 1 h 不会被破坏，只有在 160 ℃ 下加热 2~4 h，或用强碱、强酸、强氧化剂加温煮沸 30 min 才能破坏它的生物活性。其与外毒素不同之处在于：①内毒素不能被稀甲醛溶液脱去毒性成为类毒素；②把内毒素注射到机体内虽可产生一定量的抗体，但这种抗体抵消内毒素毒性的作用微弱。

研究发现，肠源性内毒素异常与 2 型糖尿病发病有关[429]。2 型糖尿病是以胰岛 β 细胞功能异常为临床特征的糖尿病，表现为胰岛素抵抗加重。临床研究发现[430]，慢性炎症可能是诱导机体发生胰岛素抵抗的关键因素。人体肠道内的正常菌群参与了肝肠循环、食物吸收等，正常状态下并不致病。但肠道内环境发生变化时，正常菌群大量繁殖，在繁殖及死亡过程中释放内毒素，病理状态下肠道内的菌群所产生的内毒素会引起慢性肠源性炎症。有研究显示，2 型糖尿病患者内毒素水平明显高于正常人群[431]，推测内毒素可能对 2 型糖尿病的发生及发展造成影响[432]。在对肠源性内毒素的研究中[433]，将初诊 2 型糖尿病患者分为吡格列酮治疗组和二甲双胍治疗组，吡格列酮治疗组患者于早餐结束后口服 30 mg 吡格列酮片，二甲双胍治疗组于早餐后口服二甲双胍片 500 mg，晚餐后口服二甲双胍片 500 mg。两组治疗 12 周后发现，经吡格列酮治疗的患者肠源性内毒素和超敏 C 反应蛋白（Hypersensitive C－Reactive Protein，hs－CRP）水平均明显下降；经二甲双胍治疗的患者，仅 hs－CRP 水平明显下降，而肠源性内毒素水平无明显变化。这表明吡格列酮可以降低初诊 2 型糖尿病患者的肠源性内毒素水平[434]。

吡格列酮对血浆内毒素也有相似的作用。给予新诊断的 2 型糖尿病患者口服吡格列酮 30 mg/d，治疗 3 个月后，发现患者血浆内毒素和 hs－CRP 水平均明显下降。这表明吡格列酮能明显降低 2 型糖尿病患者血浆内毒素水平[435]。

5.3.4.2　对多囊卵巢综合征的作用

多囊卵巢综合征是育龄期女性常见的内分泌/代谢性疾病，在育龄期女性中的发生率为 5%～12%[436,437]，临床主要表现为体毛增多、月经周期紊乱、不孕等。严重影响患者的生殖健康和身体健康。研究者将多囊卵巢综合征分为两型，分别为内分泌型和胰岛素抵抗型[438]。近年来研究发现，多囊卵巢综合征患者普遍存在着胰岛素抵抗或高胰岛素血症情况，而血中胰岛素水平升高可抑制肝脏合成性激素结合球蛋白及游离睾酮升高，进而导致雄激素活性增加。胰岛素抵抗是多囊卵巢综合征发生、发展的始动因素和病理生理学基础，是代谢紊乱的中心环节[437]，提示多囊卵巢综合征治疗的关键在于降低雄激素水平与减轻胰岛素抵抗[439]。盐酸吡格列酮是胰岛素增敏剂，不仅能激活 PPARγ，提高胰岛素敏感性而控制血糖水平，还可直接抑制酶活性，抑制卵巢和肾上腺的基础雄激素分泌，降低雄激素水平[440]，对于多囊卵巢综合征伴高胰岛素血症患者有恢复排卵、促进月经正常的作用[441]。

高胰岛素血症的多囊卵巢综合征患者从月经第 1 天开始于早餐前口服吡格列酮 15～45 mg/d，连续治疗 4 个月后停药，发现吡格列酮可以通过影响雄性激素分泌，降低卵巢周围的高雄性激素水平，从而诱使卵巢排卵，促使月经正常，达到治疗多囊卵巢综合征的效果。对多囊卵巢综合征合并胰岛素抵抗患者的研究发现[442]，吡格列酮可降低 TG、升高 HDL，有效改善多囊卵巢综合征患者的胰岛素抵抗状态，同时可降低血清睾酮水平，抑制卵巢和肾上腺的基础雄激素分泌，使机体重新排卵[443]。另外，还能降低患者 BMI，使多囊卵巢综合征患者腰臀比（Waist-to-hip ratio，WHR）显著降低。

研究还发现，除了单独使用吡格列酮对多囊卵巢综合征患者有治疗效果外，联合其他药物，如二甲双胍、比索洛尔、克罗米芬等，也有非常不错的效果。二甲双胍联合吡格列酮是一种比较安全、有效的治疗多囊卵巢综合征的方法[444]。

吡格列酮及二甲双胍联合预处理治疗多囊卵巢综合征不孕患者可提高其排卵率及妊娠率。对 86 例多囊卵巢综合征患者每天给予服用二甲双胍 500 mg、吡格列酮 15 mg，在月经来潮或撤退性出血的第 5 天开始服用克罗米芬 50～100 mg，连续 5 d，并在月经第 4 天开始隔天使用人尿促性腺激素 75 IU，连续使用 4 次。当至少有 1 个卵泡直径不小于 18～20 mm 时或尿血清黄体生成素不小于 25 U/L 时，注射人绒毛膜促性腺激素（Human Chorionic Gonadotropin，HCG）5000 U 或 10000 U。确定排卵后，每日肌注黄体酮 20 mg 和口服地屈孕酮 10 mg。结果发现，采用吡格列酮及二甲双胍联合预处理能够提高多囊卵巢综合征不孕患者的排卵率及妊娠率，治疗后排卵率达到了 83%，妊娠率达到了 37%，治疗效果明显，且治疗后内分泌相关指标均有不同程度的改善，说明吡格列酮联合二甲双胍处理能明显改善内分泌紊乱、改善机体内环境。另外，在一项为期半年的二甲双胍（500 mg/d）联合吡格列酮（30 mg/d）的多囊卵巢综合征患者的治疗中[445]，经联合用药后患者的病情得到了有效明显的控制，治疗后的黄体生成激素、睾酮等水平都有明显的改善。

吡格列酮还可联合其他许多药物，如比索洛尔、克罗米芬等，治疗多囊卵巢综合征。比索洛尔是一种高选择性的 β_1-肾上腺受体拮抗剂，无内在拟交感活性和膜稳定活性。比索洛尔可明显改善慢性心衰及甲状腺功能亢进患者的内分泌功能[446]。研究发现，多囊卵巢综合征患者在服用吡格列酮的基础上加用富马酸比索洛尔 2.5～5.0 mg/d，治疗 3 个月后结果显示比索洛尔联合胰岛素增敏剂治疗对雌二醇、睾酮、性激素结合蛋白、皮质酮、促肾上腺皮质激素

（Adrenocorticotropic hormone，ACTH）、肾上腺皮质激素释放激素（Corticotropin Releasing Hormone，CRH）和促性腺激素释放激素（Gonadotropin-Releasing Hormone，GnRH）等水平有明显的改善，对改善多囊卵巢综合征患者内分泌功能紊乱有益，而且进行比索洛尔联合吡格列酮治疗的疗效明显高于仅进行吡格列酮治疗的疗效。卵巢雄激素合成于卵泡膜细胞，并依赖于黄体生成激素的刺激作用，由黄体生成激素下游众多信号通路精密调控，包括传统的环磷酸腺苷（Cyclic adenosine monophosphate，cAMP）—蛋白激酶A（Protein Kinase A，PKA）—环磷酸腺苷反应元件结合蛋白（cAMP-response element binding protein，CREB）信号通路，而黄体生成激素调控通路过度激活与多种内分泌疾病（如 PCOS）有关[447]。有研究显示，比索洛尔联合吡格列酮治疗的患者黄体生成激素下游信号通路中的cAMP 水平明显降低，环磷酸鸟苷（Cyclic guanosine monophosphate，cGMP）的水平明显升高，疗效分析结果显示，比索洛尔联合吡格列酮可明显改善多囊卵巢综合征患者机体的内分泌环境，提高多囊卵巢综合征治疗的总有效率。

另外，将盐酸吡格列酮（30 mg/d）和克罗米芬（60 mg/d）进行联用[448]，观察随访 1 年，比较发现治疗前后 PCOS 患者黄体生成激素、卵泡刺激素及泌乳素水平均有明显下降，患者临床有效率为 93.33%，改善明显，无明显不良反应，表明应用盐酸吡格列酮配合克罗米芬治疗多囊卵巢综合征有效，能在一定程度上改善激素水平，利于受孕，不良反应不明显，值得临床推广应用。胰岛素受体底物 1（Insulin Receptorsub Strate 1，IRS-1）和胰岛素受体底物 2（Insulin Receptor Substrate 2，IRS-2）是胰岛素受体信号通路中的主要蛋白，其蛋白的表达和磷酸化异常是选择性胰岛素抵抗的主要机制。盐酸吡格列酮联合克罗米芬治疗观察随访 1 年，发现治疗前后患者卵巢体积明显减小，卵泡数目增加，IRS-1 和 IRS-2 蛋白酪氨酸磷酸化水平提高。这说明盐酸吡格列酮联合克罗米芬有利于改善多囊卵巢综合征患者的高雄激素血症和卵巢的排卵功能，可起到降低雄激素和减轻胰岛素抵抗的双重疗效[449]。

5.3.4.3 吡格列酮对心肌肥大的作用

吡格列酮对压力负荷增加引起的左心室肥厚[450]、高糖高胰岛素诱导的心肌细胞肥大[451]均有很好的治疗效果，在与其他药物联用时对心肌肥大还有抑制作用。

研究发现，炎性细胞因子与心肌肥大有很大关系[452]。炎性细胞因子分为致炎细胞因子与抑炎细胞因子，其中致炎细胞因子以肿瘤坏死因子、白细胞介素 6 （Inetrleukin-6，IL-6）和白细胞介素 1β（Interleukin-1β，IL-1β）为代表，其心肌营养素 1（Cardiotropin-1，CT-1）是 IL-6 家族的成员之一；而抑炎细胞因子则以白细胞介素 4（Inetrleukin-4，IL-4）为代表。心肌肥厚的标志基因是脑钠尿肽（Brain Natriuretic Peptide，BNP），当心肌肥厚形成时，其 mRNA 表达增加，因此许多研究者将 BNP 作为心肌肥厚的分子学标准。

对 Wistar 大鼠的心脏细胞进行原代培养，并利用 1 μmol/L 血管紧张素 Ⅱ（Ang Ⅱ）建立心肌肥大模型后[453,454]，加入不同浓度（0、5、10、20 μmol/L）的吡格列酮作用，结果显示，吡格列酮在终浓度为 10 μmol/L 时可明显逆转因 Ang Ⅱ 诱导的肥大心肌细胞的表面积的增加。同时利用 ^{3}H 标定胸腺嘧啶脱氧核苷 ^{3}HTdR，发现因 Ang Ⅱ 导致的肥大特征性心房钠尿肽（Atrial natriuretic peptide，ANP）和脑钠尿肽（BNP）mRNA 的表达表现出抑制作用，并呈一定的剂量依赖关系。最终结果发现，吡格列酮体外具有改善心肌肥大的药理作用。

对新生 Wistar 大鼠心肌细胞原代培养，利用 Ang Ⅱ 构建心肌细胞肥大模型，在加入诱导剂前 30 min，培养液中加不同浓度的吡格列酮（5、10、20 μmol/L）预处理，实验结果显示，经 Ang Ⅱ 诱导后，心肌细胞表面积、ANP、BNP 的 mRNA 表达及其蛋白合成速率增加，IL-1β、IL-6、MMP2、MMP9 的 mRNA 表达也显著增加，PPARγ 的 mRNA 表达下降。在经过吡格列酮治疗后，相对于模型组，心肌细胞肥大得到逆转，ANP、BNP 和炎性细胞因子及 MMPs 的 mRNA 表达得到抑制，PPARγ 的 mRNA 表达增加。这些结果表明，吡格列酮能通过抑制炎性因子的表达抑制心肌细胞肥大[455]。对 SD 雄性大鼠用高脂饲料和 STZ 联合构建胰岛素抵抗及胰岛损伤模型，灌胃吡格列酮 11 mg/kg/d，持续 4 周，发现经吡格列酮治疗后 MMP-9、TIMP-1 表达水平均明显降低，较模型大鼠心肌纤维排列紊乱、局灶性坏死，心脏成纤维细胞增多，间质胶原增生，局部脂肪细胞浸润的这些症状均明显减轻。这些结果表明，吡格列酮能改善 MMP-9、TIMP-1 的平衡，减少心肌间质异常重构，减轻心肌病变的发生、发展[456]。

临床上高血压病等压力负荷增加引起的左心室肥厚较常见，研究发现吡格列酮对压力负荷增加引起的心肌肥大有很好的治疗效果。在对 SD 大鼠构建心肌肥厚模型的实验中，首先在制模前 1 周起给大鼠灌胃吡格列酮（20 mg/kg/d），直至建模术后 4 周，实验表明，心肌肥厚大鼠的心肌中炎性细胞因子 IL

—1β、CT—1 和心肌肥厚标志基因 BNP 的 mRNA 表达显著增加，应用吡格列酮治疗后上述分子的表达、大鼠的心脏/体重比值、心肌细胞平均直径和左心室壁厚度均明显降低。这表明吡格列酮能通过抑制炎性细胞因子的表达来抑制压力负荷增加引起的心肌肥厚[450]。

吡格列酮能抑制高糖高胰岛素诱导的心肌细胞肥大。取出生 24 h 以内的 Wistar 大鼠心脏细胞，原代培养 72 h 后，换为无血清培养基并添加 25.5 μmol/L 葡萄糖和 0.1 μmol/L 胰岛素制成心肌肥大模型后，给予 10 μmol/L 吡格列酮作用 48 h，结果表明，模型组高糖高胰岛素诱导的心肌肥大的细胞表面积、蛋白含量、ANP 的 mRNA 表达以及 CT—1 的 mRNA 的水平均升高，在经过吡格列酮治疗后上述因子水平均明显降低。CT—1 参与了高糖高胰岛素所引起的心肌肥大的发生，吡格列酮抑制了肥大心肌中 CT—1 的表达，推测吡格列酮抑制心肌肥大的作用可能是通过抑制 CT—1 所介导的[457]。

另外，有研究发现吡格列酮和内源性配体 15 脱氧前列腺素 J2（15d—PGJ2）联用对体外心肌细胞肥大有抑制作用[458]。利用 Ang Ⅱ 诱发体外原代新生大鼠心肌细胞肥大模型，24 h 后加入不同浓度的吡格列酮和 15d—PGJ2，作用 48 h，结果显示吡格列酮和 15d—PGJ2 在终浓度为 10 μmol/L 时可明显逆转 Ang Ⅱ 诱导的肥大心肌细胞的表面积的改变，但对正常心肌细胞的表面积无明显影响。这说明吡格列酮和 15d—PGJ2 联用对体外心肌细胞肥大有抑制作用。

5.3.4.4　对癌细胞的作用

多种肿瘤的体内外实验中，噻唑烷二酮类药物干预后表现出抑制细胞增殖和诱导凋亡的效应，具有潜在的抗肿瘤作用。吡格列酮在人肝癌细胞株中具有潜在的抗肿瘤作用，并呈一定的剂量依赖关系。但也有文献指出，使用吡格列酮超过 24 个月时，可使罹患膀胱癌的风险升高 40%。具体见吡格列酮的副作用。

一项利用吡格列酮对人肝癌 HepG2 细胞进行的体外实验结果显示，吡格列酮能够诱导 HepG2 细胞凋亡，当浓度为 0、10、20、50 μmol/L 时，癌细胞凋亡率分别为 9.10 ±0.46%、13.23 ± 0.70%、16.57 ± 0.91% 和 30.0 ± 1.18%[459]。另一项研究也发现，吡格列酮作用于 HepG2 细胞后，HepG2 细胞的增殖受到抑制、DNA 合成速率减慢，并诱导细胞凋亡，干扰细胞周期，导致 G0/G1 期细胞大量增加，S 期细胞大量减少，且呈一定的剂量依赖性，G2/M 期细胞无变化，但 PPARγ 的 mRNA 和蛋白表达未受影响[460]。

吡格列酮还能抑制肾癌细胞的生长，诱导其凋亡。给予 2 - 甲基亚胺诱导叙利亚仓鼠吡格列酮喂养，其胰腺癌的发病率有所降低[461]。吡格列酮在这些动物身上降低胰腺癌发病率的同时，也能够降低其患胆管癌的风险，并诱导脂蛋白脂肪酶的表达[462]。

5.4 吡格列酮的副作用

5.4.1 吡格列酮的药理毒性

研究发现，吡格列酮与肾癌、甲状腺癌、胰腺癌无明显相关性，但能使膀胱癌发病率增加[463]。在 FDA 系统记录的 2004—2009 年降糖药物不良事件报告中发现，吡格列酮会增加患膀胱癌的风险，并指出吡格列酮增加肿瘤风险与剂量累积有关。法国国家健康保险计划（FNHIP）一项关于 150 万名糖尿病患者的临床研究中，发现使用吡格列酮的 155535 名患者患膀胱癌的风险明显高于使用其他抗糖尿病药物的患者，其中所用吡格列酮累积剂量超过 28000 mg 及用药时间超过 1 年的病人患膀胱癌的风险更高，且男性用药者的风险显著高于女性。

在对膀胱癌患者的研究中，抽取膀胱癌患者上皮细胞，用 $1 \sim 10 \ \mu mol/L$ 的吡格列酮对其进行培养研究。干预 2、3、4 d 后高剂量组上皮细胞的存活率明显低于低剂量组，这表明膀胱癌上皮细胞的存活率与吡格列酮的剂量呈负相关[464]。另有报道表明，膀胱癌上皮细胞凋亡速度、数量与吡格列酮的剂量呈正相关[465]。

5.4.2 吡格列酮的不良反应

吡格列酮临床使用过程中的不良反应主要有水肿、肝毒性、心血管系统影响、低血糖、贫血等。这些不良反应可能与给药剂量、用药时间及个体差异有关。患者在使用时一定要注意严格遵照医嘱用药，且密切关注病情变化，一旦出现不良反应，须及时停药并进行相应的处理，以保障用药安全、有效。

5.4.2.1 水肿

服用吡格列酮后发生的水肿主要表现为下肢水肿和黄斑水肿。发生机制主要是水钠潴留，通过影响肾脏的不同部位，使得钠的摄入增加、排出减少，从而引起水肿。具体来说，肾脏是调节水盐代谢的主要器官，水肿与局部 PPARγ 的激活有关，而吡格列酮是 PPARγ 激动剂，能使 PPARγ 高度表达于肾脏的髓质集合管。也有报道称盐酸吡格列酮是通过影响醛固酮，增加远端肾单位钠的重吸收而引起水肿[466]。

2008 年调查显示，糖尿病患者的水肿发生率为 3.0%～28.9%[338]。另一项对 42 例 2 型糖尿病患者采取吡格列酮治疗的试验中，有 5 例患者出现踝部水肿，所占比例为 11.9%，其中 2 例于 1 周后自行消肿，另外 3 例加服氨体舒通片 1 周后水肿即消失[467]。在应用盐酸吡格列酮后，发生水肿的部位以双足、双侧小腿胫前为主，水肿类型为指压凹陷性水肿，睡眠休息后水肿无明显变化。停药后水肿即消失，消退时间约为 2～7 d[468]。

5.4.2.2 肝毒性

药物性肝损伤（Drug-induced liver injury，DILI）是对目前临床医生、科研人员、制药企业及药品管理部门极具挑战的难题之一，吸引了越来越多的工作者进行研究。众所周知，曲格列酮因其严重的肝毒性被撤出市场[469]。因此，吡格列酮对肝功能的影响受到了很大的关注。

临床使用过程中，极少发现吡格列酮损害肝功能的例子，偶尔出现谷丙转氨酶（ALT）升高的个例报道[470]。因此，服用吡格列酮期间应注意监测肝功能，若 ALT 超过正常值 2.5 倍及以上应禁用吡格列酮。2003 年一项吡格列酮的双盲对照研究中，0.3% 的患者治疗后 ALT 大于 3 倍正常值上限[471]。一位 49 岁 2 型糖尿病患者，连续服用 30 mg/d 吡格列酮 6 个月后，检测发现其 ALT 明显升高，存在部分肝细胞损害和胆汁淤积。停药后未加其他治疗措施的情况下，其 ALT 逐渐恢复正常[472]。对 2 例糖尿病合并高血压、3 例糖尿病合并冠心病、1 例糖尿病合并痛风患者，于早、晚餐前 15 min 分别给予服用 15 mg 盐酸吡格列酮后，观察未见由于肝肾功能损害引起的厌食和无力的症状[466]。在与其他药物联用时也出现了此情况，在洪亚君以吡格列酮联合二甲双胍片为试验组的报道中，有 1 例患者谷丙转氨酶（ALT）升高[473]。

2007 年日本报道吡格列酮上市后的监测结果表明[339]，在糖尿病患者中肝胆不良反应的发生率是 4.2%，无肝衰竭病例出现，19 例不良反应患者由内科医师评估严重程度，其中 3 例是因慢性乙肝急性恶化、心肌梗塞和合并用其他药物所致；11 例患者表现为肝酶的升高，但没有黄疸；4 例发现有肝胆肿瘤，1 例患者发生胆囊炎。在研究盐酸吡格列酮的致肝毒性的报道中，1 例 2 型糖尿病史患者因肺部感染住院，当时肝功能各项指标正常，因血糖控制不好，胰岛素释放实验提示胰岛功能减退，加用盐酸吡格列酮，因乏力进行肝功能检查，显示天冬氨酸氨基转移酶（Aspartate aminotransferase，AST）为 64 U/L，谷丙转氨酶为 84 U/L，考虑吡格列酮致肝损害，立即停用盐酸吡格列酮，其余药物不变，之后复查肝功能恢复正常。此次服用盐酸吡格列酮后出现 AST、ALT 持续性升高，且以 ALT 升高明显，推测可能是盐酸吡格列酮肝毒性导致的[470]。因此，2 型糖尿病患者服用吡格列酮时应定期监测肝功能。

5.4.2.3　对心血管系统的影响

研究发现，吡格列酮在某些患者中有导致或加重心血管系统病变的危险，可能是由于血容量增大，引起水肿和体重迅速增加而引发充血性心衰（Congestive Heart Failure，CHF），发生率约为 1.59%，急性心肌梗死发生率约为 0.97%[474]。开始使用吡格列酮和用药剂量增加时，应严密监测患者心衰的症状和体征[475]。

一项对吡格列酮缺血性心血管合并症发生率的 Meta 分析显示，对 19 项研究共 16390 例患者，治疗期从 4 个月到 3.5 年，观察到吡格列酮与严重充血性心力衰竭（CHF）发生有相关性[476]。另外，应用 PharMetrics Patient-Centric 数据库资料分析比较，发现在使用吡格列酮或者胰岛素 2 年，吡格列酮组充血性心力衰竭（CHF）发病率较胰岛素组低[477]。2007 年 Lincoff 等的分析也表明吡格列酮可以显著降低糖尿病患者死亡、卒中以及心肌梗死的风险[476]。目前的共识是，对美国纽约心脏病学会 NYHA 心功能分级为Ⅰ级、Ⅱ级心力衰竭的患者，在严密监测下仍可慎用吡格列酮，而Ⅲ级和Ⅳ级患者禁用吡格列酮[346]。

5.4.3　其他不良反应

在临床中，除了上述不良反应外还发现有许多其他的不良反应，并随着吡格列酮的临床使用，越来越突出。

5.4.3.1　低血糖

吡格列酮单独使用时，患者发生低血糖的概率极低，原因可能是吡格列酮为胰岛素增敏剂，既能增加组织对内源性胰岛素的敏感性，也能增强对外源性胰岛素的敏感性，使血糖摄取、转运和利用加快，从而导致低血糖的发生。一项国内对 84 例 2 型糖尿病患者的临床调查显示，服用吡格列酮治疗 8 周后，出现 6 例低血糖患者，所占比例为 7.1％，进食后能自行缓解[478]。

当吡格列酮与其他药物，如与胰岛素、磺酰脲类等药物联合使用时引起轻至中度低血糖现象的可能性大大提高，所以联合用药发现问题应及时调整剂量。在国内，吡格列酮与磺酰脲类联用时低血糖发生率约为 2.0％，与胰岛素联用的低血糖发生率约为 8.0％[479]，与格列吡嗪联用时低血糖发生率为 8.3％[480]。在国外发生低血糖的概率相对较高，2004 年在对墨西哥人群多中心随机双盲对照测试表明，有 19 例发生低血糖现象，占 13.8％，这有可能和不同的饮食习惯有关。

5.4.3.2　贫血

在临床试验中发现使用吡格列酮 4~12 周时，可能会出现贫血现象。一项超过 2500 名病人接受盐酸吡格列酮治疗的试验发现，单独使用吡格列酮治疗时贫血症发生率约为 1.0％；与胰岛素联合用药时贫血症发生率约为 1.6％；与磺酰脲类联合用药时贫血症发生率约为 0.3％；与二甲双胍联合用药时贫血症发生率约为 1.2％。可见吡格列酮单独或与胰岛素、二甲双胍联合治疗时，贫血的发生率相对较高[481]。

5.4.3.3　头痛

有报道称服用吡格列酮会出现头痛的现象，机制可能与噻唑烷二酮类药物具有轻度的血管扩张作用有关。一项对 60 例 2 型糖尿病患者服用吡格列酮的安全性研究发现，1 例吡格列酮组的患者出现轻度头痛，停药后即好转[482]。

5.4.3.4　体重增加

吡格列酮与其他降糖药联用时，会造成部分患者不同程度的体重增加，可能与吡格列酮所致水钠潴留、体脂重新分布、促进脂肪细胞分化、增加脂肪细胞数目等有关。有报道指出，吡格列酮联合格列吡嗪治疗非肥胖 2 型糖尿病患者 60 例中，有 5 例（占 8.3％）患者治疗后体重明显增加[480]。

5.4.3.5　胃出血

吡格列酮致患者消化系统不适的反应较为常见，极少数出现胃出血。原因可能是服药后胃黏膜水肿，导致胃循环障碍，在胃酸作用下血管破损。某 2 型糖尿病患者因血糖控制不佳，加服吡格列酮后出现上腹部不适、黑便现象，胃镜检查后诊断为出血渗出型浅表性胃炎。随即停用吡格列酮，给予奥美拉唑治疗后，再次加服吡格列酮，又出现黑便，再次停用，未再复发[483]。

5.4.3.6　心包积液

服用吡格列酮的患者发生心包积液的现象较为罕见。一糖尿病患者在原降糖药剂量不变的情况下加服盐酸吡格列酮后，出现心包积液现象，随即停服吡格列酮，改服马来酸罗格列酮，此后心包积液量逐渐减少，5 个月后消失[484]。

5.5　吡格列酮原料药的合成

目前吡格列酮的合成主要采用两种方式进行，分别是骨架构建方式和以中间产物为中心构建方式。

5.5.1　骨架构建方式

分析吡格列酮化学结构（见图 5-4），综合其相关文献[485]，结合逆向合成推理，根据其骨架构建方式将其合成方法分为两类，即"（A+B）+C"和"A+（B+C）"，然后经水解脱亚胺基得盐酸吡格列酮。

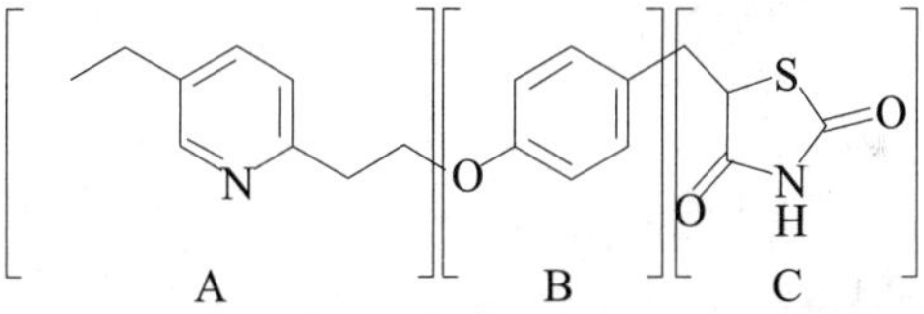

图 5-4　吡格列酮化学结构

5.5.2　"（A+B）+C"合成法

根据构建方式的不同，即按成噻唑杂环和两片段连接的先后顺序，本法可分为两类。

5.5.2.1　先连接后成噻唑杂环

选用经脱亚胺基处理的硫脲为原料，通过构建噻唑烷杂环，把"（A+B）"片段和"C"片段连接起来，构建吡格列酮。该过程一般因其反应历程不同又可以分为三种不同的方法。

方法一：将 2-羟乙基-5-乙基吡啶（2）与含有对氟硝基苯（3）的四氢呋喃（Tetrahydrofuran，THF）或二甲基甲酰胺（N, N-Dimethylformamide,

DMF）的溶液混合，在催化剂氢化钠（NaH）、温度10～30℃的条件下，经缩合反应得到2－［2－（4－硝基苯氧基）乙基］－5－乙基吡啶（4），收率为62.9％[486]。（4）经钯碳催化加氢后[487]，用雷尼镍或铁粉作还原剂[488]还原得4－［2－（5－乙基－2－吡啶基）乙氧基］苯胺（5）。（5）在氢溴酸的水溶液中经偶氮化后，在氧化亚铜的催化作用下与丙烯酸甲（乙）酯（6a，6b）发生米尔文芳基化（Meerwein arylation）反应得到3－｛4－［2－（5－乙基－2－吡啶基）乙氧基］苯基｝－2－溴丙酸甲（乙）酯（7a，7b）。（7）在以甲醇或异丙醇为溶剂、温度为80～100℃的情况下与硫脲（8）反应得5－｛4－［2－（5－乙基－2－吡啶基）乙氧基］苄基－2－亚胺基｝－噻唑烷二酮（9），收率为52.3％。（9）在盐酸、硫酸、氢溴酸等矿酸的存在下水解脱亚胺基得盐酸吡格列酮，收率为78.8％。具体化学式路线见图5－5。在Meguro等和Sohda等的研究中也提到上述方法中（7）可不经分离直接与（8）缩合得（9），（9）也可不经分离直接水解脱去亚胺基，生成盐酸吡格列酮。梳理上述合成方法，不难发现，该法以价格昂贵的对硝基氟苯为原料，同时对氟硝基苯易聚合，造成原料的浪费，而且工艺路线较长；采用水解方法制备吡格列酮，使得产品中杂质含量较高，难以纯化，并且在（2）与（3）的缩合反应中使用了易燃易爆的氢化钠，给工业化生产带来了难度。

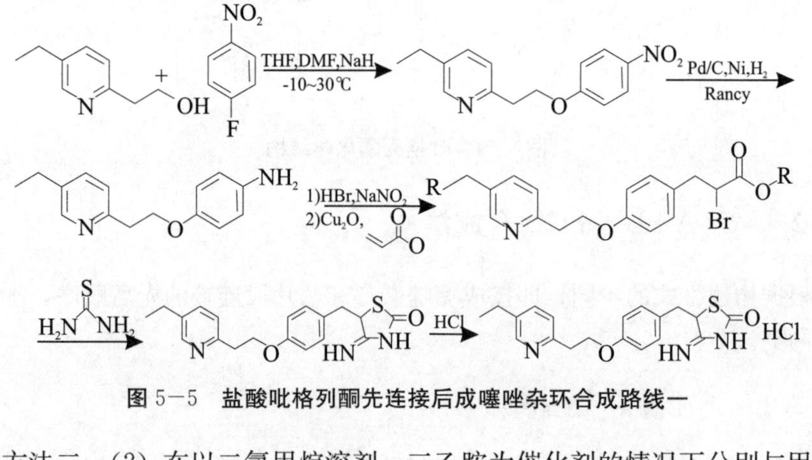

图5－5　盐酸吡格列酮先连接后成噻唑杂环合成路线一

　　方法二：（2）在以二氯甲烷溶剂、三乙胺为催化剂的情况下分别与甲烷磺酰氯（Methanesulfonyl chloride，MsCl）和对甲苯磺酰氯（4－Toluene sulfonyl chloride，TsCl）发生磺酸化反应得到2－（5－乙基－2－吡啶基）乙基磺酸酯（10a，10b），然后磺酸酯（10）和4－乙酰胺基苯酚（11）反应得到4－［2－（5－乙基－2－吡啶基）乙氧基］乙酰胺基苯（12），收率为

51.3％。(12) 经水解脱除乙酰基得（5），由（5）得到盐酸吡格列酮的后续合成路线同方法一所述，总收率为 59％。具体化学式路线见图 5-6。

使用（2）与甲烷磺酰氯或对甲苯磺酰氯发生磺酸化反应制得磺酸酯，磺酸酯活化了（2）的醇羟基，增加了成酚醚反应的活性。该方法避免了危险试剂氢化钠的使用，采用了较短的工艺路线，但在制备吡格列酮时仍采用水解方法，产生的杂质不易除去。

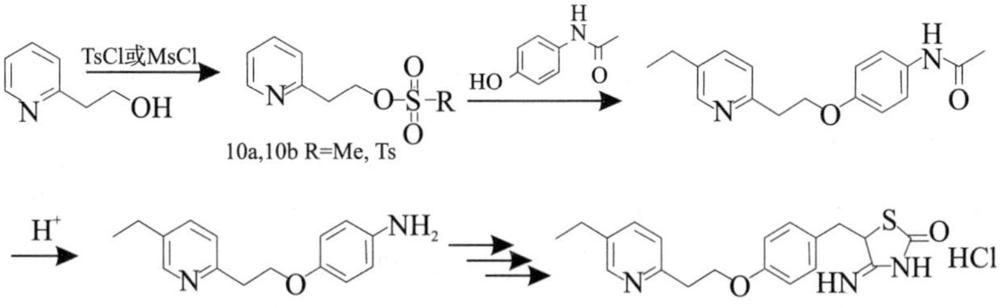

图 5-6　盐酸吡格列酮先连接后成噻唑杂环合成路线二

方法三：磺酸酯（10）在以乙腈为溶剂、碳酸钾为催化剂的情况下与对硝基苯酚（13）发生反应制得（4），由（4）经"方法一"中的后续操作得到盐酸吡格列酮。具体化学式路线见图 5-7。"方法三"的特点与"方法二"基本相同，但其中用到的硝基苯酚容易氧化聚合，使产品中的杂质更加难以去除。

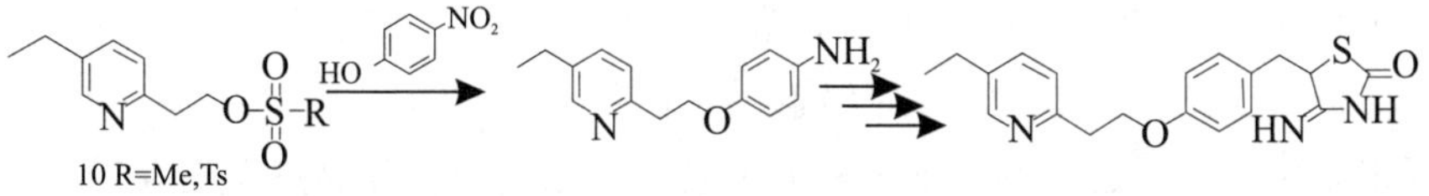

图 5-7　盐酸吡格列酮先连接后成噻唑杂环合成路线三

5.5.2.2　先成噻唑杂环后连接

此法是通过构建杂环外双键的方式来合成吡格列酮。一般选用 2，4-噻唑烷二酮为原料，将"（A+B）"片段和"C"片段连接起来，然后对杂环外双键进行还原得到目标产物。因其反应历程不同，又可以分为三种不同的方法。

方法一：磺酸酯（10）与对羟基苯甲醛（14）在氢氧化钾作用下发生取代反应，得到 4-［2-（5-乙基-2-吡啶基）乙氧基］苯甲醛（15）；酚醚醛（15）与 2，4-噻唑烷二酮（16）在乙醇中哌啶的催化作用下，发生脑文阁缩合（Knoevenagel condensation）反应，得到 5-｛4-［2-（5-乙基-2-吡啶基）乙氧基］-苯亚甲基｝-2，4-噻唑烷二酮（17）；（17）经钯碳催化氢化，或在硼氢化钠，又或在硼氢化钠和氯化钴的作用下发生还原反应，得到吡格列酮，收率为 65%，具体化学式路线见图 5-8。

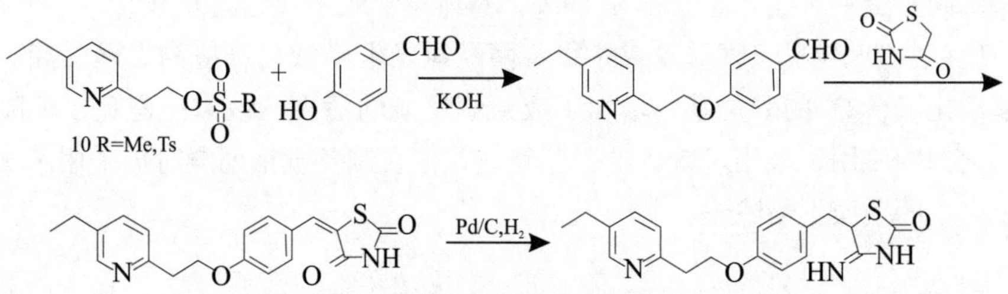

图 5-8 吡格列酮先成噻唑杂环后连接合成路线一

在上述方法中，磺酸酯和对羟基苯甲醛反应时溶剂为脂肪族氯代烷烃、芳香烃、醚、水、乙酸乙酯、DMF 或混合溶剂，在碱存在下反应于有机溶剂相进行，需要 25~30 h 才能反应完全；同时由于侧链的消除反应生成副产物 2-乙烯基吡啶，不仅降低了产率，还会影响下一步产物的纯度。给后续分离带来难度。反应也可以在水溶液和非水溶液中进行，但需要相转移催化剂，同时黏稠状的产物会加剧非均相混合，从而影响收率和产物的纯度；另外，双键的还原需昂贵催化剂及高温高压的条件，这些都是该法在工业上面临的问题[486]。

用乙醇或异丙醇取代 10 和 14 发生取代反应中的溶剂甲苯及脑文阁缩合反应中的溶剂甲苯和乙酸乙酯，可以减少侧链的消除反应，减少 2-乙烯基吡啶的生成，从而降低杂质的含量，但仍存在钯碳催化氢化还原过程中压力需 50 kg/cm^2、温度需 110 ℃的苛刻条件，而且杂质较多，需进一步除杂纯化；也可用氯化钴、二乙酸钴、丁二酮肟配位钴盐还原 17 得吡格列酮（1），可避免钯碳催化还原的高温高压苛刻条件，产率也有所提高，但合成后需分离钴盐，并还需要制备硼氢化钠钴配合物，或半咕啉、吡啶钴肟、氯吡啶钴肟、维生素 B_{12} 等，操作烦琐[489]。另外，可采用铝锂氢还原双键，或用碳烷基化合成盐酸吡格列酮。上述这些方法或需要烦琐的后处理过程，或需要高温高压的苛刻条件，或需使用有毒和昂贵的试剂，而且收率较低。总之，方法一所述工艺路线较长，后期处理对化合物（17）消耗很大，生产成本相对较高，工业化价值不高，所以工业上很少采用此法。

方法二：4-氟苯甲腈（18）与（2）在氢化钠的催化作用下，反应得到 4-［2-（5-乙基吡啶-2-基）乙氧基］苯甲腈（19），（19）在雷尼镍的催化作用下和甲酸发生还原反应得到 15，产率为 30%。再由（15）经"方法一"中的操作得到吡格列酮[490]。具体化学式路线见图 5-9 所示。该法与方法一类似，同样存在杂质含量较高、后续处理复杂等问题，所以方法二不适合工业化。

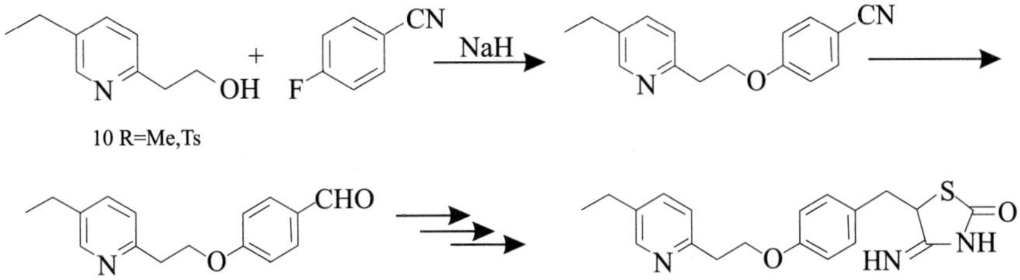

图 5-9　吡格列酮先成噻唑杂环后连接合成路线二

　　方法三：化合物 5-乙基-2-乙烯基吡啶（20）与 N-溴代丁二酰亚胺
（N-bromosuccinimide，NBS）和异丁醇在常温下反应，得到 2-溴-1-（5-
乙基-2-吡啶基）乙醇（21）。含（21）的甲醇溶液在室温条件下与碳酸钾发
生脱溴反应，得到化合物 5-乙基-2-（环氧乙基-2-基）吡啶（22）。在温
度保持 85 ℃时，（22）与（14）在碳酸钾作用下发生反应，生成 4-［2-（5
-乙基吡啶-2-基）-2-羟乙氧基］苯甲醛（23）。（23）与化合物（16）在
甲醇中哌啶催化下回流反应得（Z）-5-｛4-［2-（5-乙基吡啶-2-基）-
2-羟乙氧基］苯基亚甲基｝-2，4-噻唑烷二酮（24）。（24）经 $NaBH_4$ 还原
得到 5-｛4-［2-（5-乙基吡啶-2-基）-2-羟乙氧基］苄基｝-2，4-噻
唑烷二酮（25），（25）与三氯化磷在氯仿溶剂中常温发生氯代反应，得 5-
｛4-［2-氯代-2-（5-乙基吡啶-2-基）乙氧基］苄基｝-2，4-噻唑烷二
酮（26）。（26）在金属锌作用下发生还原反应脱氯得到吡格列酮（1），具体化
学式路线见图 5-10。该法虽然有效地避开了侧链的消去反应，但是反应步骤
较为冗长，反应收率低，不适合于工业化大规模生产。

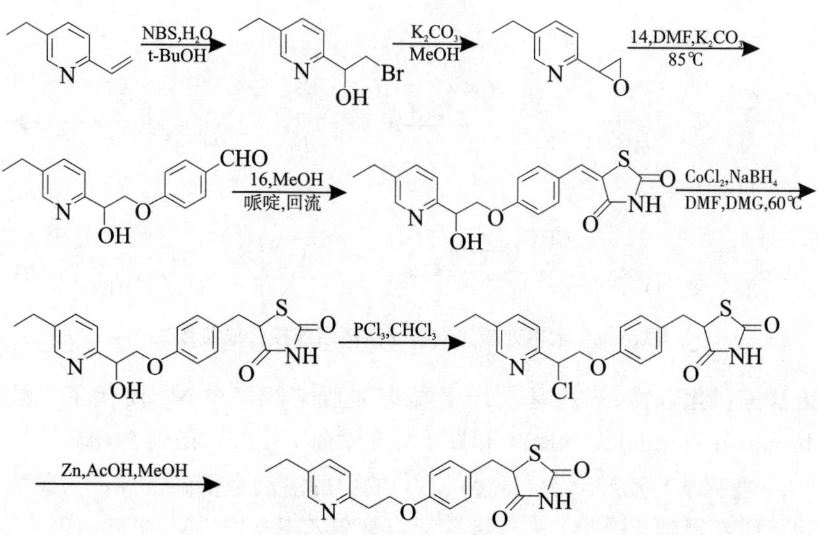

图 5-10　吡格列酮先成噻唑杂环后连接合成路线三

5.5.3　"A+（B+C）"合成法

根据"（B+C）"片段的构建方法不同，即按照成噻唑杂环和连接反应的先后顺序，本法也可分为两类。

5.5.3.1　先成噻唑杂环后连接

2，4-噻唑烷二酮（16）和对羟基苯甲醛（14）在哌啶的作用下，发生缩合反应生成 5-［（4-羟苯基）亚甲基］-2，4-噻唑烷二酮（27）。采用甲苯蒸馏分水装置，可提高收率约 10％，反应时间可缩短为 5 h。（27）在高温高压条件下经钯碳催化加氢，反应得到 5-［（4-羟苯基）甲基］-2，4-噻唑烷二酮（28）。反应需格外注意以下三点：①钯碳的用量要适当，不足与过量均不利于反应进行，同时过量造成浪费，生产成本增加；②压力需控制，若压力过低，则反应时间增加，副反应也较多；③温度需严格控制，反应温度低虽能减少副反应的产生，但反应速率较慢，反应不完全。另外，也可用雷尼镍或硼氢化钠对（27）还原得到（28）[491]。（28）与氢氧化钾反应使其成钾盐后再与磺酸酯（10a 或 10b）发生反应得到吡格列酮（1）[492]，具体化学式路线见图 5-11。

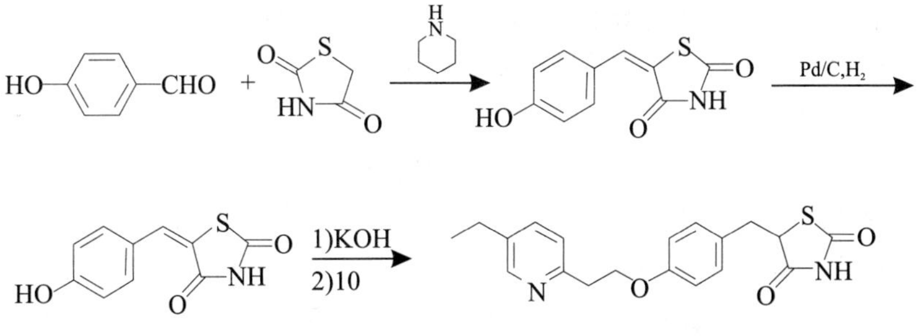

图 5-11　吡格列酮先成噻唑杂环后连接合成路线

采用上述方法合成重要中间体（28）进而合成吡格列酮[486]的路线不仅具有反应步骤较少，路线较短，钯碳催化还原反应选择性较好，原料廉价易得，产率较高等优点，还采用主原料和辅料对接的方法，可减少主原料的消耗，降低生产成本，减少副产物生成，提高了产品的纯度和质量，环境友好，总收率可达到 37%。虽然该法中钯碳用量较大，成本高，同时反应在高压釜中进行，对设备的要求较高，设备投资较大，但综合比较，该法不失为一种良好的合成工艺。

5.5.3.2　先连接后成噻唑杂环

根据使用的起始原料的不同，本法可分为三类。

方法一：对羟基苯胺（29）经过重氮化和米尔文芳基化反应后，再与丙烯酸甲酯（6）反应，生成 2-溴代-3-（4-羟基苯基）丙酸甲酯（30），α-溴代丙酸甲酯再与硫脲发生环合反应得到 5-（4-羟基苄基）-2-亚胺基噻唑烷-4-酮（31），（31）经酸水解后得（28），（28）与氢氧化钾反应使其成钾盐后再与磺酸酯（10a 或 10b）发生反应得到吡格列酮（1）。合成路线见图 5-12。

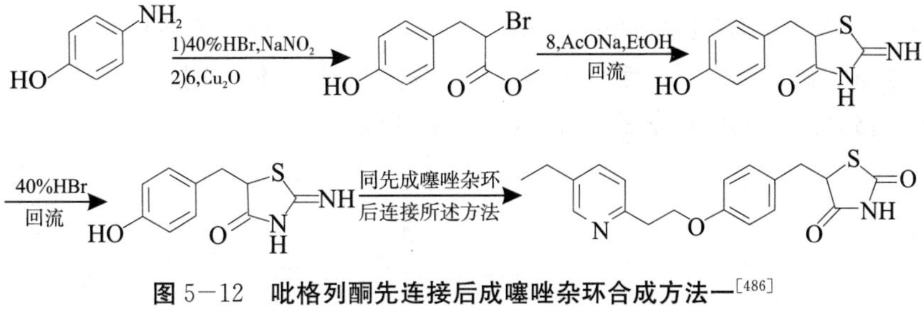

图 5-12　吡格列酮先连接后成噻唑杂环合成方法一[486]

上述方法中，所用原料均为常用试剂，但三步反应的总收率仅约为 10%，原因可能是受到酚羟基的影响。Sohda 等也报道了相似的合成方法[493]，但所用原料对香叶基氧基苯胺或对叶绿基氧基苯胺都需经多步才能合成，而且试剂价格较贵，所以此法不适用于规模化合成过程。

方法二：以对甲氧基苯胺（32）为起始原料。（32）与氢溴酸及亚硝酸钠发生重氮化后，再与丙烯酸甲酯（6）进行米尔文芳基化反应得到 2-溴-3-（4-甲氧苯基）丙酸甲酯（33），（33）与（8）的乙醇溶液在醋酸钠的催化作用下回流发生缩合反应，得到 2-亚氨基-5-（4-甲氧基苄基）噻唑烷-4-酮（34），（34）经 40%的氢溴酸溶液酸解得到 5-（4-羟基苄基）-2,4-噻唑烷二酮（28），此过程总收率为 20.4%[494]，28 再与氢氧化钾反应使其成钾盐后再与磺酸酯（10a 或 10b）发生反应得到吡格列酮（1）。具体化学式路线见图 5-13 所示。

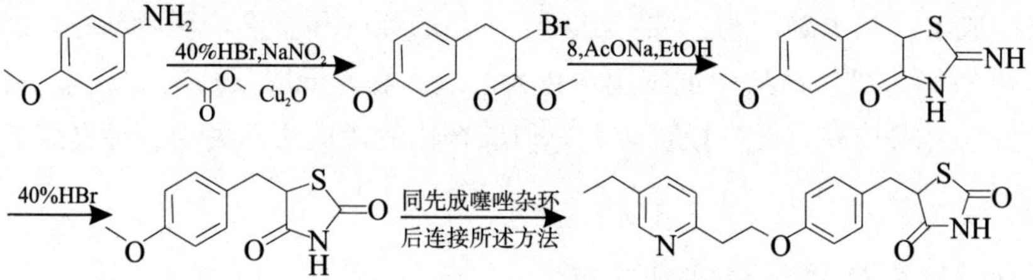

图 5-13　吡格列酮先连接后成噻唑杂环合成方法二[486]

此合成方法是在"方法一"的基础上，采用甲基化试剂（32）替代（29）。（32）稳定性较好，中间体（34）在 40% HBr 中加热回流，反应过程中甲氧基转化为羟基，亚胺基转化为酮基，两步反应按"一锅法"一步进行，操作简便。另外，（28）可直接从水溶液中析出，大大简化了产品的纯化操作。

方法三：以酪氨酸（35）为起始原料，（35）经 HBr 重氮化和与丙烯酸作用，反应生成 2-溴-4-羟基苯丙酸（36）；（36）与（8）的乙醇溶液在醋酸钠的催化作用下，反应得 5-［（4-羟基苯基）甲基］-2-亚氨基-4-噻唑酮（22）；（22）经盐酸吡格列酮溶液酸水解得 5-［（4-羟基苯基）甲基］-2,4-噻唑烷二酮（28）[495]，然后（28）按"先成噻唑杂环后连接"所述方法操作得到吡格列酮。具体化学式路线见图 5-14 所示。

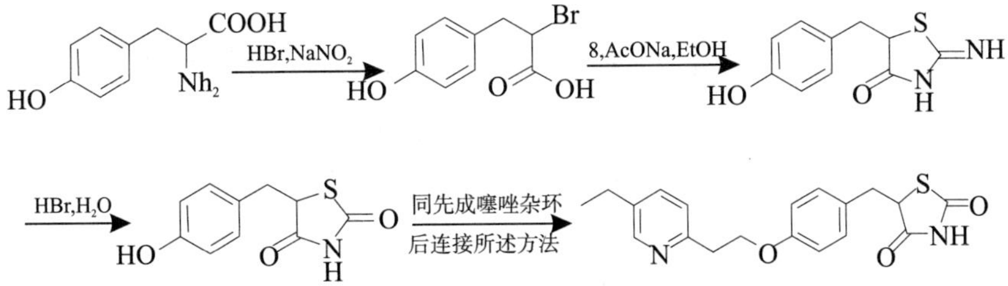

图 5-14　吡格列酮先连接后成噻唑杂环合成方法三[486]

此法采用酪氨酸为起始原料，但原料是容易氧化的酚羟基化合物，产率较低，不适合工业化生产。

根据上述采用骨架构建合成吡格列酮的十种方法可知，"A＋（B＋C）"合成法中"先成噻唑杂环后连接"是一种汇聚式合成工艺，其总反应步骤较少，终产物收率较高，对环境较为友好，比较适合于现代化工业化生产。

5.5.4　以不同的中间体构建盐酸吡格列酮

5.5.4.1　以 4－［2－（5－乙基吡啶－2－基）乙氧基］苯胺（7）为中间体

方法一：2－羟乙基－5－乙基吡啶（2）与甲磺酰氯或对甲苯磺酰氯反应得甲磺酸－2－（5－乙基吡啶－2－基）乙酯（3）或对甲苯磺酸－2－（5－乙基吡啶－2－基）乙酯（4）。3 与 4－（N－乙酰基）氨基苯酚钾分别在乙醇中，或含适量氯化苄基三丁基铵和 K_2CO_3 的二氯甲烷中反应，均可制得（5）。（4）与对羟基乙酰苯胺在乙醇中反应也可制得（5）。（5）经水解即可制得（7）[496]。（7）在甲醇中用 HBr／亚硝酸钠重氮化后，再在 Cu_2O 催化下与丙烯酸甲酯或丙烯腈反应，得到 2－溴－3－｛4－［2－（5－乙基吡啶－2－基）乙氧基］苯基｝丙酸甲酯（8）或 2－溴－3－｛4－［2－（5－乙基吡啶－2－基）乙氧基］苯基｝丙腈（9）。（8）或（9）与硫脲反应得 5－｛4－［2－（5－乙基吡啶－2－基）乙氧基］苄基｝－2－亚氨基－4－噻唑酮（10）。（10）经酸性水解得到的吡格列酮（11）再经 HCl 成盐制得盐酸吡格列酮（1）[488]。具体化学式路线见图 5-15 所示。

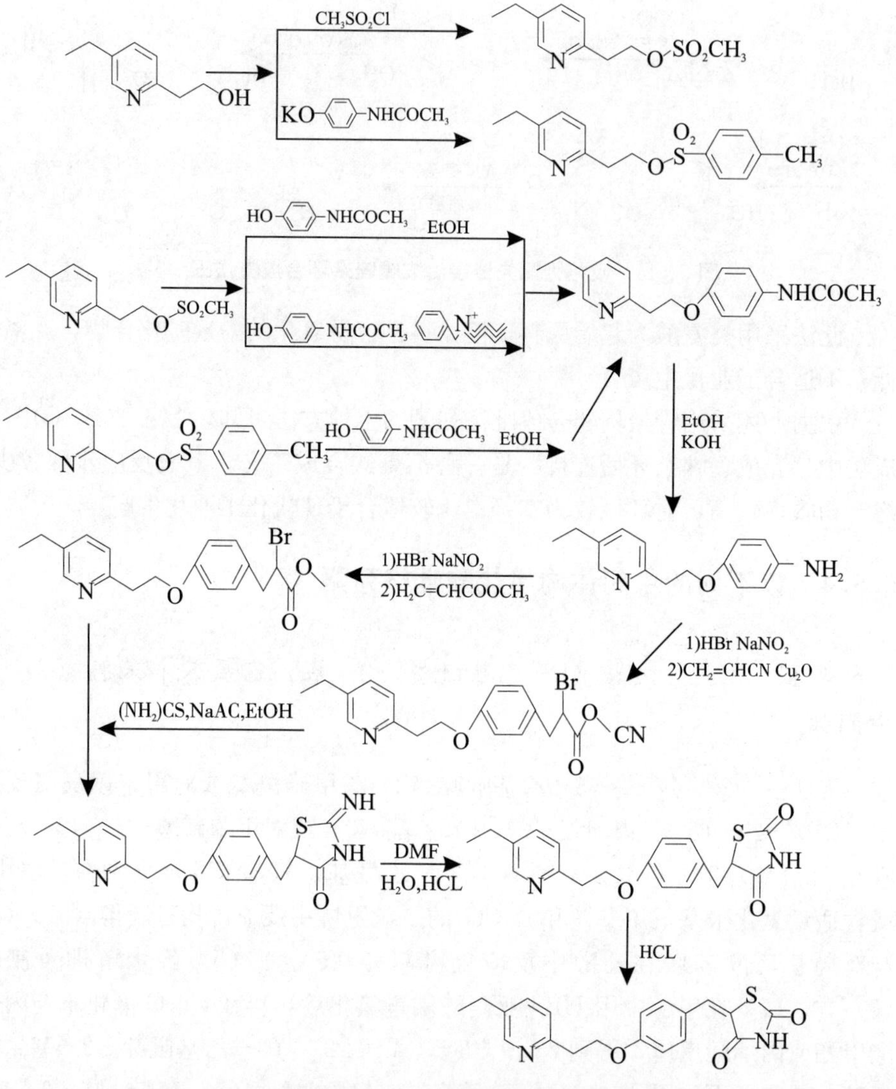

图 5-15　以化合物（7）合成盐酸吡格列酮路线一[485]

方法二：用 2 直接与对氟硝基苯缩合得 4－［2－（5－乙基吡啶－2－基）乙氧基］硝基苯（6），（6）经钯炭催化加氢还原后得到（7）。然后按上述"方法一"制得盐酸吡格列酮。

5.5.4.2　以 4－［2－（5－乙基吡啶－2－基）乙氧基］苯甲醛（14）为中间体

2－羟乙基－5－乙基吡啶（2）与对羟基苯甲醛（17）或者与对羟基苯腈

（16）反应，得到 4－［2－（5－乙基吡啶－2－基）乙氧基］苯甲醛（14）；或用（17）与甲磺酸－2－（5－乙基吡啶－2－基）乙酯（3）或对甲苯磺酸－2－（5－乙基吡啶－2－基）乙酯（4）反应也可得（14）。另外，可用氯乙酸乙酯或氯乙酸与硫脲反应制得 2－亚氨基－4－噻唑酮（12），经酸性水解得 2，4－噻唑烷二酮（13）[495,497]。（14）与（13）反应得 5－{4－［2－（5－乙基吡啶－2－基）乙氧基］苯亚甲基}－2，4－噻唑烷二酮（15），（15）再经钯碳催化加氢后得到（11），（11）与 HCl 成盐制得盐酸吡格列酮（1）。具体化学式路线见图 5－16 所示。

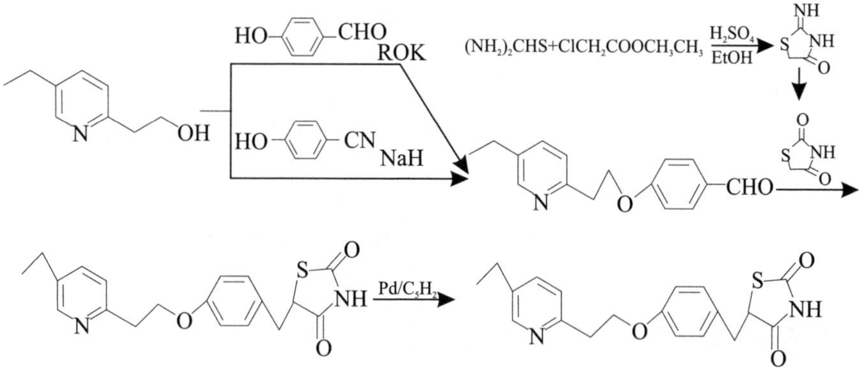

图 5－16　以化合物 14 合成盐酸吡格列酮路线[485]

5.5.4.3　以 5－［（4－羟基苯基）甲基］－2，4－噻唑烷二酮（19）为中间体

此法是用酪氨酸（20）经重氮化并与 HBr 作用生成 2－溴－4－羟基苯丙酸（21），（21）与硫脲反应得到 5－［（4－羟基苯基）甲基］－2－亚氨基－4－噻唑酮（22），（22）经酸性水解得 5－［（4－羟基苯基）甲基］－2，4－噻唑烷二酮（19）；或用（17）先与（13）反应制得 5－［（4－羟基苯基）亚甲基］－2，4－噻唑烷二酮（18），（18）经钯炭催化加氢或硼氢化钠还原制得（19）[498]，（19）与（3）或（4）反应制得（11），（11）与 HCl 成盐制得盐酸吡格列酮（1）[492]。具体化学式路线见图 5－17 所示。

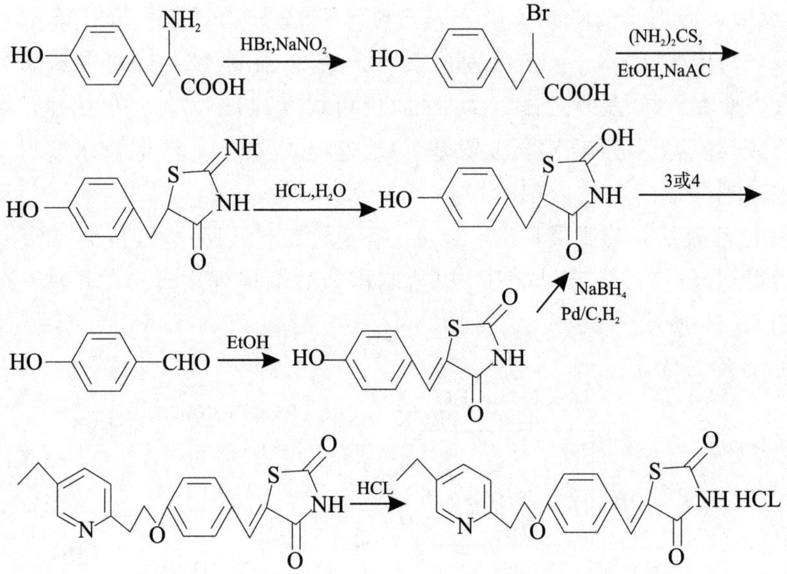

图 5-17　以化合物（19）合成盐酸吡格列酮路线[485]

5.6　盐酸吡格列酮制剂的制备

盐酸吡格列酮可制成的制剂形式有很多种，如分散片、口腔崩解片、缓释微丸胶囊、稀释微球等，其制备工艺及生物效益各不相同。

5.6.1　吡格列酮口腔崩解片的制备

口腔崩解片是一种固体速释制剂，其特征在于不需用水或只需用少量水，无需咀嚼，片剂遇唾液迅速崩解，然后借助吞咽动力，药物即可入胃起效。与普通的片剂相比，口腔崩解片具有服用方便、患者依从性高，药物生物利用度高，对食管、胃肠道黏膜的刺激性小，肝脏首关效应小，能发挥局部靶向治疗作用，耐药性低等优点[499]。口腔崩解片给幼儿、老年人、某些精神疾病患者及卧床体位难以变动病人的服药提供了极大的方便，是目前国内药品开发的热剂型之一。

在对吡格列酮口腔崩解片的研究中，许多研究者做了大量的工作[500]。李婷等将盐酸吡格列酮口腔崩解片片重设定为 200 mg，配以盐酸吡格列酮、微晶纤维素、交联聚维酮、硬脂酸镁、柠檬酸、阿斯巴甜及适量 α-乳糖。采用粉末直接压片法制成片剂后，选取志愿者服用，待片剂崩解后，询问口感。盐酸吡格列酮口腔崩解片的处方及试验结果见表 5-3 所示。

表 5-3　微晶纤维素和交联聚维酮的配比对片剂崩解时间的影响

吡格列酮 (mg)	微晶纤维素 (mg)	交联聚维酮 (mg)	硬脂酸镁 (mg)	α-乳糖 (mg)	崩解时限 (s)	口感
15	102	18	2	适量	18	+++

在试验过程中，还发现随着微晶纤维素在盐酸吡格列酮口腔崩解片中比例的增加，崩解时间迅速减少；当微晶纤维素：交联聚维酮为 8：2 时，崩解时间低于 20 s，达到口腔崩解片的要求。

盐酸吡格列酮口腔崩解片具体制备过程如下：将微晶纤维素于 80 ℃烘干 4 h[501]，各种原辅料均过 100 目筛，将主料与辅料以处方比例充分混匀后，加入硬脂酸镁充分混合 15 min，以适当压力直接压片，制得盐酸吡格列酮口腔崩解片。

由于吡格列酮具有不良气味，所以盐酸吡格列酮口腔崩解片制剂时需采用味道掩盖技术，目前主要有以下 3 种方法：

（1）采用物理方法包裹药物；

（2）添加甜味剂、调味剂等，改变物质的感官；

（3）使药物形成有机酸盐、不溶性盐或包合物。

Nakano 等采用两种方法掩盖吡格列酮的味道[502]。一种方法是在含盐酸吡格列酮的颗粒上涂覆 pH 敏感的聚合物丙烯酸树脂，然后与添加剂混合并压片成崩解片；另一种方法是将盐酸吡格列酮与氯化钠、阿斯巴甜混合，然后将这种混合物与其他赋形剂混合，制成盐酸吡格列酮口腔崩解片。将两种方式制成的口腔崩解片进行味觉等感官测试，结果表明第二种方法制备的口腔崩解片很好地掩盖了吡格列酮的气味，患者的依从性较高。

5.6.2　吡格列酮缓释微球的制备

微球是以白蛋白、明胶、聚丙交酯等为材料制成的球形载体给药系统，药物分散或包埋在材料中形成球状实体。微球大小一般为 0.3~100 μm，根据用药的不同，有的可达 300 μm 或更大。药物制成微球制剂以后，能掩盖药物的不良气味，提高患者用药的依从性。药物微球还具有缓慢溶解释放和定向植入的特点，可以被动或主动地浓集于靶向器官，长时间稳定地释放，以维持局部药物的浓度，极大限度上减少用药量，延长药物作用时间，减少给药次数，同时有效减少不良反应的发生，具有非常重要的临床意义。

壳聚糖是一种天然的聚阳离子多糖材料，从 20 世纪 70 年代开始广泛应用于医药、食品、化工等领域。它具有良好的黏合性能、易降解性、生物相溶性、无毒、无味、无免疫抗原反应等优点，可与带负电荷的质点通过静电作用形成复合物而从体系析出制备微球[503-504]。将吡格列酮装载于微球中，可以起到缓释的效果，从而长效稳定地控制血糖水平。

张宏等制备了壳聚糖—阿拉伯胶载药吡格列酮微球[505]，其具体工艺如下，将适量的壳聚糖溶解于 25 mL 含 1‰醋酸的水溶液，制得 0.2‰壳聚糖的醋酸溶液；加入适量水和氯化钙，制得壳聚糖氯化钙溶液备用，氯化钙浓度为 3‰；称取适量阿拉伯胶，用 25 mL 蒸馏水配置成 3‰的阿拉伯胶溶液，再加入吡格列酮 25 mg 制得混悬液；在 30 ℃的水浴中，将阿拉伯胶吡格列酮混悬液缓慢加入壳聚糖氯化钙溶液中，调节溶液 pH 为 4，并以 200 r/min 的速度不断搅拌；水浴 15 min 后加 30 ℃蒸馏水 100 mL 不断搅拌，自然冷却 5 min 后，滴加 0.6 mL 戊二醛，固化 90 min；用 40‰氢氧化钠调节 pH 为 7，继续搅拌，30 min 后得微球混悬液；将微球混悬液以 3000 r/min 的速度离心 15 min，取下层液体，用水洗后再离心，连续进行 2 次；最后将离心得到的沉淀物于 45 ℃烘箱中干燥即得载药微球粉末。检测发现，药物包封率较好，囊形圆整，分散较好，在显微镜下微囊的形态为球形。

林青等改进了壳聚糖—阿拉伯胶载药吡格列酮微球工艺[506]，提高了壳聚糖的量，在阿拉伯胶吡格列酮混悬液中加入硫化钠，在壳聚糖氯化钙溶液中加入乙酸锌，其他操作不变。结果发现，在光学显微镜下 ZnS—壳聚糖阿拉伯胶载药微球形态圆整，分散均匀，粒径均一；微球干燥后，呈细小粉末，较不含 ZnS 的微球产量增加，但被包裹进入微球的吡格列酮量有所下降。

5.6.3 盐酸吡格列酮缓释微丸胶囊的制备

缓释微丸是将药物与阻滞剂混合制丸或先制成普通丸芯后再包控释膜衣而制备的小型丸剂，其粒径通常小于 2.5 mm。缓释微丸属于多剂量剂型，具有释药速率快、胃排空速率对其影响小、在胃肠道表面分布面积大、生物利用度高、局部刺激性小等优点。缓释微丸含药百分率范围大，可以从 1‰到 95‰以上，装入单个胶囊内的缓释微丸的最大剂量可达 60 mg。将缓释微丸装于胶囊中，可制成缓释微丸胶囊[507]。

王颖莹等采用底喷式流化床包衣制备盐酸吡格列酮缓释微丸[508]，其制备过程分为两步，第一步是盐酸吡格列酮缓释微丸的制备，第二步是缓释微丸胶囊的制备。

（1）盐酸吡格列酮缓释微丸的制备。将 4 g 盐酸吡格列酮溶于 50 mL 无水乙醇中，制得溶液备用。将 0.2 g 羟丙甲基纤维素（HPMC－E3）溶解于 50 mL 水中，再加入 0.04 g 十二烷基硫酸钠（SDS）为增溶剂，制得溶液，并将配制好的盐酸吡格列酮在搅拌下加入，制得混悬液，将混悬液高速乳匀 5 min 制得含药包衣液，备用。用 10 g 空白丸芯在 40 ℃的流化床上预热 5 min，制备载药丸芯后，将所制备的载药丸芯过 24 目筛网。试验中所制备的载药丸芯表面光滑，流动性良好。利用含量测定方法测得药物层的上药效率为 75％。

（2）缓释微丸胶囊的制备。将适量乙基纤维素水分散体用蒸馏水稀释为 10％，包衣液中加入 10％的羟丙基甲基纤维素做致孔剂，开启流化床进行载药丸芯包衣得缓释微丸，按确定服用量将过 18～24 目的粒径微丸装入胶囊即得缓释胶囊。

5.6.4　盐酸吡格列酮分散片的制备

分散片是指在水中可迅速崩解均匀分散的片剂。相对于普通片剂、胶囊剂等固体制剂，分散片具有服用方便、崩解迅速、吸收快和生物利用度高等特点。盐酸吡格列酮几乎不溶于水，其普通制剂存在溶出速率低、溶出不够完全等问题。盐酸吡格列酮分散片有效改善了这些问题，提高了溶出性能和生物有效性。盐酸吡格列酮分散片的组成包括盐酸吡格列酮、稀释剂、崩解剂、黏合剂、润滑剂和其他助剂，其制备工艺简单有效。

杨颖等采用星点设计—效应面法优化盐酸吡格列酮分散片的处方[509]，其 1000 片具体处方见表 5－4。按此处方制备的片剂稳定性良好，崩解时间小于 1min，符合分散片的各项指标。

表 5－4　盐酸吡格列酮分散片优化处方[509]

物质	盐酸吡格列酮	微晶纤维素	淀粉	交联聚乙烯	吐温－80	甜菊甙	硬脂酸镁
质量（g）	16.54	50.91	40	10.73	1	1	5

沈洲等人对盐酸吡格列酮分散片的处方进行改良，具体处方见表 5－5。其中，稀释剂包括乳糖、预胶化淀粉、微晶纤维素中的一种或几种，还可以包括甘露醇、山梨醇、蔗糖、硫酸钙、高岭土、糊精、氯化钠等；崩解剂包括交联聚维酮、微晶纤维素中的一种或其组合，还可以包括淀粉、改良淀粉、交联聚维酮、羧甲基淀粉钠、交联羧甲基纤维素钠、低取代羟丙基纤维素等；黏合剂包括预胶化淀粉、羟丙甲基纤维素的水或乙醇溶液；润滑剂包括硬脂酸镁。

表 5-5　盐酸吡格列酮分散片改良处方

物质	吡格列酮	稀释剂	崩解剂	黏合剂	润滑剂	其他助剂
含量（%）	5~15	20~80	5~30	0.05~30	0.05~0.2	2~6

在 1000 片 15 mg/片盐酸吡格列酮分散片的实验中，所制出成品具有药物溶出迅速完全、质量稳定、适合长期储存的特点，经检验，其含量、性状、鉴别、溶出、含量均匀性等指标均符合《中国药典》及有关规定。其具体处方如表 5-6 所示。

表 5-6　1000 片盐酸吡格列酮分散片处方

组成	质量（g）	百分比（%）	种类
盐酸吡格列酮	17.25	10	
乳糖	50	29	稀释剂
预交化淀粉	46.6	27	稀释剂
微晶纤维素	37.96	22	稀释剂
交联聚维酮	15.53	9	崩解剂
阿斯巴甜	2.42	1.4	甜味剂
香精	2.42	1.4	矫正剂
黏合剂	0.17	0.1	润滑剂
硬脂酸镁	0.17	0.1	润滑剂

5.7　吡格列酮组合药物的制备

随着人们生活水平的提高，糖尿病越来越普遍，因此糖尿病的临床用药尤为关键。目前国内外口服降糖药的现状是：盐酸二甲双胍是基础性药物，用药人群较为稳定，磺酰脲类药物（除格列美脲外）开始出现衰退迹象，噻唑烷二酮类药物（吡格列酮）及餐后血糖调节剂（瑞格列奈等）份额增速较大。复方降血糖制剂是将两种及以上降糖药混合使用，从而产生协同作用，在减少不良反应、用药简便性以及改善患者的依从性方面有较为明显的效果，因而受到国内外临床医生及患者的欢迎。糖尿病药复方制剂成为口服降糖药的发展趋势。另外，开发复方药物也是延长产品生命周期、继续占据市场主体地位的有效技术手段。

5.7.1　盐酸吡格列酮/盐酸二甲双胍缓释片的制备

盐酸吡格列酮和盐酸二甲双胍的复合用药是基于二者的作用机制的组合。盐酸吡格列酮是噻唑烷二酮类药物，主要通过降低机体对胰岛素的抵抗性从而发挥降糖作用；盐酸二甲双胍是双胍类药物，主要通过降低内源性肝葡萄糖的生成从而发挥降糖作用。二者均为临床上应用广泛的降血糖药物。临床研究发现，将此两种抗高血糖的药物组合在一起使用，可减少给药次数，达到每天 1 次缓释给药，有效改善了单独使用盐酸二甲双胍治疗效果不佳病人的血糖水平，并可减少不良反应[510,511]，提高治疗依从性。复方药可以用于饮食和锻炼结合的 2 型糖尿病的治疗[512,513]，增加了临床用药的选择余地[514]。据文献报道，两药联用也对多囊卵巢综合征有不错的疗效[445,515]。

柳杨等在盐酸吡格列酮和盐酸二甲双胍的复方制剂的研究中[516]，采用膜控技术制备规格为 15 mg/1000 mg 的复方制剂，其制备工艺如图 5－18 所示。从工艺流程图中可以看出，采用膜控技术制备盐酸吡格列酮/盐酸二甲双胍缓释片的关键在于膜控型缓释层素片片芯制备、隔离层包衣制备、控释层包衣制备、盐酸吡格列酮速释层制备四个方面。

表 5－7 是盐酸吡格列酮/盐酸二甲双胍膜控型缓释片缓释层素片片芯的制备处方。按 4∶1 质量比称取羟丙基纤维素（Hydroxypropyl methylcellulose，HPMC）和 PEG 6000 溶于水，配制成隔离层包衣液。从片芯膜控层缓释释放12 h、包衣时间缩短及对控释层膜的稳定性考虑，隔离层包衣增重 1% 即可。表 5－8 是控释层包衣的处方，试验发现包衣增重约 3.0% 有较好效果。

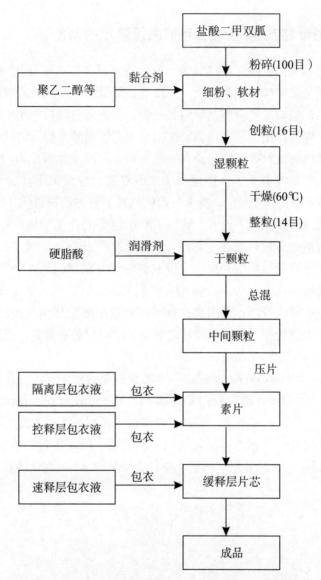

图 5-18 **盐酸吡格列酮/盐酸二甲双胍缓释片的制备工艺**[516]

表 5-7 **盐酸吡格列酮/盐酸二甲双胍膜控型缓释片缓释层素片片芯处方**

物质	盐酸二甲双胍	PEG 6000	30％乙醇	HPMC	硬脂酸
质量（g）	100	7.5	适量	1.0	1.5

表 5-8　盐酸吡格列酮/盐酸二甲双胍膜控型缓释片控释层包衣处方

物质	乙基纤维素	HPMC	聚乙二醇 400	甘油	80%乙醇
质量（g）	24	2.4	10	6	适量

盐酸吡格列酮/盐酸二甲双胍膜控型缓释片速释层包衣处方见表 5-9，包衣增重约 3.5%得产品。

表 5-9　盐酸吡格列酮/盐酸二甲双胍膜控型缓释片速释层包衣处方

物质	盐酸吡格列酮	HPMC	PEG 6000	二氧化钛	80%乙醇
质量（g）	1.66	1.3	0.3	0.4	适量

所制得的盐酸吡格列酮/盐酸二甲双胍缓释片中有效成分盐酸吡格列酮和盐酸二甲双胍在不同介质中的溶出、释放曲线均较好，可以达到与市售品相似的体外释放曲线，并且盐酸二甲双胍释放度较高。

5.7.2　吡格列酮/格列美脲双层片

吡格列酮和格列美脲都是常用于治疗糖尿病的药物。其中，吡格列酮是噻唑烷二酮类药物，格列美脲是磺酰脲类药物，临床上将两种药物联合使用治疗糖尿病有很好的效果。吡格列酮/格列美脲双层片提高了生产企业的经济效益，很好地控制了糖尿病患者的血糖水平，增进了患者健康。

日本武田制药最先开发复方盐酸吡格列酮/格列美脲片，后经美国 FDA 批准上市。盐酸吡格列酮/格列美脲片在美国、欧盟上市的处方基本一致，处方为微晶纤维素、一水乳糖、交联羧甲基纤维素钠、硬脂酸镁、羟丙甲基纤维素、聚山梨酯 80。在日本，其处方为微晶纤维素、一水乳糖、交联羧甲基纤维素钠、硬脂酸镁，低取代羟丙甲基纤维素、聚山梨酯 80、三氧化二铁（15 mg/mg），其中三氧化二铁为内加着色剂，以便于区分不同规格。

张俊伟采用分开制粒并压制双层片的方法制备吡格列酮/格列美脲双层片[517]，其处方如表 5-10 所示。

表 5−10　格列美脲与盐酸吡格列酮两部分颗粒预处理处方

格列美脲颗粒处方（10000 片）		盐酸吡格列酮颗粒处方（10000 片）	
格列美脲（g）	10.0	盐酸吡格列酮（g）	165.3
微晶纤维素（g）	550.0	/	/
一水乳糖（g）	1050.0	一水乳糖（g）	1350
交联羧甲基纤维素钠（g）	100.00	交联羧甲基纤维素钠（g）	100
聚山梨酯（g）	20.0	/	/
聚维酮 K−30（g）	约 52.0	聚维酮 K−30（g）	约 85.0
硬脂酸镁（g）	10.0	硬脂酸镁（g）	20.0
格列美脲层重（g）	约 1800	盐酸吡格列酮层重（g）	约 1700

吡格列酮/格列美脲双层片制备工艺分为格列美脲颗粒制备、盐酸吡格列酮颗粒制备、双层片压片三步。

5.7.2.1　格列美脲颗粒制备工艺

按处方量称取经预处理的交联羧甲基纤微素钠 50％的量、一水乳糖 10％的量，与格列美脲原料药，加入湿法制粒机的制粒锅中混合 5 min，随后加入其余辅料再混合 5 min，得混匀细粉；取 10％黏合剂溶液（W/W，含处方量的聚山梨酯 80），缓缓加入其中，制成软材；软材过 24 目筛制成湿颗粒，60 ℃左右流化床干燥 10 min 取出，得干颗粒；将干颗粒通过 24 目筛整粒，加入余量的交联羧甲基纤微素钠、硬脂酸镁多维混合机混合 5 min，得格列美脲颗粒。

5.7.2.2　盐酸吡格列酮颗粒制备工艺

按处方量称取经预处理的盐酸吡格列酮，置湿法混合快速制粒机的制粒锅中，将黏合剂缓缓加入主辅料，持续开机约 5 min，制成软材。软材过 24 目筛制成湿颗粒，（45±2）℃流化床干燥，干燥 5 min 取出，得干颗粒。经 24 目筛整粒，加硬脂酸镁混合均匀，得盐酸吡格列酮颗粒。

5.7.2.3　双层片压片的过程

将格列美脲颗粒作为上层片，吡格列酮颗粒作为下层片，分别置上下层料斗中。调整压片机参数，进行压片。该处方工艺基本满足当前审评的技术要求，双层片技术具备双相释药特征，并可避免两主药直接接触，降低了两主药相容性问题。该技术具备较为广阔的前景，可推广应用于众多复方制剂的研究开发中。制得的吡格列酮/格列美脲双层片，两主药在溶出度、有关物质及含量上具有基本的稳定性，符合国内外质量标准的相关规定。

第6章　其他噻唑烷二酮类药物

6.1　环格列酮

　　环格列酮（Ciglitazone），又名酪里达唑，是武田制药公司于20世纪80年代初开发的噻唑烷二酮类原型化合物[518]。尽管它在Ⅲ期临床研究中就因其毒副作用被排除临床应用，但它的出现仍引起了人们极大的兴趣[519,520]。研究者们在环格列酮的基础上开发了曲格列酮、吡格列酮等类似物，且已投放市场[521]。图6-1是环格列酮的具体结构。

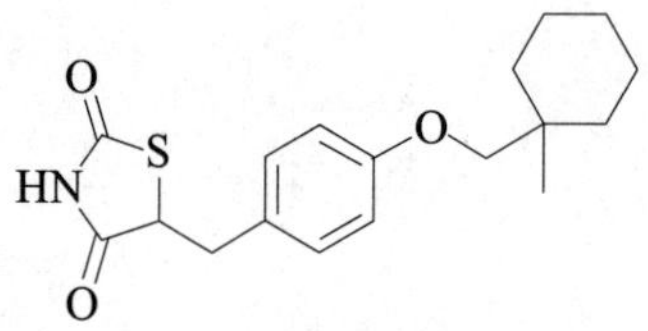

图6-1　环格列酮化学结构

　　环格列酮是一种同时具有高效性、选择性的PPARγ配体，其半最大效应浓度（Concentration for 50% of maximal effect，EC50）为3.0 ng/mL[522]。作为一种抗高血糖剂，环格列酮在 *ob/ob*、*db/db* 小鼠、糖尿病小鼠和链脲佐菌素糖尿病大鼠的研究中均能有效降低血糖，且同时能降低其血浆甘油三酯和非酯化脂肪酸（Nonestesterified fatty acid，NEFA）水平，并伴随着尿C-肽水平的显著下降，但对胰岛素水平的下降影响不明显。可能的作用机制是环格列酮通过增加动物的骨骼肌中2-脱氧-D-葡萄糖的摄取，增加胰岛素对脂肪细胞的刺激达到降糖效果[523-525]。

　　环格列酮还可抑制人脐静脉内皮细胞（Human Umbilical Vein Endothelial Cells，HUVEC）分化和血管生成，并刺激脂肪的形成，减少人类间充质干细胞的成骨细胞生成[526]。除此之外，环格列酮还能显著降低人颗粒细胞的血管内皮生长因子（Vascular Endothelial Growth Factor，VEGF）产生，并能改善卵巢增大、毛细血管通透性异常等，可用于卵巢过度刺激综合征（Ovarianhyperstimulation syndrome，OHSS）[527] 的治疗。

但环格列酮具有严重副作用，《全球化学品统一分类和标签制度》（Globally Harmonized System of Classification and Labelling of Chemicals，GHS）按危险性类别将其划分到生殖毒性，怀疑对生育能力或胎儿造成伤害。我国 2017 年 8 月编制的《化学品安全技术说明书中》，就环格列酮发出警告，在使用环格列酮前应取得专用说明，阅读并明了所有安全措施，使用防护手套、防护服、防护眼罩等，如有不慎接触需立刻就诊，存放应按当地法规置于特定容器中加锁安全贮存[528-530]。

图 6-2 是环格列酮的合成路线。由硝基苯酚的烷基化作用得到 1-［（1-甲基环己基）甲氧基］-4-硝基苯（2），经氢化反应生成苯胺衍生物（3），（3）在氧化亚铜的存在下重氮化，后加入丙烯酸甲酯发生 Meerwein 芳基化反应产生 α-氯化酯（4），（4）与硫脲反应，可能通过尿素氮置换乙氧化物再重组得化合物（5）。环外亚胺经酸水解即得环格列酮（1）[531]。

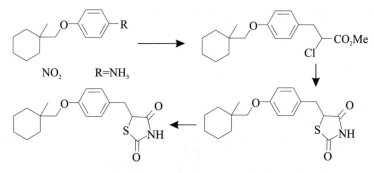

图 6-2　环格列酮合成路线[531]

6.2　达格列酮

达格列酮（Darglitazone）是美国辉瑞（Pfizer）制药公司研发的早期噻唑烷二酮类药物中的一种，它是高效的 PPARγ 激动剂，具有多种胰岛素增敏作用，如改善和控制血糖、血脂。但由于其严重的副作用，于 1999 年 11 月 8 日即被叫停[532]。其结构见图 6-3。

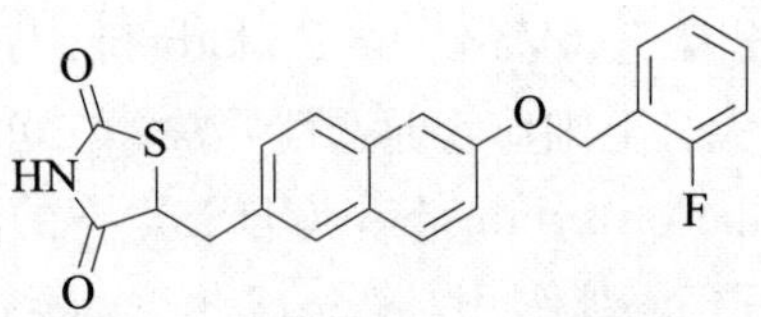

图 6-3　达格列酮化学结构

　　受试者服用达格列酮治疗后，其 24 h 血糖、24 h 血清胰岛素和 C-肽水平均降低[533]。研究表明，达格列酮能增强脂肪组织中的脂肪生成和/或通过直接作用或通过改善胰岛素敏感性来减少脂肪分解。除此之外，达格列酮还能降低餐后血清甘油三酯水平，所以该药物可能具有抗动脉粥样硬化与降低冠心病风险的作用。

　　图 6-4 是达格列酮的合成方法。苯甲醛（1）与二乙酰（2）进行单肟反应得到苯并恶唑 N-氧化物（3），该中间体（3）与三氯氧化磷发生 Polonovski 反应生成氯甲基衍生物（4）。将粗品（4）与化合物（5）反应，获得的产物在氢化钠和强酸存在下加热发生酯的水解反应，热水解后产生的 β-酮酸受热失去 CO_2，再进行缩醛反应产生中间体（6），（6）在碱的存在下与噻唑烷二酮进行缩合、催化还原反应即得达格列酮（7）。

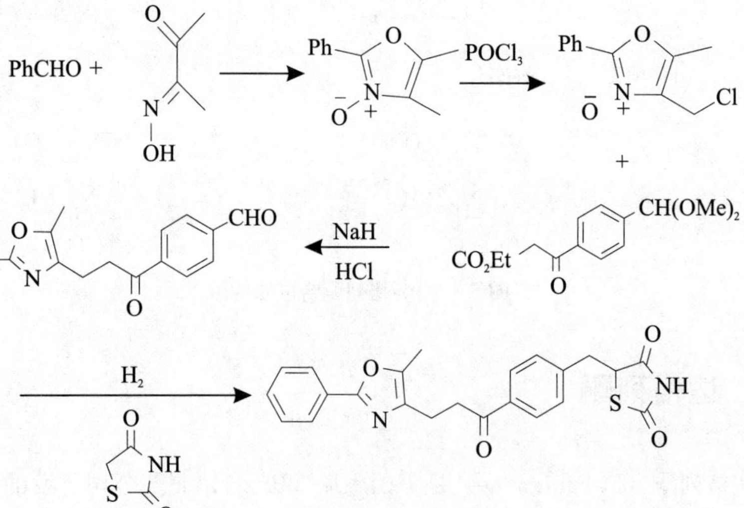

图 6-4　达格列酮合成路线[532]

6.3 恩格列酮

恩格列酮（Englitazone）是美国辉瑞公司早期研发的噻唑烷二酮类药物，其结构见图 6-5，合成路线见图 6-6[528-530]。它与达格列酮类似，也因其药效较低或严重不良反应夭折于摇篮之中，但该药物具有的胰岛素增敏作用是不可否认的。研究表明，恩格列酮可降低 ob/ob 小鼠的血浆葡萄糖和胰岛素水平[534]。在体外，恩格列酮对 3T3-L1 脂肪细胞作用，具有胰岛素样生长特性，其在缺乏胰岛素的情况下具有刺激 2-脱氧-D-葡萄糖摄取的能力[535,536]。在进一步的研究中发现，恩格列酮可增加葡萄糖转运蛋白（GLUT）数量及其 mRNA 水平[536]，这表明恩格列酮可诱导葡萄糖转运蛋白从头合成。

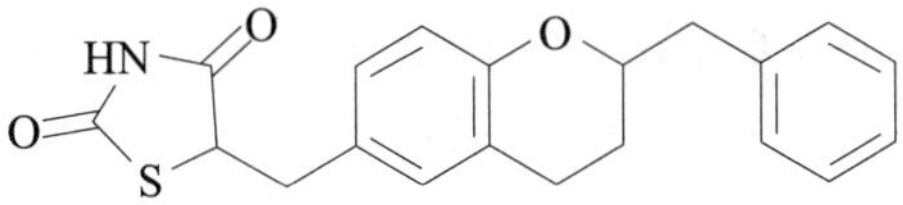

图 6-5 恩格列酮化学结构

图 6-6 是恩格列酮的合成方法。先将原料苯并二氢吡喃（1）异构后得到 3-（5-溴-2-羟基-苯基）-丙醛（2），（2）再与 BnMgBr 发生消去反应得到二醇类化合物（3），随后采用 TSA 处理得到环化脱水产物（4）。在（4）中加入 BuLi 使芳环上的溴发生取代反应变成锂，再通入二氧化碳处理即得到 2-苄基-苯并二氢吡喃-6-羧酸（5），还原成醛后在弱碱 NaOH 的作用下加入噻唑烷二酮即得化合物（7），最后通入氢气发生加成反应即得恩格列酮（8）[537]。

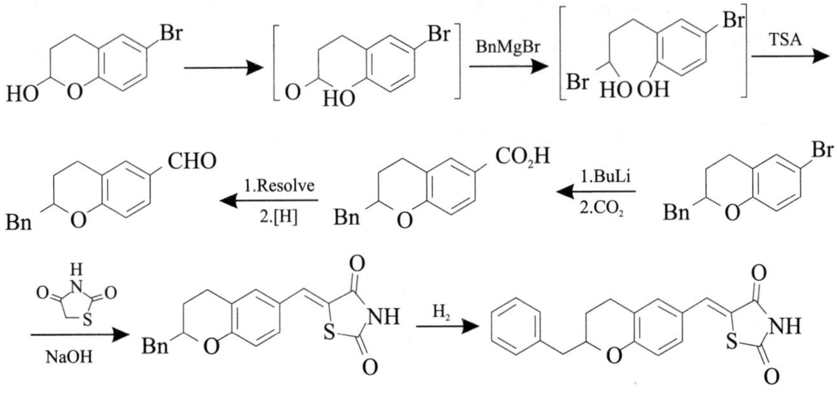

图 6-6 恩格列酮合成方法[537]

6.4 洛贝格列酮

洛贝格列酮（Duvie，Lobeglitazone）是 2013 年在韩国上市的新型噻唑烷二酮类抗糖尿病药物[538]。批准上市后，韩国食品和药物安全部表明要将市场监测工作持续到 2019 年[539]。

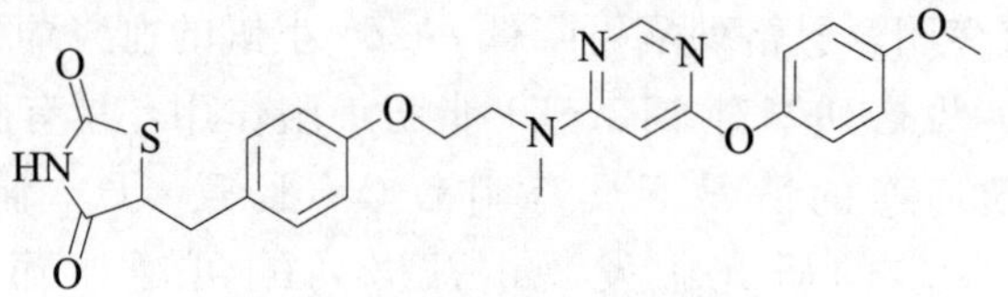

图 6-7 洛贝格列酮化学结构

洛贝格列酮通过与脂肪细胞中的 PPAR α 和 γ 受体结合，使细胞对胰岛素的反应更灵敏，而起胰岛素增敏剂的作用[540]。试验表明，洛贝格列酮的血浆蛋白结合率大于 99%，绝对生物利用度约为 95%，在人体内主要分布在肝脏，极少部分分布在心脏、肺和脂肪[541]。代谢途径主要经肝脏代谢，药物半衰期为 7.8~9.8 h[542,543]。在美国食品及药物管理局推荐的 6 种主要的膜转运蛋白中，洛贝格列酮能与有机阴离子转运多肽（Oatp1b1）、阴离子转运蛋白（OAT3）和多药耐药蛋白 1（Multidrug Resistance Protein 1，MDR1）相互作用[541]。

6.5 萘格列酮

萘格列酮（Netoglitazone）是 2012 年 3 月 9 日第一三共株式会社和 Perlegen 科学公司共同开发的 α-δ-γ 三通道 PPAR 激动剂，是一种高效治疗糖尿病的噻唑烷二酮类药物，结构见图 6-8[544]。Ⅰ期临床研究中发现，萘格列酮的结合效应可能依赖于细胞类型或 DNA 结合位点，遗憾的是该药物于Ⅱ期临床试验阶段就被迫结束研究。

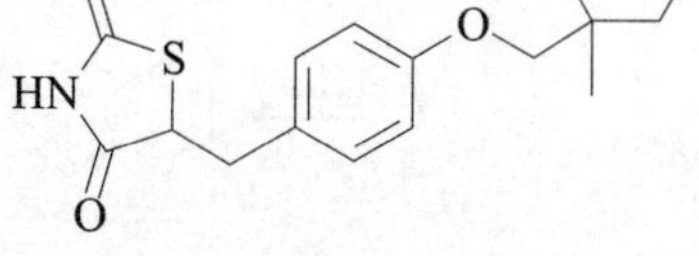

图 6-8 萘格列酮化学结构

萘格列酮具有较强的胰岛素敏感性和较弱的促脂肪细胞活性。在成年肥胖大鼠心肌细胞中,萘格列酮可增强葡萄糖的转运,增加胰岛素的作用 1.6～2 倍,改善细胞对胰岛素的耐受性,并同时具有胰岛素受体底物在丝氨酸/苏氨酸上的脱磷酸化作用;在离体肝细胞实验中发现,萘格列酮并不是通过抑制丙氨酸的摄入,而是通过抑制糖异生途径而起作用。

研究表明,萘格列酮能选择性地有效抑制成骨细胞和脂肪细胞活性,同时保留其对胰岛素致敏的有益作用[545]。

在一些糖尿病的体内模型实验中,萘格列酮可显著降低血浆葡萄糖和甘油三酯的含量,诱导脂肪细胞分化,并呈时间和剂量依赖性。长期服用萘格列酮还可以降低非固醇类脂肪酸的水平,增加肝糖原的浓度。在糖耐量异常的糖尿病鼠实验中,萘格列酮可通过维持胰岛 β 细胞的功能,增加对胰岛素的敏感性从而预防糖尿病的发生。在鼠和短尾猴体内进行的安全性实验表明,萘格列酮没有明显的血液和心脏的副作用[546]。

但是,萘格列酮与罗格列酮进行对照试验的结果表明,在小鼠胚胎成纤维细胞(3T3-L1)中,罗格列酮抑制脂肪细胞生成的效果约是萘格列酮的 10 倍。对雄性 c57bl/6 小鼠给予 10 g/kg/d 的萘格列酮,持续 7 周后,其体重及血糖水平与罗格列酮对照组差异不大,但白色和棕色脂肪组织的质量显著增加[545]。除此之外,萘格列酮在抑制鼠的成骨细胞的表达方面,明显高于罗格列酮,这可能是由碱性磷酸酶活性、矿化和成骨细胞特异性基因表达所决定的[547]。成骨细胞的大量缺失,会导致破骨与成骨过程的平衡失调,骨基质的合成、分泌和矿化受影响。因此,萘格列酮受到了很大的质疑,并早早结束了Ⅱ期临床阶段的研究[548,549]。

图 6-9 是萘格列酮合成路线。首先将 6-羟基-萘-2-甲醛(1)与 2-氟苄醇(2)在三苯基膦、DEAD、四氢呋喃(Tetrahydrofuran,THF)混合液中反应,得到 6-(2-氟苄氧基)萘-2-甲醛(3)。然后在乙醇/THF 溶剂中,以 $NaBH_4$ 为还原剂,生成萘甲醇衍生物(4)。化合物 4 与碘化物反应,其三苯基膦发生卤化反应得到萘甲基碘衍生物(5),最后加入噻唑烷-2,4-二酮(6)、HMPA 与丁基锂,在 THF 中缩合即得到萘格列酮(7)。

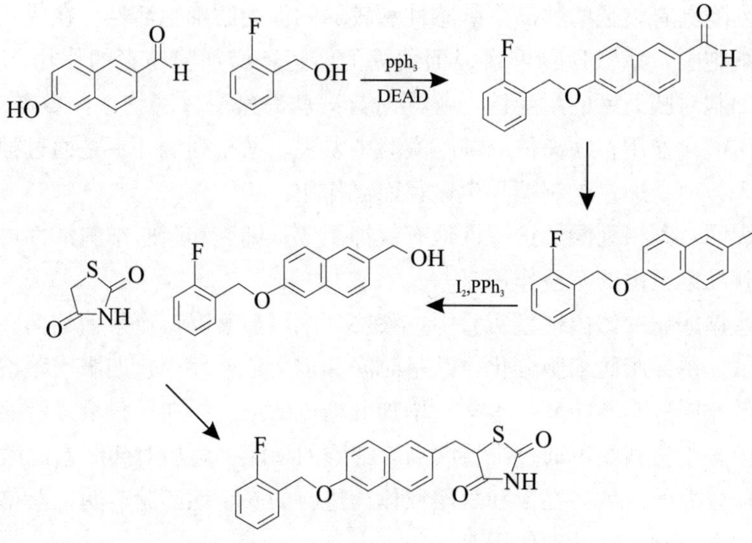

图 6-9　萘格列酮合成路线[546]

6.6　噻唑烷二酮类药物汇总

20 世纪 70 年代，TZDs 类化合物作为一类崭新的抗糖尿病药物——胰岛素增敏剂被研发，被称为抗糖尿病药物史上跨时代的成就之一。但早期开发的环格列酮和恩格列酮均因疗效不佳和严重的不良反应而夭折于摇篮中。直至 1997 年 1 月，才有第一个格列酮类药物曲格列酮在日本、美国等多国问世。遗憾的是，该药上市后仅仅 3 年时间，也因严重的肝毒性甚至肝衰致死而迅速从全球市场撤出。这给人们开发胰岛素增敏剂的积极性以沉重的打击，也使人们开始高度重视 PPAR 激动剂类药物的副作用。

曲格列酮因严重的肝脏毒性而被迫撤出市场，使得人们对 TZDs 类药物的肝脏毒性格外关注。后续上市的罗格列酮和吡格列酮，尤其是吡格列酮，无论单用或与其他降糖药联用，在临床上均获得满意的疗效，同时耐受性良好，不良反应尤其是肝毒性也有了很大改观，但两者在临床试验中还是表现出一定的肝脏毒性。

表 6-1　噻唑烷二酮类药物

中文名	英文名	分子式	分子结构式	开发时间	开发公司
环格列酮	Ciglitazone	$C_{18}H_{23}NO_3S$		20 世纪 80 年代	日本武田制药（Takeda）
达格列酮	Darglitazone	$C_{23}H_{20}N_2O_4S$		1999 年 11 月停止发展	美国辉瑞制药（Pfizer）
恩格列酮	Englitazone	$C_{20}H_{19}NO_3S$		—	美国辉瑞制药（Pfizer）
洛贝格列酮	Lobeglitazone	$C_{24}H_{24}N_4O_5S$		2013 年	韩国
萘格列酮	Netoglitazone	$C_{21}H_{16}FNO_3S$		2012 年 3 月	第一三共株式会社，Perlegen 科学公司

续表6-1

中文名	英文名	分子式	分子结构式	开发时间	开发公司
曲格列酮	Troglitazone	$C_{24}H_{27}NO_5S$		1995 年 9 月	第一三共株式会社
罗格列酮	Rosiglitazone	$C_{18}H_{19}N_3O_3S$		1999 年 5 月	英国史克必成制药 (Smithkline Beecham)
吡格列酮	Pioglitazone	$C_{19}H_{20}N_2O_3S$		1999 年	日本武田制药 (Takeda) 和美国礼来制药 (Lilly)

附表　中英对照表

11β－羟类固醇脱氢酶1（11β－Hydroxysteroid dehydrogenase type 1，11β－HSD1）

对甲苯磺酰氯（4－Toluenesulfonyl chloride，TsCl）

糖尿病进展试验（A diabetes outcome progression trial，ADOPT）

阿卡波糖（Acarbose）

活化蛋白1（Activating protein－1）

急性肺损伤（Acute lung injury，ALI）

急性呼吸窘迫综合征（Acute respiratory distress syndrome，ARDS）

腺苷酸活化蛋白激酶（Adenosine 5'－monophosphate－activated protein kinase，AMPK）

三磷酸腺苷（Adenosine triphosphate，ATP）

促肾上腺皮质激素（Adrenocorticotropic hormone，ACTH）

丙氨酸氨基转移酶（Alanine aminotransferase，ALT）

阿必鲁肽（Albiglutide）

阿格列汀（Alogliptin）

α－平滑肌肌动蛋白（Alpha smooth muscle actin，α－SMA）

阿尔茨海默病（Alzheimer's disease，AD）

老年痴呆量表——认知（Alzheimer's disease assessment scale－cognitive section，ADAS－Cog）

美国临床内分泌医师协会（American association of clinical endocrinologists，AACE）

美国内分泌学会（American college of endocrinology，ACE）

天门冬氨酸氨基转移酶（Aspartate aminotransferase，AST）

动脉粥样硬化（Atherosclerosis，AS）

心房钠尿肽（Atrial natriuretic peptide，ANP）

常染色体显性多囊肾病（Autosomal dominant polycystic kidney disease，ADPKD）

Bcl-2 相关 X 蛋白（Bcl-2 associated X protein，BAX）

盐酸倍他司汀（Betahistine hydrochloride）

骨质密度（Bone mineral density，BMD）

脑尿钠肽（Brain natriuretic peptide，BNP）

百时美施贵宝（Bristol-Myers Squibb）

糖尿病患者冠脉搭桥血运重建研究（Bypass angioplasty revascularization investigation in type 2 diabetics，BARI-2D）

环磷酸腺苷反应元件结合蛋白（cAMP response element binding protein，CREB）

心肌营养素 1（Cardiotrophin-1，CT-1）

c-Cb1 相关蛋白（c-Cb1 associated protein，CAP）

国家食品药品监督管理总局（China food and drug administration，CFDA）

中国慢性病前瞻性研究（China kadoorie biobank，CKB）

中枢胆碱乙酰转移酶（Choline acetyltrans ferase，CHAT）

环格列酮（Ciglitazone）

白细胞分化抗原（Cluster of differentiation，CD）

共激活因子（Coactivator）

药品生产质量管理规范（Good manufacture practice of medical products，GMP）

半最大效应浓度（Concentration for 50% of maximal effect，EC50）

充血性心力衰竭（Congestive heart failure，CHF）

结缔组织生长因子（Connective tissue growth factor，CTGF）

肾上腺皮质激素释放激素（Corticotropin releasing hormone，CRH）

C-反应蛋白（C-reactive protein，CRP）

环磷酸腺苷（Cyclic adenosine monophosphate，cAMP）

环磷酸鸟苷（Cyclic guanosine monophosphate，cGMP）

细胞色素 P450（Cytochrome P450，CYP450）

细胞毒性 T 淋巴细胞（Cytotoxic Tlymphocyte，CTL）

达格列酮（Darglitazone）

1 型糖尿病（Diabetes mellitus type 1）

2 型糖尿病（Diabetes mellitus type 2）

糖尿病（Diabetes mellitus，DM）

糖尿病肾病（Diabetic nephropathy，DN）

邻苯二甲酸二丁酯（Dibutyl phthalate，DBP）

肺一氧化碳弥散量（Diffusion capacity for carbon monoxide of the lung，DLCO）

二肽基肽酶-4（Dipeptidyl peptidase-4，DPP-4）

双无效突变（Double null mutation）

药物相互作用（Drug interaction，DI）

药物性肝损伤（Drug-induced liver injury，DILI）

度拉鲁肽（Dulaglutide）

洛贝格列酮（Duvie，Lobeglitazone）

美国礼来公司（Eli lilly and company，LLY）

内皮功能障碍（Endothehal dysfunction，ED）

内皮素-1（Endothelin-1，ET-1）

血管内皮依赖性舒张（Endothelium dependent relaxation，EDR）

血管内皮细胞（Endothelial cell，EC）

血管内皮细胞蛋白C受体（Endothelial cell protein C receptor，EPCR）

恩格列酮（Englitazone）

欧洲药品管理局（European agency for the evaluation of medicinal products，EMEA）

欧洲糖尿病研究学会（European association for the study of diabetes，EASD）

艾塞那肽（Exenatide）

强代谢者（Extensive metabolizers，EMs）

细胞外基质（Extracelluclar matrixc，ECM）

细胞外信号调节的蛋白激酶（Extracellur signal-regulated kinases，ERK）

空腹血清C肽（Fasting serum C-peptide，FCP）

空腹胰岛素（Fasting insulin，FINS）

用力肺活量（Forced vital capacity，FVC）

游离脂肪酸（Free fatty acid，FFA）

法国健康产品安全局（French health products safety agency，AFSSAPS）

法国国家健康保险计划（French national health insurance program，FNHIP）

果糖胺（Fructosamine）

G 蛋白偶联受体 （G protein-coupled receptors，GPCRs）

葛兰素史克 （Glaxo Smith Kline）

格列奇特 （Gliclazide）

格列美脲 （Glimepiride）

格列吡嗪 （Glipizide）

格列喹酮 （Gliquidone）

全球化学品统一分类和标签制度 （Globally harmonized system of classification and labelling of chemicals，GHS）

胰高血糖素样多肽-1 （Glucagon-like peptide-1，GLP-1）

葡萄糖依赖促胰岛素多肽 （Glucose-dependent insulinotropic polypeptide，GIP）

葡萄糖刺激胰岛素分泌 （Glucose-stimulated insulin secretion，GSIS）

谷胱甘肽 （Glutathione，GSH）

谷胱甘肽-S-转移酶 （Glutathione S-transferase，GST）

格列本脲 （Glyburide）

糖原合成酶激酶 3β （Glycogen synthetase kinase 3β，GSK-3β）

糖基化血红蛋白 （Glycosylated hemoglobin or glycated hemoglobin，GHb）

促性腺激素释放激素 （Gonadotropin-releasing hormone，GnRH）

加拿大卫生部 （Health Canada，HC）

硫酸乙酰肝素蛋白多糖 （Heparan sulfate proteoglycans，HSPGs）

肝星状细胞 （Hepatic stellate cell，HSC）

高密度脂蛋白 （High density lipop rotein，HDL）

高脂饮食 （High-fat diet，HF）

高淀粉饮食 （High-starch diet，HS）

胰岛素抵抗指数 （Homeostasis model assessment of insulin resistance，HOMA-IR）

人绒毛膜促性腺激素 （Human chorionic gonadotropin，HCG）

人脐静脉内皮细胞 （Human umbilical vein endothelial cells，HUVEC）

高血糖症 （Hyperglycemia）

超敏 C 反应蛋白 （Hypersensitive C-reactive protein，hs-CRP）

特发性肺纤维化 （Idiopathic pulmonary fibrosis，IPF）

特异性肝毒性 （Idiosyncratic hepatotoxicity）

糖耐量异常 （Impaired glucose tolerance，IGT）

空腹血糖调节受损（Impared fasting glucose，IFG）

诱导性多能干细胞（Induced pluripotent stem cells，iPS cells）

白细胞介素 1β（Interleukin－1β，IL－1β）

白细胞介素 4（Inetrleukin－4，IL－4）

白细胞介素 6（Inetrleukin－6，IL－6）

三磷酸肌醇（Inositol triphosphate，IP）

胰岛素依赖型糖尿病（Insulin dependent diabetes mellitus，IDDM）

胰岛素受体底物 1（Insulin receptor substrate 1，IRS－1）

胰岛素受体底物 2（Insulin receptor substrate 2，IRS－2）

胰岛素样生长因子 1 受体（Insulin－like growth factor－1 receptor，IGF－1R）

胰岛素样生长因子 1（Insulin－like growth factor－1，IGF－1）

中等量代谢者（Intermediate metabolizers，IM）

国际糖尿病联盟（International diabetes federation，IDF）

国际标准化比值（International normalized ratio，INR）

酮症酸中毒（Ketoacidosis）

脑文格缩合反应（Knoevenagel condensation）

乳酸脱氢酶（Lactate dehydrogenase，LDH）

左心室射血分数（Left ventricular ejection fractions，LVEF）

利拉列汀（Linagliptin）

脂多糖（Lipopolysacchride，LPS）

利拉鲁肽（Liraglutide）

利西拉来（Lixisenatide）

低密度脂蛋白（Low density lipoprotein，LDL）

黄斑水肿（Macular edema）

基质金属蛋白酶 2（Matrix metalloproteinase－2，MMP－2）

基质金属蛋白酶 9（Matrix metalloproteinase－9，MMP－9）

米尔文芳基化（Meerwein arylation）

梅尼埃综合征（Meniere's disease）

甲烷磺酰氯（Methanesulfonyl chloride，MsCl）

微量清蛋白（Microalbuminuria，MAV）

米格列醇（Miglitol）

轻度认知障碍（Mild cognitive impairment，MCI）

简易精神状态量表（Mini-mental state examination，MMSE）

米格列奈（Mitiglinide）

蒙特利尔认知量表（Montreal cognitive assessment，MoCA）

多药耐药蛋白 1（Multidrug resistance protein 1，MDR1）

髓过氧化物酶（Myeloperoxidase，MPO）

二甲基甲酰胺（N，N-Dimethylformamide，DMF）

纳格列奈（Nateglinide）

美国国立卫生研究院（National institutes of health，NIH）

美国国立糖尿病消化与肾病研究所（National institute of diabetes and digestive and kidney diseases，NIDDK）

萘格列酮（Netoglitazone）

非酯化脂肪酸（Nonestesterified fatty acid，NEFA）

非胰岛素依赖型糖尿病（Non-insulin dependent diabetes mellitus，NIDDM）

奥格列汀（Omarigliptin）

口服葡萄糖耐量试验（Oral glucose tolerance test，OGTT）

卵巢过度刺激综合征（Ovarianhyperstimulation syndrome，OHSS）

过氧化物酶体增殖激活受体（Peroxisome proliferator-activated receptor，PPAR）

过氧化物酶体增殖激活受体反应元件（Peroxisome proliferator response elements，PPRE）

二磷酸磷酯酰肌醇（Phosphatidylinositol-（4，5）bisphosphate，PIP2）

吡格列酮（Pioglitazone，PIO）

垂体腺瘤（Pituitary adenomas，PA）

垂体微腺瘤（Pituitary microadenoma，PM）

纤溶酶原激活物抑制物-1（Plasminogen activator inhibitor-1，PAI-1）

中性粒细胞（Polymorphonuclear neutrophils，PMNs）

聚乙烯吡咯烷酮（Polyvinyl pyrrolidone，PVP）

弱代谢者（Poor metabolizers，PM）

餐后 2 h 血清 C 肽（Postprandial 2 h C peptide，PCP）

蛋白激酶 A（Protein kinase A，PKA）

Raf 激酶抑制蛋白（Raf kinase inhibitor protein，RKIP）

活性氧（Reactive oxygen species，ROS）

受体相互作用蛋白 140（Receptor-interacting protein 140，RIP140）

肾素—血管紧张素—醛固酮系统（Renin－angiotensin－aldosterone system，RAAS）

瑞格列奈（Repaglinide，RG）

神经心理状态测量（Repeatable battery for the assessment of neuropsychological status，RBANS）

瑞格列汀（Retagliptin）

视黄醛 X 受体（Retinoid X receptor，RXR）

视黄醇结合蛋白 4（Retinol－binding protein 4，RBP4）

罗格列酮心血管预后评价及糖尿病血糖调节（Rosiglitazone evaluated for cardiac outcomes and regulation of glycaemia in Diabetes，RECORD）

罗格列酮（Rosiglitazone，RSG）

沙格列汀（Saxagliptin）

索马鲁肽（Semaglutide）

单核苷酸多态性（Single nucleotide polymophism，SNP）

西格列汀（Sitagliptin）

史克必成制药公司（Smithkline beecham）

硬脂酰辅酶 A 去饱和酶（Stearoyl－CoA desaturase，SCD）

链脲佐菌素（Streptozocin，STZ）

特力利汀（Teneligliptin）

四氢呋喃（Tetrahydrofuran，THF）

美国糖尿病学会（The American diabetes association，ADA）

澳大利亚治疗用品管理局（Therapeutic goods administration，TGA）

噻唑烷二酮（Thiazolidinediones，TDZs）

凝血酶调节蛋白（Thrombomodulin，TM）

基质金属蛋白酶抑制因子－1（Tissue inhibitor of metalloproteinase－1，TIMP－1）

组织型纤溶酶原激活物（Tissue－type plasminogen activator，t－PA）

肺总量（Total lung capacity，TLC）

转化生长因子（Transforming growth factor，TGF）

曲格列汀（Trelagliptin）

曲格列酮（Troglitazone，TGZ）

肿瘤坏死因子 α（Tumor necrosis factor α，TNF－α）

单侧输尿管梗阻模型（Unilateral ureteral obstruction，UUO）

非程序性 DNA 合成（Unscheduled DNA synthesis，UDS）

尿白蛋白排泄率（Urinary albumin excretion rates，UAER）

血管内皮生长因子（Vascular endothelial growth factor，VEGF）

极低密度脂蛋白（Very low density lipoprotein，VLDL）

维格列汀（Vildagliptin）

伏格列波糖（Voglibose）

血管性血友病因子（von Willebrand factor，vWF）

腰臀比（Waist-to-hip ratio，WHR）

世界卫生组织（World health organization，WHO）

参考文献

［1］张文. 治疗糖尿病药物的发展历史 ［J］. 中国执业药师，2008，2：33－34.

［2］Fiona B，Michael V，Andri I，et al. Association between diabetes and cause specific mortality in rural and urban areas of china ［J］. The Journal of the American Medical Association，2017，317（3）：280－289.

［3］太田康晴，庄祥云. 糖尿病 ［J］. 日本医学介绍，2000，8：352－355.

［4］于桂娜，戚宏，孙聊东. 糖尿病新疗法 ［M］. 济南：山东科学技术出版社，2006：416.

［5］中华医学会糖尿病学分会. 中国 2 型糖尿病防治指南 ［M］. 北京：北京大学医学出版社，2014：447－498.

［6］中华医学会糖尿病学分会. 中国 1 型糖尿病诊治指南 ［M］. 北京：人民卫生出版社，2013：27.

［7］Karvonen M，Moltchanova E，Taskinen O，et al. Incidence of childhood type 1 diabetes worldwide ［J］. Congress of the International-diabetes-federation，2003：11.

［8］翁建平. 我国 1 型糖尿病现状及防治体系的建立 ［J］. 中华医学信息导报，2013：11.

［9］Szablewski L. Role of immune system in type 1 diabetes mellitus pathogenesis ［J］. International Immunopharmacology，2014，22（1）：182－191.

［10］Li M，Song L，Qin X，et al. Advances in the cellular immunological pathogenesis of type 1 diabetes ［J］. Journal of Cellular & Molecular Medicine，2014，18（5）：749－758.

［11］The Diabetes Control and Complications Trial Research Group. The effect of intensive treatment of diabetes on the development and progression of long－term complications in insulin-dependent diabetes mellitus [J]. The New England Journal of Medicine, 1993, 329 (14): 977−986.

[12] Gruessner R, Gruessner A. The current state of pancreas transplantation [J]. Nature Reviews Endocrinology, 2013, 9 (9): 555−562.

[13] Zinger A, Leibowitz G. Islet transplantation in type 1 diabetes: Hype, hope and reality—a clinician's perspective [J]. Diabetes/Metabolism Research & Reviews, 2014, 30: 83−87.

[14] 肖潇雨, 李霞, 周智广, 等. 1 型糖尿病细胞治疗研究进展 [J]. 中国医学前沿杂志 (电子版), 2013, 5 (11): 6−10.

[15] Yang W, Dou K, Song W, et al. Prevalence of diabetes among men and women in China [J]. The New England Journal of Medicine, 2010, 362 (12):1090−1101.

[16] 韩爽, 徐弘昭, 许钟镐. 胰岛素抵抗在糖尿病及糖尿病肾病进展中的应用 [J]. 中国实验诊断学, 2017, 21 (2): 368−371.

[17] 陈兴宝, 唐玲, 陈慧云, 等. 2 型糖尿病并发症对患者治疗费用的影响评估 [J]. 中国糖尿病杂志, 2003, 11 (4): 238−241.

[18] 纪立农. 糖尿病 [M]. 北京: 科学出版社, 2010.

[19] Saltiel A, Olefsky J. Thiazolidinediones in the treatment of insulin resistance and type 2 diabetes [J]. Diabetes, 1996, 45 (12): 1661−1669.

[20] Haring H, Mehnert H. Pathogenesis of type 2 (non-insulin-dependent) diabetes mellitus: Candidates for a signal transmitter defect causing insulin resistance of the skeletal musele [J]. Diabetologia, 1993, 36 (3):176−182.

[21] Mayowa A, Marina L, Mark L, et al. Intensive blood-glucose control with sulphonylureas or insulin compared with conventional treatment and risk of complications in patients with type 2 diabetes (UKPDS 33). UK Prospective Diabetes Study (UKPDS) Group [J]. Lancet, 1998, 352 (9131): 837−853.

[22] XuY, Wang L, He J, et al. Prevalence and control of diabetes in Chinese adults [J]. Journal of the American Medical Association, 2013, 310 (9): 948−959.

[23] 闫蓓, 肖宏. 从国际重要糖尿病研究基金看当前糖尿病研究发展态势

[J]. 中国科学基金，2006，6：326-329.

[24] Gojka Roglic. WHO global report on diabetes：A summary [J]. International Journal of Noncommunicable Diseases，2016，1：23.

[25] 王晔，刘文东，王芳，等. 2型糖尿病治疗药物应用进展 [J]. 药学进展. 2017，41（6）：434-443.

[26] 李元胜. 新型糖尿病治疗用药 [J]. 精细与专用化学品，2006（3）：32.

[27] Qian Y，Corbett W，Berthel S，et al. Identification of ro4597014，a glucokinase activator studied in the clinic for the treatment of type 2 diabetes [J]. Medicinal Chemistry，2013，4（4）：414-418.

[28] Yoshida S，Tanaka H，Oshima H，et al. As1907417，a novel GPR119 agonist，as an insulinotropic and β-cell preservative agent for the treatment of type 2 diabetes [J]. Biochemical and Biophysical Research Communications，2010，400（4）：745-751.

[29] Zhou G，Myers R，Li Y，et al. Role of AMP-activated protein kinase in mechanism of metformin action [J]. Journal of Clinical Investigation，2001，108（8）：1167-1174.

[30] Thareja S，Aggarwal S，Bhardwaj T，et al. Protein tyrosine phosphatase 1b inhibitors：A molecular level legitimate approach for the management of diabetes mellitus [J]. Medicinal Research Reviews，2012，32（3）：459-517.

[31] Stefan N，Ramsauer M，Jordan P，et al. Inhibition of 11β-hsd1 with RO5093-151 for non-alcoholic fatty liver disease：A multicentre，randomised，double-blind，placebo-controlled trial [J]. Lancet Diabetes Endocrinol，2014，2（5）：406-416.

[32] Bailey C，Tahrani A，Barnett A. Future glucose-lowering drugs for type 2 diabetes [J]. Lancet Diabetes Endocrinology，2016，4（4）：350-359.

[33] 武可，王战建. 糖尿病的病因、临床表现及治疗 [J]. 中国医药指南，2012，10（16）：75-76.

[34] 袁丽. 糖尿病健康教育发展现状 [J]. 实用医院临床杂志，2007，4（5）：20-22.

[35] 孙萍. 社区卫生服务机构对糖尿病的综合治疗与护理 [EB/OL]. [2004-02-05].

［36］孙太玲. 我国糖尿病自我管理教育模式研究进展［J］. 实用糖尿病杂志，2017，5：63－64.

［37］刘静. 社区糖尿病团队管理的研究进展［J］. 全科护理，2017，31：3857－3860.

［38］金之欣. 糖尿病的新进展［J］. 实用医学进修杂志，1997，4：197－198.

［39］于平，杜雪平，董建琴，等. 2型糖尿病患者社区规范化管理后血糖指标变化及慢性并发症发生情况分析［J］. 中国全科医学，2014，12：1423－1426.

［40］宋长广，孔令廷，左光熙，等. 文迪雅治疗2型糖尿病伴肥胖患者的效果观察［J］. 中国社区医师，2010，28：19.

［41］江娜. 老年糖尿病患者社区护理干预的效果分析［J］. 医药卫生（文摘版），2018，2：236.

［42］杨卫东，黄秀华. 糖尿病健康教育研究进展（综述）［J］. 中外健康文摘，2012，9（6）：117.

［43］贡浩凌，戴莉敏，刘媛，等. 医院—社区—家庭护理干预模式对2型糖尿病患者饮食控制的效果［J］. 中华护理杂志，2014，49（4）：399－403.

［44］李青，何朝珠，何雪莹，等. 南昌市糖尿病患者社区护理需求调查及其影响因素分析［J］. 中华护理杂志，2012，47（6）：494－497.

［45］黄春兰. 糖尿病治疗药物的研究进展［J］. 世界最新医学信息文摘，2017，63：30－31.

［46］IDFGD Group. Global guideline for type 2 diabetes［J］. Diabetes Research and Clinical Practice. 2014，104（1）：1－52.

［47］Garber A，Abrahamson M，Barzilay J，et al. Consensus statementby the American association of clinical endocrinologists and American college of endocrinology on the comprehensive type 2 diabetes management algorithm—2016 executive summary［J］. Endocrine Practice Official Journal of the American College of Endocrinology & the American Association of Clinical Endocrinologists，2015，21（12）：1403－1414.

［48］Association A. Standards of medical care in diabetes［J］. Diabetes Care，2008，29（2）：476.

［49］Renström E，Barg S，Thévenod F，et al. Sulfonylurea mediated stimulation of insulin exocytosis via an ATP-sensitive K⁺ channel independent action [J]. Diabetes, 2002, 51 (1): 33−36.

[50] Mizushige K, Noma T, Yao L, et al. Effects of troglitazone on collagen accumulation and distensibility of aortic wall in prestage of non-insulin-dependent diabetes mellitus of otsuka long-evans tokushima fatty rats [J]. Journal of Cardiovascular Pharmacology, 2000, 35 (1): 150−155.

[51] Gangji A, Cukierman T, Gerstein H, et al, A systematic review and meta-analysis of hypoglycemia and cardiovascular events: A comparison of glyburide with other secretagogues and with insulin [J]. Centre for Reviews and Dissemination (UK), 2007: 389−394.

[52] Campbell I, Menzies D, Chalmers J, et al. One year comparative trial of metformin and glipizide in type 2 diabetes mellitus [J]. Diabete Metabolism, 1994, 20 (4): 394−400.

[53] Groop L. Sulfonylureas in niddm [J]. Diabetes Care, 1992, 15 (6): 737−754.

[54] Jennings A, Lovett A, George T, et al. Getting to goal in new lydiagnosed type 2 diabetes using combination drug "subtraction therapy" [J]. Metabolism Clinical & Experimental, 2015, 64 (9): 1005−1012.

[55] 苏潮品, 陈政权, 许学翔, 等. 糖尿病治疗药的现况和今后发展方向 [J]. 广东药学, 2002, 12 (2): 8−11.

[56] Berkowitz S, Krumme A, Avorn J, et al. Initial choice of oral glucose-lowering medication for diabetes mellitus: A patient-centered comparative effectiveness study [J]. Jama Internal Medicine, 2014, 174 (12): 1955.

[57] Ferrannini E. The target of metformin in type 2 diabetes [J]. The New England Journal of Medicine, 2014, 371 (16): 1547−1548.

[58] Foretz M, Hébrard S, Leclerc J, et al. Metformin inhibits hepatic gluconeogenesis in mice independently of the lkb1/ampk pathway via a decrease in hepatic energy state [J]. Journal of Clinical Investigation, 2010, 120 (7): 2355−2369.

[59] Sarabia V, Lam L, Burdett E, et al. Glucose transport in human skeletal muscle cells in culture: Stimulation by insulin and metformin [J]. Journal of Clinical Investigation, 1992, 90 (4): 1386−1395.

[60] Tomimoto A, Endo H, Sugiyama M, et al. Metformin suppresses intestinal polyp growth in apcmin/+ mice [J]. Cancer Science, 2008, 99 (11): 2136-2141.

[61] Forslund K, Hildebrand F, Nielsen T, et al. Disentangling type 2 diabetes and metformin treatment signatures in the human gut microbiota [J]. Nature, 2015, 528 (7581): 262-266.

[62] DPP Group. Diabetes prevention program research group (DPP group). Long-term safety, tolerability, and weight loss associated with metformin in the diabetes prevention program outcomes study [J]. Diabetes Care, 2002, 25 (12): 2165-2171.

[63] 王永铭, 李端. 临床药理学. 3 版 [M]. 北京: 人民卫生出版社, 2004.

[64] 庞晓瑜, 郭卉. 胰岛素增敏剂与 ACEI 类药物治疗胰岛素抵抗的研究进展 [J]. 中国医药科学, 2013, 3 (6): 34-36.

[65] Nissen S, Wolski K. Rosiglitazone revisited: An updated meta-analysis of risk for myocardial infarction and cardiovascular mortality [J]. Archives of Internal Medicine, 2010, 170 (14): 1191-1201.

[66] Mahaffey K, Hafley G, Dickerson S, et al. Results of a reevaluation of cardiovascular outcomes in the record trial [J]. American Heart Journal, 2013, 166 (2): 240-249.

[67] Chiasson J, Josse R, Gomis R, et al. Acarbose treatment and the risk of cardiovascular disease and hypertension in patients with impaired glucose tolerance: The stop-niddm trial [J]. The Journal of the American Medical Association, 2003, 290 (4): 486-494.

[68] Holmes D. Diabetes: Concerns about long-term use of GLP − 1 analogues [J]. Nature Reviews Endocrinology, 2016, 12 (4): 186.

[69] Janzen K, Steuber T, Nisly S, et al. GLP − 1 agonists in type 1 diabetes mellitus: A review of the literature [J]. Annals of Pharmacotherapy, 2016, 50 (8): 656-665.

[70] 母义明. 将试验结果转化为临床实践指导——利拉鲁肽全球研究的荟萃分析 [J]. 中国糖尿病杂志, 2011, 19 (5): 398-400.

[71] Lau J, Bloch P, Schäffer L, et al. Discovery of the once-weekly glucagon like peptide−1 analogue semaglutide [J]. Journal of Medicinal Chemistry, 2015, 58 (18): 7370-7383.

［72］ Williams T，Stewart E. Semaglutide and cardiovascular outcomes in patients with type 2 diabetes ［J］. The New England Journal of Medicine，2017，375（19）：1834－1844.

［73］ Rasmussen H，Branner S，Wiberg F，et al. Crystal structure of human dipeptidyl peptidase Ⅳ/CD26 in complex with a substrate analog ［J］. Nature Structural Biology，2003，10（1）：19－25.

［74］ Wright S，Ammirati M，Andrews K et al. Cis － 2，5 － dicyanopyrrolidine inhibitors of dipeptidyl peptidase Ⅳ：Synthesis and in vitro，in vivo，and X-ray crystallographic characterization ［J］. Journal of Medicinal Chemistry，2006，49（11）：3068－3076.

［75］ Röhrborn D，Wronkowitz N，Eckel J，et al. DPP4 in diabetes ［J］. Frontiers in Immunology，2015，6：386.

［76］ 陈文文，党和勤，耿涛，等. 新型降糖药 DPP－4 抑制剂研究进展 ［J］. 中国医院药学杂志，2016，36（6）：511－517.

［77］ Green J，Bethel M，Armstrong P，et al. Effect of sitagliptin on cardiovascular outcomes in type 2 diabetes ［J］. The New England Journal of Medicine，2015，373：232－242.

［78］ Krishna R，Addy C，Tatosian D，et al. Pharmacokinetics and pharmacodynamics of omarigliptin，a once-weekly dipeptidyl peptidase－4（DPP－4）inhibitor，after single and multiple doses in healthy subjects ［J］. Journal of Clinical Pharmacology，2016，56（12）：1528－1537.

［79］ Lee S，GantzⅠ，Round E，et al. A randomized，placebo-controlled clinical trial evaluating the safety and efficacy of the once-weekly DPP－4 inhibitor omarigliptin in patients with type 2 diabetes mellitus inadequately controlled by glimepiride and metformin ［J］. Bmc Endocrine Disorders，2017，17（1）：70.

［80］ Ahrén B，Masmiquel L，Kumar H，et al. Efficacy and safety of once weekly semaglutide versus once-daily sitagliptin as an add-on to metformin，thiazolidinediones，or both，in patients with type 2 diabetes （sustain 2）：A 56-week，double-blind，phase 3a，randomised trial ［J］. Lancet Diabetes & Endocrinology，2017，5（5）：341－354.

［81］ Caroline M，Markham A. Troglitazone ［J］. Drugs，1997，54（1）：89－101.

[82] 余自成，卢怒. 口服降糖药的合理选用 [J]. 中国临床药学杂志，2000，9（1）：60-62.

[83] 葛海波，朱雄王，王尔华，等. 噻唑烷二酮类胰岛素增敏剂的研究进展 [J]. 药学进展，2001，25（1）：31-35.

[84] 余瑜，郭亚飞，王帆，等. 抗糖尿病药曲格列酮的研究近况 [J]. 药学进展，2000，1：21-24.

[85] 钱荣立. 令人鼓舞的新进展 [J]. 中国糖尿病杂志，2000，8（5）：318-320.

[86] 李宝瑗. 格列酮类（glitazones）口服胰岛素增敏剂的研究进展 [J]. 天津药学，2002，14（1）：2-5.

[87] Matsumoto K，Miyake S，Yano M，et al. Increase of lipoprotein with troglitazone [J]. Lancet，1997，350（9093）：1748-1749.

[88] 谢燕，顾振纶，王殿彬，等. 曲格列酮在糖尿病治疗中的应用 [J]. 国际内分泌代谢杂志，1999，4：183-184.

[89] 朱耀国，任叶慧，姜军权，等. 罗格列酮治疗 2 型糖尿病的机制及临床疗效 [J]. 中国新药与临床杂志，2003，22（12）：751-753.

[90] 叶山东. 改善胰岛素抵抗的新药——曲格列酮 [J]. 实用糖尿病杂志，2000，8（4）：50.

[91] 余珊珊，尹华静，周恒，等. 已上市 2 型糖尿病治疗药物的生殖毒性 [J]. 中国新药杂志，2017，23：2772-2779.

[92] 曲静伟，董文雅. 格列酮类药物的安全性研究进展 [J]. 医学研究杂志，2011，40（5）：6-9.

[93] 降血糖剂 troglitazone [J]. 国外新药介绍，1996，2：24-27.

[94] 程瀚. 曲格列酮：非胰岛素依赖型糖尿病治疗药 [J]. 世界临床药物，1997，6：352-354.

[95] Leary W. New class of diabetes drug is approved [J]. Drug Topics，1995，139（18）：7.

[96] Diabetes Prevention Program Research Group. Design and methods for a clinical trial in the prevention of type 2 diabetes [J]. Diabetes Care. 1999，22（4）：623-634.

[97] Diabetes Prevention Program Research Group. Reduction in the incidence of type 2 diabetes with lifestyle intervention or metformin [J]. The New England Journal of Medicine. 2002，346（6）：393-403.

[98] Willman D. The rise and fall of the killer drug rezulin [J]. Life Extension, 2000, 6 (9): 31.

[99] Bressler R, Johnson D. Pharmacological regulation of blood glucose levels non-insulin-dependent diabetes mellitus [J]. Archives of Internal Medicine, 1997, 157 (8): 836-848.

[100] Burant C, Sreenan S, Hirano K, et al. Troglitazone action is independent of adipose tissue [J]. Journal of Clinical Investigation, 1997, 100 (11): 2900-2908.

[101] 陈珺, 朱春宝. 曲格列酮在英联邦停用 [J]. 国外医药—合成药生化药制剂分册, 2000, 20 (1): 63.

[102] 孙会仙. FDA 认为曲格列酮已经过时 [J]. Foreign Medical Sciences Section on Pharmacy, 2001, 28 (1): 60.

[103] 杨景勋. 美国和日本撤消了曲格列酮 [J]. 中国新药杂志, 2000, 9 (5):319.

[104] 陈名道. 曲格列酮已正式从美国市场撤出 [J]. 中华内分泌代谢杂志, 2000, 16 (2): 44.

[105] 孙懿, 孙忠实. 曲格列酮 (rezulin) 在美国撤出市场 [J]. 中国临床药理学杂志, 2000, 16 (2): 138.

[106] 武柏山, 王舟琪. 美国再度审视曲格列酮 [J]. 国外医学药学分册, 2000, 27 (5): 314-315.

[107] Feeley, J. "Pfizer Ends Rezulin Cases With $205 Million to Spare" [J]. Bloomberg, 2014.

[108] 邱玉文. 降糖药——曲格列酮 (Troglitazone) [J]. 国外新药介绍, 1998: 28-32.

[109] 神代龍吉. 糖尿病治疗药与药物性肝损害 [J]. 日本医学介绍, 2006, 27 (6): 251-253.

[110] 丁禄霞. 胰岛素增敏剂的开发及临床应用 [J]. 国外医药—合成药—生化药—制剂分册, 2000, 21 (2): 93-96.

[111] 池芝盛. 噻唑烷二酮的临床应用 [J]. 中国糖尿病杂志, 1999, 3: 182.

[112] Du-Hyong C, Yoon J, Sangmee A, et al. Nitric oxide production and regu lation of endothelial nitric-oxide synthase phosphorylation by prolonged treatment with troglitazone [J]. Journal of Biological

Chemistry，2004，279（4）：2499－2506.

[113] Silvio E，Inzucchi M，David G，et al. Efficacy and metabolic effects of metformin and troglitazone in type II diabetes mellitus [J]. The New England Journal of Medicine，1998，338：867－873.

[114] Caroline M，Anthony M. Troglitazone [J]. Drugs，1997，54（1）：89－101.

[115] 王丽云，胡仁明，罗邦尧，等. 曲格列酮——新一代口服降糖药 [J]. 中国新药与临床杂志，2000，19（4）：315－317.

[116] Burant C，Sreenan S，Hirano K，et al. Roglitazone action is independent of adipose tissue [J]. Journal of Clinical Investigation，1997：2900－2908.

[117] Fujiwara T，Wada M，Fukuda K，et al. Characterization of CS－450，a new oral antidiabetic agent II. Effects on glycemic control and pancreatic islet structure at a late stage of the diabetic syndrome in C57BL/KsJ－*db/db* mice [J]. Metabolism Clinical & Experimental，1991，40（11）：1213－1218.

[118] 周萍. 胰岛素增强剂曲格列酮 [J]. 中国医药情报，1999，5（4）：248－251.

[119] Maggs D，Buchanan T，Burant C，et al. Metabo lic effects of troglitazone mono therapy in type 2 diabetes mellitus. A randomized，double-blind，placebo-controlled trial [J]. Annals of Internal Medicine，1998，128（3）：176－185.

[120] Suter S，Nolan J，Wallace P，et al. Metabolic effects of new oral hypoglycemic agent CS－045 in NIDDM subjects [J]. Diabetes Care，1992，15（2）：193－203.

[121] Nolan J，Ludvik B，Beerdsen R，et al. Improvement in glucose tolerance and insulin resistance in obese subjects treated with troglitazone [J]. The New England Journal of Medicine，1995，331：1189－1193.

[122] Tack C，Smits P，Demacker P，et al. Troglitazone decreases the propotion of small，dense LDL and increases the resistance of LDL to oxidation in obese subjects [J]. Diabetes Care，1998，21：796－799.

[123] Hirano T，Yoshino G，Kazumi T. Troglitazone and small low-density

lipoprotein in type 2 diabetes [J]. Annals of Internal Medicine, 1998, 129 (2): 162−163.

[124] 宋彬, 杨静. 曲格列酮对人前脂肪细胞增殖和分化的影响 [J]. 山西医科大学学报, 2007, 38 (10): 890−892.

[125] Saladin R, Fajas L, Dana S, et al. Differential regulation of peroxisome proliferator activated receptor gamma1 (PPARgamma1) and PPARgamma2 messenger RNA expression in the early stages of adipogenesis [J]. Cell Growth & Differentiation: the Molecular Biology Journal of the American Association for Cancer Research, 1999, 10 (1): 43−48.

[126] Kawa S, Nikaido T, Unno H, et al. Growth inhibition and differentiation of pancreatic cancer cell lines by PPARγ ligand troglitazone [J]. Pancreas, 2002, 24 (1): 1−7.

[127] Burstein H, Demetri G, Mueller E, et al. Use of the peroxisome proliferator-activated receptor (PPAR) gamma ligand troglitazone as treatment for refractory breast cancer: A phase ii study [J]. Breast Cancer Res Treat, 2003, 79 (3): 391−397.

[128] Hewitt N, Lloyd S, Haydan M, et al. Correlation between troglitazone cytotoxicity and drug metabolicenzyme activities in cryopreserved human hepatocytes [J]. Chemico-Biological Interactions, 2002, 142 (1): 73−82.

[129] 黄垂学, 赵建农, 王宇田, 等. 曲格列酮抑制垂体腺瘤细胞 GH3 的生长及其机制 [J]. 中国肿瘤生物治疗杂志, 2009, 16 (5): 474−478.

[130] Li M, Deng H, Zhao J, et al. PPARγ pathway activation results in apoptosis and COX−2 inhibition in hepg2 cells [J]. World Journal of Gastroenterology, 2003, 9 (6): 1220−1226.

[131] Kliewer S, Umesono K, Heyman R, et al. Convergence of 9−cis retinoic acid and peroxisome proliferator signaling pathways through heterodimer formation of their receptors [J]. Nature, 1992, 358: 771−774.

[132] Han S, Side U, Fisher P, et al. Up-regulation of P21 gene expression by pemxisome proliferator-activated receptor gamma in human lung carcinoma cells [J]. Clinical Cancer Research, 2004, 10: 1911−1919.

[133] Piva R, Gianferretti P, Ciucci A, et al. 15−Deoxy−delta 12, 14−

prostaglandin J2 induces apoptosis in human malignant B cells：An effect associated with inhibition 0f NF-kappa B activity and down-regulation of antiapoptotic proteins ［J］. Blood，2005，105（4）：1750—1758.

［134］ Suh N，Wang Y，Williams C，et al. A new ligand for the peroxisome proli ferator-activated receptor-gamma（PPARgamma），GW7845，inhibits rat mammary carcinogenesis ［J］. Clinical Cancer Research，1999，59（22）：5671—5673.

［135］ 崔涛，刘莹，朱祖安，等. PPARγ 在胃癌的表达及曲格列酮对胃癌 SGC7901 细胞生长的影响 ［J］. 徐州医学院学报，2009，29（3）：144—148.

［136］ 康敏泸，李昌平. PPARγ 及其激动剂与消化系统肿瘤 ［J］. 西南医科大学学报，2008，31（2）：209—211.

［137］ 于媛，王娟，杨建，等. 曲格列酮诱导胃癌 SGC—7901 细胞凋亡的研究 ［J］. 滨州医学院学报，2009，32（5）：324—326.

［138］ 郑少江，吴焕明，王伟，等. LRP、TOPO—Ⅱ 在非小细胞癌肺癌中的协同表达及其临床意义 ［J］. 中国组织化学与细胞化学杂志，2004，2：180—183.

［139］ Attarsi L. The role of p53—mediated apoptosisasacrucial anti-tumor response togenomic instability：Lessons from mouse models ［J］. Mutation Research/Fundamental & Molecular Mechanisms of Mutagenesis，2005，569（1）：145—157.

［140］ 王静，王春晖. 曲格列酮对人胃癌细胞株 BGC—823 增殖和凋亡的影响 ［J］. 重庆医学，2011，40（31）：3138—3139.

［141］ Ciric I，Zhao J. Transsphenoidal microsurgery：Past，present and future ［J］. Expert Review of Anticancer Therapy，2006，6（9）：75—78.

［142］ 陈富勇，王守森，王水良，等. 曲格列酮体外抑制大鼠垂体腺瘤 gh3 细胞增殖 ［J］. 第二军医大学学报，2008，29（9）：1052—1055.

［143］ 赵宇清，白晓霞，陈亚琼，等. 曲格列酮改善多囊卵巢综合征的多毛与排卵 ［J］. 国外医学妇产科学分册，2002，29（6）：386—387.

［144］ 王堃，于学炜，仲来福，等. 曲格列酮对大鼠肝细胞氧化性损伤的研究 ［J］. 中国新药杂志，2005，14（6）：701—705.

［145］ Neuschwandertetri B，Isley W，Oki J，et al. Troglitazone-induced

hepatic failure leading to liver transplantation. A case report [J].
Annals of Internal Medicine，1998，129（1）：38−41.

[146] Chaudhry M，Simmons D. Case of the month. Hepatic and renal failure in a patient taking troglitazone and metformin [J]. Journal of the Arkansas Medical Society，2001，98（1）：16−19.

[147] Scheen A，Lefebvre P. Troglitazone：Antihyperglycemic activity and potential role in the treatment of type 2 diabetes [J]. Diabetes Care，1999，22（9）：1568−1577.

[148] Shishido S，Koga H，Harada M，et al. Hydrogen peroxide overproduction in megamitochondria of troglitazone-treated human hepatocytes [J]. Hepatology，2003，37（1）：136−147.

[149] 张春平，王桂荣. 曲格列酮的致命性肝毒性作用 [J]. 国外医学内科学分册，1999，10：158.

[150] 马锋，王晓明. 曲格列酮对血管内皮细胞凋亡的影响 [J]. 中国老年学杂志，2007，27（17）：1644−1647.

[151] 李永勤，牛小麟，魏瑾，等. PPARγ 激动剂对 Ang Ⅱ 刺激血管内皮细胞分泌血管活性因子的影响 [J]. 南方医科大学学报，2007，27（7）：1030−1033.

[152] 陈胜广，张倩，盛春君，等. 马来酸罗格列酮对去势大鼠骨微结构的影响 [J]. 第二军医大学学报，2009，30（12）：1402−1405.

[153] 龙志成. 三甲基氢醌的合成 [J]. 四川化工，2005，8（6）：1−3.

[154] 王恩思，段海峰，金磊，等. 新型抗糖尿病药物曲格列酮的合成 [J]. 吉林大学学报，1999，4：85−90.

[155] 王绍杰，冯玉波，刘仁涌，等. 曲格列酮合成中间体 3，4，6−三甲基−2，5−二羟基苯乙酮的合成及其反应机制 [J]. 中国药物化学杂志，2000，10（3）：50−51.

[156] 余瑜，郭亚飞，吴骏，等. 抗 2 型糖尿病新药曲格列酮的合成研究 [J]. 重庆医科大学学报，2000，25（3）：256−258.

[157] 沈素. 文迪雅 [J]. 中国新药杂志，2001，10（5）：382−383.

[158] 裴振峨. 罗格列酮与心脏的安全风险 [J]. 合理用药，2007，5（4）：32−35.

[159] 国家食品药品监管总局. 总局关于修订罗格列酮及其复方制剂说明书的公告 [EB/OL]. [2016−08−09].

[160] 王迪. 被"黑"文迪雅喊冤 [EB/OL]. [2007—06—19].

[161] 朱虹, 刘兰茹, 兰恭赞, 等. 中美药品风险沟通应用的对比分析——基于罗格列酮案例 [J]. 中国新药杂志, 2016, 25 (10): 1089—1094.

[162] 陈亮, 杨华章. 罗格列酮的药理与临床 [J]. 新医学, 2003, 34 (9): 570—571.

[163] 许敏锐, 周义红, 强德仁, 等. 血清谷丙转氨酶与代谢综合征相关性 [J]. 中国公共卫生, 2014, 30 (5): 600—603.

[164] Vozarova B, Stefan N, Lindsay R, et al. High Alanine Aminotransferase is Associated with Decreased Hepatic Insulin Sensitivity and Predicts the Development of Type 2 Diabetes [J]. 2002, 51 (6): 1889—1895.

[165] Government of Canada, Canadian Adverse Reaction Newsletter [J]. January, 2006, 16 (1): 1.

[166] 陶桂香, 徐洋. 1 型糖尿病发病机制及治疗研究 [J]. 2015, 31 (10): 1297—1302.

[167] 李彦, 钱平利, 李卉, 等. 罗格列酮的研究进展 [J]. 中华医院感染学杂志, 2007, 17 (1): 118—120.

[168] 钱荣立. 对罗格列酮心血管安全性争议的思考 [J]. 中国糖尿病杂志, 2007, 15 (8): 449.

[169] 姚立新. 文迪雅: 欧洲退市, 美国严格限制. 医药经济报 [EB/OL]. [2010—10—01].

[170] Ghs D, Lindia G, Health M, et al. Central drugs standard control organization, dte. Ghs, ministry of health and family welfare, government of India [EB/OL]. [2013—09—17].

[171] 中国医药导报. 糖尿病药物文迪雅美欧受限 [EB/OL]. [2010—02—31].

[172] 中国糖尿病杂志. 内分泌学会针对参议院财务委员会关于文迪雅的报告的回应声明 [EB/OL]. [2010—3—18].

[173] 国家食品药品监督管理局. 文迪雅安全性被广泛关注 [EB/OL]. [2010—09—25].

[174] 邢爽, 罗庆良. 聚焦 2007 年度药物安全问题 [J]. 国际药学研究杂志, 2008, 3: 236.

[175] Karen Kaplan. FDA affirms safety of diabetes drug Avandia, lifts restrictions on use [EB/OL]. [2013—11—25].

[176] 张莉，朱茜. 国产罗格列酮的春天. 医药经济报 [EB/OL]. [2004－12].

[177] 李杨. 马来酸罗格列酮在中国正式上市 [J]. 中华内分泌代谢杂志，2001，17 (2)：102.

[178] Yardımcı C，Özaltın N. Simultaneous determination of metformin and rosiglitazone in human plasma by lc－ms/ms and the pharmacokinetics studies [J]. Chromatographia，2007，66 (7－8)：589－593.

[179] Goldtmrg R，Kendall D. Advance in search for pharmacokinetics and clinical practice of rosiglitazone [J]. Diabetes Care，2005，28 (5)：1547－1550.

[180] Gerstein H，Ratner R，Cannon C，et al. Effect of rosiglitazone on progression of coronary atherosclerosis in patients with type 2 diabetes mellitus and coronary artery disease：The assessment on the prevention of progression by rosiglitazone on atherosclerosis in diabetes patients with cardiovascular history trial [J]. Circulation，2010，121 (10)：1176－1187.

[181] Freed M，Allen A，Jorkasky D，et al. Systemic exposure to rosiglitazone is unaltered by food [J]. European Journal of Clinical Pharmacology，1999，55 (1)：53－56.

[182] Chen L，Yuan M，Xie X，et al. Lc－MS/MS characterization of tissue distribution of INTβ1 and rosiglitazone [J]. Journal of International Pharmaceutical Research，2015，42 (1)：37－43.

[183] 陈琳，原梅，颉欣妮，等. 超高效液相色谱—质谱联用方法研究罗格列酮和 INT131 的组织分布特征 [J]. 国际药学研究杂志，2015，42 (1):37－43.

[184] Huyuchi W，Zhou L，Wang F，et al. Determination of rosiglitazone in dog serum by HPLC using fluorescence detection [J]. Medical Journal of the Chinese Peoples Armed Police Forces，2009：131.

[185] Cox P，Ryan D，Hollis F，et al. Absorption，disposition，and metabolism of rosiglitazone，a potent thiazolidinedione insulin sensitizer，in humans [J]. Drug Metabolism & Disposition，2000，28 (7)：772－780.

[186] Jiang J，Feng F，Zhang Z，et al. Relative bioavailablity of domestic

rosiglitazone capsule in healthy volunteers [J]. Chinese Journal of Clinical Pharma cology，2005，1：37—40.

[187] 李明初. 国产盐酸罗格列酮片达稳态时人体药动学与相对生物利用度 [J]. 中外医疗，2008，22：83.

[188] Zhang L，Duan Y，Wan X，et al. Pharmacokinetics and tissues distribution of rosiglitazone in rats [J]. Journal of East China Normal University，2011，28（4）：104—114.

[189] Baldwin S，Clarke S，Chenery R，et al. Characterization of the cytochrome p450 enzymes involved in the in vitro metabolism of rosiglitazone [J]. Britain Journal of Clinical Pharmacology，1994，38（6）：557—566.

[190] Thompsonkin K，Zussman B，Miller M，et al. Pharmacokinetics of rosiglitazone in patients with end-stage renal disease [J]. Journal of International Medical Research，2002，30（4）：391—399.

[191] 安富荣，施安国. 胰岛素增敏剂罗格列酮马来酸盐 [J]. 1999，26（4）:213—216.

[192] Nomura M，Kinoshita S，Satoh H，et al. Chemlnform Abstract：Kinoshitas（3－substituted benzyl）thiazolidine－2，4－diones as stucturally new antlhyperglycemic agents [J]. Bioorganic & Medicinal Chemistry Letters，1999，30（26）：533—538.

[193] Patel J，Miller E，Patwardhan R，et al. Rosiglitazone（BRL49653）monotherapy has significant glucose lowering effect in type 2 diabetic patients [J]. Diabetes，1998，47：17.

[194] 李晓岩. 罗格列酮钠治疗 2 型糖尿病长期效果观察 [J]. 中国现代药物应用，2012，6（2）：83—84.

[195] Charbonnel B，Lonnqvist F，Jones N，et al. Rosiglitazone is superior to glyburide in reducing fasting plasma glucose after 1 year of treatment in type 2 diabetic patients [J]. Diabetes，1999：114—115.

[196] 马飞. 盐酸罗格列酮治疗 2 型糖尿病的效果观察 [J]. 河北医药，2012，34（5）：674—675.

[197] Oakes N，Kennedy C，Jenkins A，et al. A new antidiabetic agent，BRL49653，reduces lipid availability and improves insulin action and glucoregulation in the rat [J]. Diabetes，1994：1203—1210.

[198] Wiesenberg I, Chiesi M, Missbach M, et al. Specific activation of the nuclear receptors PPARgamma and RORA by the antidiabetic thiazolidinedione BRL49653 and the antiarthritic thiazolidinedione derivative CGP52608 [J]. Molecular Pharmacology, 1998, 53（6）: 1131-1138.

[199] Eldershaw T, Rattigan S, Cawthorne M, et al. Treatment with the thiazolidinedione（BRL49653）decreases insulin resistance in obese zucker rat hindlimb [J]. Hormone and Metabolic Research, 1995, 27（4）:169-172.

[200] 许凤. 生芪降糖颗粒对糖尿病大鼠的疗效及对内皮功能的影响 [D]. 青岛: 青岛大学硕士学位论文, 2006.

[201] Scheen A. Drug treatment of non-insulin-dependent diabetes mellitus in the 1990s' achivements and future developments [J]. Drug. 1997, 54（3）: 355-358.

[202] 李法宁, 陈原, 匡平, 等. 2种口服降糖药物联合胰岛素治疗初诊2型糖尿病的临床对比研究 [J]. 中国医院医学杂志. 2017, 37（3）: 270-272.

[203] 姜春来, 邢俊波, 靳守东, 等. HPLC-Q-TOF法测定降糖类中成药及保健食品中14种非法添加药物 [J]. 解放军军药学学报. 2016, 6: 514-517.

[204] 杨桂枝, 高小平, 晏菊芳, 等. 罗格列酮改善胰岛素抵抗细胞摄取葡萄糖的途经研究 [J]. 四川大学学报. 2007, 38（5）: 816-818.

[205] 林媛媛, 蒙碧辉, 黄松, 等. 罗格列酮对糖尿病大鼠残存胰岛β细胞的保护作用 [J]. 中国糖尿病杂志. 2008, 16（8）: 477-480.

[206] Finegood D, Mcarthur M, Kojwang D, et al. β-cell mass dynamics in Zucker diabetic fatty rats [J]. Diabetes, 2001, 50（5）: 1021-1029.

[207] Beales P, Pozzilli P. Thiazolidinediones for the prevention of diabetes in the non-obese diabetic（NOD）mouse: Implications for human type 1 diabetes [J]. Diabetes/Metabolism Research and Reviews, 2002, 18（2）:114-117.

[208] Jones N, Mather R, Owen S, et al. Rosiglitazone: Long-term efficacy in combination with metformin or as monotherapy [J]. Diabetes Research and Clinical Practice, 2000, 50（suppl 1）: 63.

［209］ Yang L，An H，Deng X，et al. Rosiglitazone reverses insulin secretion altered by chronic exposure to free fatty acid via IRS－2 associated ［J］. Acta Pharma cologica Sinica，2003，24（5）：429－434.

［210］ Jia D，Otsuki M. Troglitazone stimulates pancreatic growth in normal rats ［J］. Pancreas，2002，24（3）：303－310.

［211］ 陆贝，于源泉，殷俊杰，等. Nf－κB/TLR4 信号通路在急性胰腺炎大鼠肝损伤中的表达及 PPARγ 激动剂的保护作用 ［J］. 中国现代医生，2016，54（33）：30－33.

［212］ 胡晓霞，符照康. 罗格列酮对急性胰腺炎肝损伤的保护作用研究 ［J］. 中国中西医结合消化杂志，2016（11）：877－879.

［213］ 陆贝，于源泉，殷俊杰，等. 过氧化物酶体增殖物激活受体 γ 激动剂对急性胰腺炎大鼠肺损伤的保护机制研究 ［J］. 中国现代医生，2017，55（18）：38－41.

［214］ 申文豪. PPARγ 激动剂罗格列酮对人胰腺癌细胞辐射敏感性的影响及机制研究 ［D］. 苏州：苏州大学硕士学位论文，2015.

［215］ Govendir M，Canfield P，Church D，et al. Cellular proliferation in the canine pancreas after d，l－ethionine dosage as detected by double immunohistochemical labelling ［J］. Experimental & Toxicologic Pathology，2003，55（2）：129－135.

［216］ Blumentrath J，Neye H，Vempohi E，et al. Effects of retinoids and thiazolidinediones on proliferation，insulin release，insulin mRNA，GLUT 2 transporter protein and mRNA of INS－1 cells ［J］. Cell Biochemistry & Function，2001，19（3）：159－169.

［217］ 巴图尔·尼牙子. 罗格列酮对高脂血症大鼠合并重症急性胰腺炎肺损伤的作用及其机制研究 ［D］. 武汉：武汉大学博士学位论文，2013.

［218］ 王波，李玉明，赵旭燕，等. 罗格列酮对高果糖大鼠胰岛素抵抗的影响 ［J］. 天津医药，2004，32（4）：233－234.

［219］ 何国富，江维亮. 中西药合用防治 2 型糖尿病心血管并发症疗效观察 ［J］. 实用中医药杂志，2017，33（9）：1053－1054.

［220］ 廖艺，韦宁南，盘红梅，等. 罗格列酮治疗 2 型糖尿病对心脏安全性的临床观察 ［J］. 临床合理用药杂志，2015（35）：36－37.

［221］ 廖艺，韦宁，盘红梅，等. 罗格列酮联合胰岛素治疗 2 型糖尿病疗效及

心血管安全性观察 [J]. 临床合理用药杂志，2014（35）：1—3.

[222] 况锦，赵春辉，陈健健，等. 罗格列酮对 2 型糖尿病患者心血管系统的
影响 [J]. 医学综述，2014，15（14）：1—3.

[223] 陈燕铭，蔡梦茵，翁建平，等. 关注罗格列酮的心血管安全性 [J]. 新
医学，2009，40（2）：71—76.

[224] 张文礼，马建华. 罗格列酮的非降糖作用 [J]. 重庆医学，2008，
37（6）：660—662.

[225] 祁范范，娄萍萍，周亚茹，等. 口服降糖药物的心血管安全性评价
[J]. 中国临床医生杂志，2017，45（5）：1—4.

[226] 刘章锁，牛红心，程根阳，等. 罗格列酮对糖尿病大鼠肾保护机制的研
究 [J]. 中华肾脏病杂志，2004，20（2）：224—229.

[227] 张小东. 糖尿病肾病患者尿蛋白的药物治疗研究 [J]. 中国实用医药，
2017，12（5）：98—100.

[228] 罗京. PPARγ 激动剂罗格列酮对大鼠肾脏再灌注损伤的保护作用 [J].
海南医学，2017，28（12）：1901—1904.

[229] 孙晓东，余叶蓉. 罗格列酮对高脂饲料喂养肥胖大鼠肾脏保护作用及其
机制探讨 [J]. 四川大学学报（医学版），2014，45（1）：24—28.

[230] 邱奉林，万国琳. 罗格列酮治疗 2 型糖尿病合并非酒精性脂肪肝的随机
对照研究 [J]. 当代医学，2013，19（31）：138—139.

[231] 李岩，宋辉，李建宁，等. 高脂诱导小鼠肥胖模型中 PPARγ 激动剂对
成熟脂肪细胞内 JNK 信号通路及 visfatin 分泌的作用研究 [J]. 宁夏医
科大学学报，2017，39（6）：662—666.

[232] 孙殿静，刘晴晴，耿建林，等. 罗格列酮对胰岛素抵抗 3T3—L1 脂肪
细胞脂联素、瘦素及抵抗素的分泌及 mRNA 表达的影响 [J]. 重庆医
学，2016，45（35）：4901—4903.

[233] 李冰，冯凭. 罗格列酮干预糖尿病大鼠脂肪组织 CMKLR1 及 Chemerin
基因表达 [J]. 天津医科大学学报，2015，21（6）：484—487.

[234] 章涛，余华荣，杨贵忠，等. 罗格列酮对人乳腺癌 MDA—MB—231 细
胞的体外抗肿瘤作用 [J]. 医学争鸣，2007，28（11）：971—974.

[235] 付鹏，周宁，李文宏，等. 噻唑烷二酮类药物的药理作用概况 [J]. 亚
太传统医药，2010，6（7）：176—178.

[236] 马丽华. 纤溶系统在罗格列酮治疗博莱霉素诱导大鼠肺纤维化中的作用
及其信号机制 [D]. 石家庄：河北医科大学硕士学位论文，2015.

[237] 黄秋琴，肖奇明，胡成平，等. 罗格列酮和强的松对博来霉素诱导大鼠肺纤维化中 FIZZ1 表达的影响 [J]. 现代生物医学进展，2014，14 (2):217—222.

[238] 康谊，曾艳丽，魏君锋，等. 罗格列酮抑制大鼠肝纤维化机制研究 [J]. 中华实用诊断与治疗杂志，2013，27 (7)：676—679.

[239] 程根阳，李建生，刘章锁，等. 罗格列酮联合替米沙坦对单侧输尿管梗阻大鼠慢性肾纤维化的改善作用 [J]. 大连医科大学学报，2008，30 (5):410—413.

[240] 梁鸣，李雯，顾海峪，等. 罗格列酮对博莱霉素诱导大鼠肺纤维化的影响 [J]. 广东医学，2007，28 (2)：195—196.

[241] 张彦萍，白林林，李娜，等. 纤溶系统对罗格列酮治疗肺纤维化的影响及信号机制 [J]. 河北医科大学学报，2015，36 (11)：1241—1244.

[242] Rongchang Z. Observation of therapeutic effect of rosiglitazone in treatment of idiopathic pulmonary fibrosis [J]. Occupational Health and Emergency Rescue, 2015, 33 (4)：280—284.

[243] 南月敏，付娜，于君，等. 罗格列酮阻止非酒精性脂肪性肝纤维化进展作用机制的研究 [J]. 肝脏，2008，13 (6)：475—478.

[244] 张小瑜，赵燕重，王导新. 罗格列酮通过减少 Th17 细胞极化减轻 LPS 诱导的小鼠急性肺损伤 [J]. 基础医学与临床，2016，36 (7)：902—906.

[245] 易高众，张贻秋，贺兼斌，等. 黄芪联合糖皮质激素治疗特发性肺纤维化的临床疗效 [J]. 临床肺科杂志，2010，15 (2)：291—292.

[246] 张春来，黄炎明，钟莲娣，等. 罗格列酮对慢性阻塞性肺疾病大鼠的抗炎作用 [J]. 广东医学，2017，38 (14)：2119—2121.

[247] 靳希成，秦海东，孙才智，等. 罗格列酮对脓毒症大鼠急性肺损伤保护作用的研究 [J]. 实用老年医学，2017 (9)：816—820.

[248] 王静，赵亮. 罗格列酮对重症急性胰腺炎肺损伤保护作用的临床研究 [J]. 临床肺科杂志，2017，22 (1)：145—147.

[249] 李娜. 罗格列酮对博莱霉素诱导大鼠肺纤维化的治疗作用及信号机制 [D]. 石家庄：河北医科大学硕士学位论文，2016.

[250] 周灵芝，张熠，康婷，等. 罗格列酮对脓毒症大鼠血糖及肺部炎症反应的影响 [J]. 中南医学科学杂志，2015 (4)：393—396.

[251] 刘维佳，张湘燕，李万成，等. 罗格列酮对内毒素致大鼠肺组织炎症的作用机制 [J]. 山东医药，2009，49 (5)：1—3.

[252] 吴良洪,程南生,熊先泽,等. PPARγ 配体 RGZ 对胆管癌移植瘤抗肿瘤活性的实验研究 [J]. 四川医学,2017,38(4):376-381.

[253] 郭晓风,李秀丽. 罗格列酮在治疗 2 型糖尿病外的有益作用 [J]. 中国现代医药杂志,2007,9(7):134-135.

[254] 李燕. PPARγ 激动剂罗格列酮及 GLP02 的抗肿瘤作用及机制研究 [D]. 北京:中国协和医科大学博士学位论文,2006.

[255] 王红媛. 罗格列酮与长春新碱合用对人口腔表皮样癌细胞的抗肿瘤作用研究 [D]. 济南:山东大学硕士学位论文,2016.

[256] 张小瑜,赵燕,王导新,等. 罗格列酮通过减少 Th17 细胞极化减轻 LPS 诱导的小鼠急性肺损伤 [J]. 基础医学与临床,2016,36(7):902-906.

[257] 朱光宇. 罗格列酮的临床应用进展 [J]. 安徽医药,2005,9(9):644-646.

[258] 于桂娜,戚宏,孙聊东. 糖尿病新疗法 [M]. 济南:山东科学技术出版社,2006:5.

[259] 郭正端. 罗格列酮治疗前后糖尿病并发冠心病患者纤溶系统的变化 [J]. 中国医药指南,2010,8(14):19-21.

[260] 朱肖星,牛小麟,陈定章,等. PKC-c-fos 途径在罗格列酮抑制内皮素诱发心肌肥大中的作用 [J]. 南方医科大学学报,2008,28(6):1056-1060.

[261] 周亚峰,杨向军,李红霞,等. 伴有糖尿病的冠心病患者纤溶系统的变化及罗格列酮的干预研究 [J]. 临床荟萃,2007,22(8):541-543.

[262] 周亚峰,杨向军,李红霞,等. 罗格列酮对伴有糖尿病冠状动脉粥样硬化性心脏病患者纤溶系统的影响:预防支架术后再狭窄的可行性 [J]. 中国组织工程研究,2007,11(34):6741-6744.

[263] 张一娜,崔璨,范鹰,等. 老年男性 2 型糖尿病患者并发动脉粥样硬化与罗格列酮的干预效应 [J]. 中国组织工程研究,2005,9(39):58-61.

[264] 刘亚贤,李小薇,姜怡邓,等. 罗格列酮降低 2 型糖尿病合并高血压患者血压的机制探讨 [J]. 中国社区医师,2017(19):88.

[265] 李雅丽,张巧俊,袁海峰,等. 罗格列酮对自发性高血压大鼠海马区 MCP-1、COX-2、NF-κB 表达的影响及其机制 [J]. 西安交通大学学报,2015,36(5):614-618.

[266] 陈兴丽. 罗格列酮治疗糖尿病合并原发性高血压的疗效评价 [J]. 医学

综述，2015，21（9）：1691-1693.

[267] 梁立军，王建昌，田建伟，等. 罗格列酮对糖尿病合并高血压大鼠血压的影响及其机制 [J]. 中华老年心脑血管病杂志，2013，15（3）：247-250.

[268] 周俭玲. 罗格列酮对糖尿病伴原发性高血压患者的疗效观察 [J]. 中国现代药物应用，2010，7（8）：154-155.

[269] 陈清波，杨永霞. 罗格列酮治疗肥胖型原发性高血压的疗效观察 [J]. 中国现代医生，2015，53（28）：22-24.

[270] 孔俭，马丽，汲宏磊，等. 罗格列酮的降压作用及降压机理的研究 [J]. 中国老年学，2003，23（9）：565-566.

[271] Guhap K，Villarreal D，Reams G，et al. Role of leptin in the regulation of body fluid volume and pressure [J]. American Journal of Therapeutics，2003（3）：211-218.

[272] 马骏. 马来酸罗格列酮对2型糖尿病患者血压的影响 [J]. 福建医药杂志，2008，30（1）：42-43.

[273] Ezhumalai M，Radhiga T，Pugalendi K，et al. Antihyperglycemic effect of carvacrol in combination with rosiglitazone in high-fat diet-induced type 2 diabetic C57BL/6J mice [J]. Molecular & Cellular Biochemistry，2014，385（1-2）：23-31.

[274] 陈燕燕，冯凭，纪立农，等. 罗格列酮对2型糖尿病患者血糖及血压的影响 [J]. 中国糖尿病杂志，2007，15（6）：348-351.

[275] 李光伟，李春梅，陈燕燕，等. 胰岛素增敏剂罗格列酮抗高血压作用探讨 [J]. 中华内科杂志，2004，43（12）：907-910.

[276] 家生. 脂肪肝别乱用降血脂药 [J]. 江苏卫生保健，2017，6：30.

[277] 赵新，陈延延，李晓通，等. 2型糖尿病合并非酒精性脂肪肝与糖尿病慢性并发症的相关性 [J]. 中国慢性病预防与控制，2014，22（1）：26-32.

[278] 张书文，王丽娟. 2型糖尿病合并非酒精性脂肪肝临床分析 [J]. 中医临床研究，2011，3（4）：60-61.

[279] 王战建，张耀，苏杰英，等. 罗格列酮对高糖高脂饮食诱导糖尿病大鼠脂肪肝的治疗作用 [J]. 中国糖尿病杂志，2008，16（9）：529-532.

[280] 胡少辉. 罗格列酮治疗2型糖尿病合并非酒精性脂肪肝的疗效观察 [J]. 现代诊断与治疗，2015，26（14）：3191-3192.

[281] 孙广平，陈奕名，孟君，等. 罗格列酮对非肥胖2型糖尿病合并脂肪肝

的疗效观察 [J]. 中医临床研究，2014（15）：63—64.

[282] 冯文焕，汪大望，郑景晨，等. 罗格列酮对大鼠非酒精性脂肪肝的防治作用 [J]. 温州医学院学报，2006，36（6）：513—515.

[283] 景艳红. 罗格列酮治疗非酒精性脂肪肝的临床观察 [J]. 药物与临床，2010，48（34）：40—58.

[284] 周琳南，李佳智. 罗格列酮治疗 2 型糖尿病合并非酒精性脂肪肝的疗效及机理探讨 [J]. 现代消化及介入诊疗，2013，3：168—170.

[285] 康学东，张瀚文，余臣祖，等. 黄金胶囊对 2 型糖尿病伴胰岛素抵抗大鼠骨骼肌细胞 PI—3K、GLUT4 蛋白表达的影响 [J]. 新中医，2015，12：227—229.

[286] 樊永平，李玉坤. 噻唑烷二酮类药物与骨代谢 [J]. 河北医药，2010，32（20）：2898—2900.

[287] Sottile V，Seuwen K，Kneissel M，et al. Enhanced marrow adipogenesis and bone resorption in estrogen-deprived rats treated with the PPARgamma agonist BRL49653（rosiglitazone）[J]. Calcified Tissue International，2004，75（4）：329—337.

[288] Kim H，Kim S，Wan S，et al. Rosiglitazone improves insulin sensitivity with increased serum leptin levels in patients with type 2 diabetes mellitus [J]. Diabetes Research & Clinical Practice，2008，81（1）：42—49.

[289] 袁宁，何明海，王晓娟，等. 罗格列酮对 2 型糖尿病患者骨密度的影响 [J]. 实用糖尿病杂志，2017，13（4）：41—42.

[290] 盛文. 罗格列酮、吡格列酮可能增加女性骨折风险 [N]. 医药经济报，2007.

[291] Bilezikian J，Josse R，Eastell R，et al. Rosiglitazone decreases bone mineral density and increases bone turnover in postmenopausal women with type 2 diabetes mellitus [J]. Journal of Clinical Endocrinology & Metabolism，2013，98（4）：1519—1528.

[292] Home P，Pocock S，Becknielsen H，et al. Rosiglitazone evaluated for cardiovascular outcomes in oral agent combination therapy for type 2 diabetes [J]. Lancet，2009，373（9681）：2125—2135.

[293] Qin L，Gong C，Chen A，et al. Peroxisome proliferator activated receptor gamma agonist rosiglitazone inhibits migration and invasion of

prostate cancer cells through inhibition of the cxcr4/cxcl12 axis [J]. Molecular Medicine Reports, 2014, 10 (2): 695-700.

[294] 程佳芬, 吴国亭. 罗格列酮对 2 型糖尿病绝经后女性患者骨密度和骨转化指标的影响 [J]. 同济大学学报 (医学版), 2009, 30 (6): 46-49.

[295] 陈民, 石晓娟, 李莉. 罗格列酮对 86 例 2 型糖尿病患者骨密度的临床观察 [J]. 中国现代药物应用, 2012, 6 (8): 98-99.

[296] Listed N. Pioglitazone and rosiglitazone for diabetes [J]. Drug & Therapeutics Bulletin, 2001, 39 (9): 65-68.

[297] Cheng A, Josse R. Rosiglitazone maleate + metformin hydrochloride extend: Review of an emerging compound [J]. Expert Opinion on Investigational Drugs, 2009, 18 (9): 1365-1373.

[298] Wagstaff A, Goa K. Rosiglitazone: A review of its use in the management of type 2 diabetes mellitus [J]. Drugs, 2002, 62 (12): 1805-1837.

[299] 张杰. 罗格列酮心血管安全性问题尚需监测与进一步评价 [J]. 中国临床药理学杂志, 2008, 24 (1): 92-94.

[300] 一种含有罗格列酮的治疗糖尿病的药物组合物及其制备方法: CN10579100 [P]. 2016-06-29.

[301] 李茜, 尤海生, 董亚琳. 罗格列酮的常见不良反应和心脏病风险 [J]. 西北药学杂志, 2009, 24 (4): 323-325.

[302] 朱惠蕾, 范铭. 罗格列酮的临床应用与不良反应 [J]. 医药导报, 2011, 30 (5): 624-628.

[303] The Diabetes Prevention Program Research Group. Design and methods for a clinical trial in the prevention of type 2 diabetes [J]. Diabetes Care, 1999, 22 (4): 623-634.

[304] Cohen J. Risks of troglitazone apparent before approval in USA [J]. Diabetologia, 2006, 49 (6): 1454-1455.

[305] Nissen S, Wolski K. Effect of rosiglitazone on the risk of myocardial infarction and death from cardiovascular causes [J]. Digest of the World Core Medical Journals, 2007, 46 (3): 608.

[306] Steven E, Nissen M, Kathy W, et al. Effect of Rosiglitazone on the Risk of Myocardial Infarction and Death from Cardiovascular Causes [J]. The New England Journal of Medicine, 2007, 356: 2457-2471.

［307］陈达松. 罗格列酮致肝损害 1 例 ［J］. 药物流行病学杂志，2002，11（2）：104.

［308］曲静伟，董文雅. 格列酮类药物的安全性研究进展 ［J］. 医学研究杂志，2011，40（5）：6-9.

［309］Kendall C，Wooltorton E. Rosiglitazone（avandia）and macular edema ［J］. Canadian Medical Association Journal，2006，174（5）：623.

［310］文迪雅Ⅳ期临床研究协作组. 罗格列酮治疗 2 型糖尿病的临床观察 ［J］. 中华内科杂志，2003，42（9）：39-42.

［311］Graham D，Ouellethellstrom R，Macurdy T，et al. Risk of acute myocardial infarction，stroke，heart failure，and death in elderly medicare patients treated with rosiglitazone or pioglitazone ［J］. The Journal of the American Medical Association，2010，304（4）：411-418.

［312］Business. Modern Medicine，Diabetes Drug Linked To Increased Fracture Risk. ［EB/OL］. ［2007-05-22］.

［313］Loke Y，Singh S，Furberg C，et al. Long-term use of thiazolidinediones and fractures in type 2 diabetes：A meta-analysis ［J］. Canadian Medical Association Journal，2009，180（1）：32-39.

［314］刘彦卿，洪燕君，曾苏，等. 代谢性药物-药物相互作用的研究进展 ［J］. 浙江大学学报（医学版），2009，38（2）：215-224.

［315］Glaxosmithkline. Avandia（rosiglitazone maleate）tablets prescribing information ［EB/OL］. ［2014-05］.

［316］Glaxosmithkline. Avandamet（rosiglitazone maleate and metformin hydrochloride）tablets prescribing information ［EB/OL］. ［2014-05］.

［317］Glaxosmithkline. Avandaryl（rosiglitazone maleate and glimepiride）tablets prescribing information ［EB/OL］. ［2014-05］.

［318］Nissen S，Wolski K. Effect of rosigltiazone on the risk of myocardial infarction and death from cardiovascular causes ［J］. Digest of the World Core Medical Journals，2007，46（3）：608.

［319］Barman J，Plosker G. Rosiglitazone ［J］. Drugs，1999，57（6）：921-930.

［320］古双喜，段婷，乔恒，等. 马来酸罗格列酮合成研究进展 ［J］. 武汉工程大学学报，2013，35（9）：1-6.

[321] Cantello C, Cawthorne M, Cottam G, et al. [[omega - (heterocyclylamino) alkoxy] benzyl] - 2, 4 - thiazolidinediones as anti-hyperglycemic agents [J]. Journal of Medicinal Chemistry, 1994, 37 (23): 3977-3985.

[322] 李家明, 李丰, 查大俊, 等. 新型糖尿病治疗药罗格列酮的合成 [J]. 中国药物化学杂志, 2001, 11 (5): 291-294.

[323] 雷琴, 广兵, 王良兵, 等. 罗格列酮的合成 [J]. 四川大学学报, 2003, 35 (3): 107-109.

[324] 罗伯托·西科西奥普. 预防和治疗成瘾的组合物和方法: CN 106692144A [P]. 2010-05-19.

[325] 杨亚军, 冯海俊, 张志华. 马来酸罗格列酮分散片及其制备方法: CN 101167726A [P]. 2008-04-30.

[326] 刘洋, 陈小让, 胡玉荣, 等. 酒石酸罗格列酮缓释胶囊的制备及其体内外评价 [J]. 华西药学杂志, 2014, 29 (6): 622-624.

[327] 梁志寿. 酒石酸罗格列酮分散片及其制备方法: CN 101822647A [P]. 2009-03-02.

[328] 史海雯. 罗格列酮非降糖作用的研究进展 [J]. 中国药房, 2006, 17 (11): 861-863.

[329] 李松. 噻唑烷类衍生物及其医药用途: CN 99120250.3 [P]. 2000-05-17.

[330] 甘勇军, 吴禄春, 方大树, 等. 罗格列酮钠肠溶片的制备及质量控制 [J]. 中国药房, 2009 (10): 773-774.

[331] 张昊. 马来酸罗格列酮胃肠型小片胶囊: CN 202314484 [P]. 2012-07-11.

[332] 吴阳昆, 沈一. 盐酸罗格列酮与马来酸罗格列酮治疗 2 型糖尿病的疗效和药费比较 [J]. 中国新药与临床杂志, 2008, 27 (9): 695-696.

[333] Abbatecola A, Lattanzio F, Molinari A, et al. Rosiglitazone and cognitive stability in older individuals with type 2 diabetes and mild cognitive impairment [J]. Diabetes Care, 2010, 33 (8): 1706-1711.

[334] 夏昌玲, 许士娜. 一种复方盐酸倍他司汀罗格列酮的药物组合物及用途: CN 105125541A [P]. 2015-12-09.

[335] 北京利乐生制药科技有限公司. 一种复方盐酸二甲双胍罗格列酮的缓释制剂及其制备方法: CN 101683340A [P]. 2010-3-31.

[336] 王曙阳，梁剑平，宋楠楠，等. 用骆驼乳和马来酸罗格列酮联合治疗 2 型糖尿病：CN 101015566A [P]. 2007—08—15.

[337] 汪启迪，荣蓉，毕宇芳，等. 吡格列酮治疗 2 型糖尿病的双盲、随机、平行对照多中心临床研究 [J]. 中国新药与临床杂志，2003，22 (9)：529—533.

[338] 张丽，陈海平. 过氧化物酶体增生物激活受体 γ 激动剂致水肿机制及预防的研究进展 [J]. 药物不良反应杂志，2008，10 (5)：305—311.

[339] Kawamori R，Kadowaki T，Onji M，et al. Hepatic safety profile and glycemic control of pioglitazone in more than 20，000 patients with type 2 diabetes mellitus：Postmarketing surveillance study in Japan [J]. Diabetes Research & Clinical Practice，2007，76 (2)：229—235.

[340] Smith U. Pioglitazone：Mechanism of action [J]. International Journal of Clinical Practice，2001，55 (121)：13—18.

[341] Willson T，Brown P，Sternbach D，et al. The PPARs：From orphan receptors to drug discovery [J]. Journal of Medicinal Chemistry，2000，43 (4)：527—550.

[342] 章德凤. 浅谈糖尿病的护理 [J]. 世界最新医学信息文摘，2017，37，217—220.

[343] 黄贵阳. 盐酸吡格列酮治疗高血压合并 2 型糖尿病的临床研究 [J]. 临床医学工程，2013，20 (10)：1233—1234.

[344] 魏莉，李志新. 成都市武侯区 2 型糖尿病患病情况及其危险因素调查 [J]. 职业卫生与病伤，2012，27 (6)：330—334.

[345] 古满花. 盐酸吡格列酮胶囊对老年 2 型糖尿病的疗效及不良反应观察 [J]. 海峡药学，2017，29 (2)：171—172.

[346] Wilson W，Maroo A. PPARγ agonists：Safety issues in heart failure [J]. Diabetes Obesity & Metabolism，2007，9 (4)：447—454.

[347] 任跃忠，宋作珪，单江. 吡格列酮临床应用进展 [J]. 浙江医学，2002，24 (5)：55—56.

[348] 沈捷. 吡格列酮的作用机制及临床应用评价 [J]. 实用糖尿病杂志，2005，1 (2)：53—55.

[349] 李珍，宋洪杰，唐世新，等. 盐酸吡格列酮片的人体药代动力学研究 [J]. 中国临床药理学杂志，2002，18 (5)：368—370.

[350] 于翠霞，樊宏伟，朱余兵，等. 盐酸吡格列酮片的血药浓度测定及其健

康人体内的药动学研究 [J]. 中国药师，2010，13（4）：480-482.

[351] 曾明艺，周燕文，李新春，等. 盐酸吡格列酮分散片人体生物等效性研究 [J]. 广西医科大学学报，2009，26（3）：416-418.

[352] 张涛，赵先英. 药物研究和生产过程中的多晶型现象 [J]. 中国新药与临床杂志，2003，22（10）：615-620.

[353] 吴媛媛，靳桂民，杜冠华，等. 盐酸吡格列酮四种晶型的大鼠体内药动学研究 [J]. 中国药师，2014，17（8）：1253-1257.

[354] Maeshiba Y, Kiyota Y, Yamashita K, et al. Disposition of the new antidiabetic agent pioglitazone in rats, dogs, and monkeys [J]. Arzneimittel-Forschung, 1997, 47（1）：29-35.

[355] Krieter P, Colletti A, Doss G, et al. Disposition and metabolism of the hypoglycemic agent pioglitazone in rats [J]. Drug Metabolism & Disposition the Biological Fate of Chemicals, 1994, 22（4）：625.

[356] Gillies P, Dunn C. Pioglitazone [J]. Drugs, 2000, 60（2）：333-343.

[357] 赵侠，刘玉旺，许俊羽，等. 单剂口服盐酸吡格列酮片在健康人体的药代动力学 [J]. 中国临床药理学杂志，2007，23（4）：272-276.

[358] Eckland D, Danhof M. Clinical pharmacokinetics of pioglitazone [J]. Experimental & Clinical Endocrinology & Diabetes, 2000, 108（2）：234-242.

[359] Budde K, Neumayer H, Fritsche L, et al. The pharmacokinetics of pioglitazone in patients with impaired renal function [J]. Britain Journal of Clinical Pharmacology, 2003, 55（4）：368-374.

[360] Prueksaritanont T, Vega J, Zhao J, et al. Interactions between simvastatin and troglitazone or pioglitazone in healthy subjects [J]. Journal of Clinical Pharmacology, 2001, 41（5）：573-581.

[361] Schneider R, Mathisen A. Pioglitazone does not markedly alter oral contraceptive or hormone replacement therapy pharmacokinetics [J]. Diabetes Research & Clinical Practice, 2000, 50（5）：60.

[362] 邓丽菁，李焕德. 胰岛素增敏药吡格列酮的药代动力学概况 [J]. 中南药学，2005，3（1）：38-40.

[363] 汤丽玲，杨劲，汤泓，等. 瑞格列奈对吡格列酮及其主要活性代谢物在健康人体的药代动力学影响 [J]. 中国临床药理学杂志，2010，26（11）：817-821.

［364］ 林忆阳，李春梅，徐向进，等. 吡格列酮和罗格列酮治疗 2 型糖尿病高脂血症的临床比较研究［J］. 四川医学，2009，30（11）：1734－1735.

［365］ 汪婕芳，余志勇，叶佐武. 吡格列酮对 *zucker fa/fa* 大鼠模型药效学初步研究［J］. 海峡药学，2013，25（3）：21－23.

［366］ 李莉，田月洁，于金龙，等. 盐酸吡格列酮主要药效学研究［J］. 药学研究，2003，22（2）：53－55.

［367］ 杨薇，黎小妍，刘珠英，等. 吡格列酮对 2 型糖尿病大鼠血清炎症介质和糖耐量的影响［J］. 今日药学，2013，12：791－793.

［368］ 武晓泓，刘超，周红文，等. 盐酸吡格列酮治疗 2 型糖尿病的临床研究［J］. 江苏医药，2004，30（3）：195－197.

［369］ 王波. 盐酸吡格列酮治疗 136 例初发 2 型糖尿病患者的临床观察［J］. 中国医药导报，2009，6（8）：58－59.

［370］ 吴静，刘书苑. 吡格列酮治疗 2 型糖尿病的临床分析［J］. 医学信息（中旬刊），2011，24（4）：1527.

［371］ 程书权，李本全，马红甫. 吡格列酮治疗糖尿病应用进展［J］. 世界临床药物，2001，22（2）：108－109.

［372］ 刘慧萍，冯玉欣，赵艳艳，等. 吡格列酮对糖尿病大鼠胰岛 β 细胞的保护作用分析［J］. 临床合理用药杂志，2011，4（3）：12－13.

［373］ 周燕，陈静，高一萍，等. 吡格列酮对慢性间歇性低氧大鼠氧化应激水平及胰岛功能的干预作用［J］. 中国药学杂志，2015，50（5）：408－412.

［374］ 孔德智. 初发 2 型糖尿病不同强化降糖的中、长期疗效观察［J］. 现代诊断与治疗，2013（11）：2599－2600.

［375］ 张翼，周智广，李霞，等. 吡格列酮对炎性因子所致胰岛细胞凋亡的保护作用［J］. 中国医科大学学报，2006，35（5）：458－460.

［376］ 于学静，于萍，史为伍，等. 甘精胰岛素联合口服药物治疗 2 型糖尿病肥胖患者的临床观察［J］. 实用糖尿病杂志，2010（4）：51－52.

［377］ Walter H, Lübben G. Potential role of oral thiazolidinedione therapy in preserving β-cell function in type 2 diabetes mellitus［J］. Drugs, 2005, 65（1）：1－13.

［378］ 冯玉欣，刘慧萍，逄力男，等. 吡格列酮对糖尿病大鼠胰岛 β 细胞的保护作用及机制探讨［J］. 山东医药，2011，51（15）：44－45.

［379］ Delerive P, Fruchart J, Staels B. Peroxisome proliferator-activated receptors in inflammation control [J]. Journal of Endocrinology, 2001, 169 (3): 453-459.

[380] 王玉环，达婷，张静，等. JNK 信号通路对胰岛 βTc3 细胞脂性凋亡的影响及吡格列酮的干预作用 [J]. 第四军医大学学报，2009, 30 (21): 2302-2305.

[381] 薛君力，曾姣娥，代喆，等. 受体相互作用蛋白 140 对吡格列酮改善胰岛 β 细胞糖脂毒性损伤的影响 [J]. 中国糖尿病杂志，2016, 24 (12): 1094-1099.

[382] Mcdaniel M, Kwon G, Hill J, et al. Cytokines and nitric oxide in islet inflammation and diabetes [J]. Proceedings of the Society for Experimental Biology and Medicine, 1996, 211 (1): 24-32.

[383] Eizirik L, Flodstrom M, Karlsen A, et al. The harmony of the spheres: Inducible nitric oxide synthase and related genes in pancreatic beta cells [J]. Diabetologia, 1996, 39 (8): 875-890.

[384] 魏增勋. 盐酸吡格列酮改善 2 型糖尿病患者胰岛 β 细胞功能及血管内皮功能的效果观察 [J]. 实用心脑肺血管病杂志，2013, 21 (10): 74-75.

[385] 王前. 吡格列酮对初发 2 型糖尿病患者血清 RBP4 及胰岛 β 细胞功能的影响 [J]. 现代诊断与治疗，2017, 28 (16): 2973-2974.

[386] 李青菊，李鹏诺，田晨光，等. 胰岛素吡格列酮对胰岛 β 细胞功能的影响 [J]. 医药论坛杂志，2005, 26 (1): 32-34.

[387] 职冬悦，邵晋康. 甘精胰岛素联合吡格列酮治疗对初发及药物继发失效 2 型糖尿病患者胰岛功能及糖耐量转归的影响 [J]. 河北医药，2008, 30 (11): 1676-1678.

[388] 姚晓爱，许樟荣，王玉珍，等. 2 型糖尿病患者治疗 3 年前后临床疗效对比分析 [J]. 中国实用内科杂志，2007, 27 (15): 1196-1198.

[389] 杨文英. 胰岛素治疗临床实践中的经验和教训 [J]. 国际内分泌代谢杂志，2003, 23 (3): 168-171.

[390] 陈伟坤. 吡格列酮治疗糖尿病肾病的临床观察 [J]. 国际医药卫生导报，2004, 4: 50-51.

[391] Graves D, Kayal R. Diabetic complications and dysregulated innate immunity [J]. Frontiers in Bioscience A Journal & Virtual Library, 2008, 13 (13): 1227.

[392] 曹秀虹，赵民生，董凤英. 口服抗糖尿病药物的临床应用 [J]. 中国全

科医学，2002，5（5）：394-395.

[393] Yamashita H，Nagai Y，Takamura T，et al. Thiazolidinedione derivatives ameliorate albuminuria in streptozotocin-induced diabetic spontaneous hypertensive rat [J]. Metabolism Clinical & Experimental，2002，51（4）：403-408.

[394] Ruan X，Zheng F，Guan Y. PPSRs and the kidney in metabolic syndrome [J]. American Journal of Physiology Renal Physiology，2008，294（5）：1032-1047.

[395] Rutkowski P，Klassen A，Sebeková K，et al. Renal disease in obesity：The need for greater attention [J]. Journal of Nutrition，2006，16（3）：216-223.

[396] 郭延军，邓华聪，吴玉晶，等. 吡格列酮对糖尿病大鼠肾脏的保护作用 [J]. 中国老年学杂志，2003，23（5）：308-310.

[397] 夏真明. 吡格列酮对糖尿病肾病肾脏保护作用的临床研究 [J]. 海峡药学，2010，22（11）：182-184.

[398] 王战建，王隽，宋庆芳，等. 罗格列酮对高糖诱导下大鼠肾小球系膜细胞增殖及细胞周期的影响 [J]. 中国糖尿病杂志，2007，15（9）：562-564.

[399] 代丹娇，黎艳. 盐酸吡格列酮治疗 2 型糖尿病肾病的临床观察 [J]. 中国医学创新，2016，13（7）：98-101.

[400] Kelly K，Wu P，Patterson C，et al. Lox-1 and inflammation：A new mechanism for renal injury in obesity and diabetes [J]. American Journal of Physiology Renal Physiology，2008，294（5）：1136.

[401] Allen K，Frier B，M B. Strachan. The relationship between type 2 diabetes and cognitive dysfunction：Longitudinal studies and their methodological limitations [J]. European Journal of Pharmacology，2004，490（1）：169-175.

[402] Whitmer R. Type 2 diabetes and risk of cognitive impairment and dementia [J]. Current Neurology and Neuroscience Reports，2007，7（5）：373-380.

[403] 郭爱梅，林述凯，石秋艳，等. 胆碱酯酶抑制剂对血管性痴呆大鼠认知功能的影响 [J]. 中华老年心脑血管病杂志，2012，14（3）：311-314.

[404] 闫恩志，范莹，金英，等. 吡格列酮对脂多糖引起的大鼠学习记忆障碍

及海马炎症反应的影响［J］. 中国药理学通报，2012，28（8）：1068－
1073.

[405] 吴成稳，周志强. 吡格列酮对实验性动脉粥样硬化小鼠治疗作用研究
［J］. 重庆医科大学学报，2011，36（11）：1329－1331.

[406] 曹德雄，李玉娟，王飞，等. 吡格列酮对异氟醚麻醉引起的老年小鼠认知
功能损伤的影响［J］. 中国病理生理杂志，2014，30（6）：1059－1065.

[407] 陈宜刚，王卉，李萍，等. 吡格列酮改善糖尿病小鼠学习记忆损伤的实
验研究［J］. 中国实用医药，2012，7（32）：9－10.

[408] 向慧，徐寒松，赵胜. 吡格列酮对 2 型糖尿病患者轻度认知功能障碍的影
响及机制研究［J］. 中国现代医学杂志，2011，21（20）：2450－2452.

[409] 于海燕，王群松，张梓威，等. 吡格列酮治疗 2 型糖尿病轻度认知功能障
碍患者的临床疗效［J］. 中国老年学杂志，2017，37（17）：4224－4226.

[410] 卢卫红，伍毅，徐庆华，等. 吡格列酮随机双盲对照治疗合并代谢综合
征的精神分裂症患者的认知功能［C］. 中华医学会全国精神医学学术会
议，2012.

[411] 王彤宇，吴广才，孙冬霞，等. 吡格列酮治疗血管性认知功能障碍的临
床观察［J］. 中华老年心脑血管病杂志，2013，15（11）：1174－1177.

[412] Sharma B，Singh N. Behavioral and biochemical investigations to
explore pharmacological potential of ppar-gamma agonists in vascular
dementia of diabetic rats［J］. Pharmacology Biochemistry & Behavior，
2012，99（2）：320－329.

[413] 高飞，王宏凯，季兵，等. 吡格列酮降低海马区 RAF－1 激酶抑制蛋白
改善 2 型糖尿病大鼠学习记忆［J］. 广州医学院学报，2011，39（4）：
27－30.

[414] 姜腾. 吡格列酮改善 2 型糖尿病大鼠脑内胰岛素抵抗以及阿尔茨海默病
样 tau 蛋白磷酸化［J］. 华中科技大学学报（医学版），2013，42（2）：
137－142.

[415] Sato T，Hanyu H，Hirao K，et al. Efficacy of PPARγ Agonist
pioglitazone in mild alzheimer disease［J］. Neurobiology of Aging，
2011，32（9）：1626－1633.

[416] Luchsinger J. Type 2 diabetes and cognitive impairment：Linking
mechanisms［J］. Journal of Alzheimers Disease，2012，30（2）：185－
198.

[417] Searcy L, Phelps J, Pancani T, et al. Long-term pioglitazone treatment improves learning and attenuates pathological markers in a mouse model of alzheimer's disease [J]. Journal of Alzheimers Disease Jad, 2012, 30 (4): 943−961.

[418] Mandrekarcolucci S, Karlo J, Landreth G. Mechanisms underlying the rapid peroxisome proliferator-activated receptor-mediated amyloid clearance and reversal of cognitive deficits in a murine model of alzheimer's disease [J]. Journal of Neuroscience the Official Journal of the Society for Neuroscience, 2012, 32 (30): 10114−10128.

[419] Nicolakakis N, Aboulkassim T, Aliaga A, et al. Intact memory in TGF−β1 transgenic mice featuring chronic cerebrovascular deficit: Recovery with pioglitazone [J]. Journal of Cerebral Blood Flow & Metabolism Official, 2011, 31 (1): 200−211.

[420] 杨历浩, 李莉, 崔天祥, 等. 原发性高血压患者晨峰血压与血尿酸的相关性 [J]. 中国老年学, 2017, 37 (7): 1628−1630.

[421] 吴巧娟. 吡格列酮对高血压合并糖耐量减低患者和胰岛功能的影响研究 [J]. 临床医药文献电子杂志, 2016, 3 (38): 7672−7673.

[422] Parulkar A, Pendergrass M, Grandaayala R, et al. Nonhypoglycemic effects of thiazolidinediones [J]. Annals of Internal Medicine, 2001, 135 (11): 1007−1008.

[423] Grinsell J, Lardinois C, Swislocki A, et al. Pioglitazone attenuates basal and postprandial insulin concentrations and blood pressure in the spontaneously hypertensive rat [J]. American Journal of Hypertension, 2000, 13 (4): 370−375.

[424] 高云. 吡格列酮对自发性高血压大鼠及合并糖尿病的降压作用研究 [J]. 中西医结合心脑血管病杂志, 2012, 10 (7): 839−840.

[425] 张华山, 郭春霞, 陈威. 盐酸吡格列酮对高血压病伴胰岛素抵抗患者的降压及肾保护作用的研究 [J]. 中国现代药物应用, 2012, 6 (24): 74−76.

[426] Asano M, Nakajima T, Iwasawa K, et al. Troglitazone and pioglitazone attenuate agonist-dependent Ca^{2+} mobilization and cell proliferation in vascular smooth muscle cells [J]. British Journal of Pharmacology, 1999, 128 (3): 673−683.

[427] 张淑贞，卢秀兰，欧丽丽. 糖尿病合并冠心病患者高敏 c 反应蛋白与血小板参数的相关性研究 [J]. 中国医药导报，2012，9（6）：60-61.

[428] 张宗阳，万迎杰，王水红. 吡格列酮治疗糖尿病合并冠心病 90 例临床疗效观察 [J]. 现代诊断与治疗，2016，27（16）：3033-3035.

[429] Mirza S, Hossain M, Mathews C, et al. Type 2-diabetes is associated with elevated levels of TNF-alpha, IL-6 and adiponectin and low levels of leptin in a population of mexican american: A cross-sectional study [J]. Cytokine, 2012, 57 (1): 136-142.

[430] 宋宏毅. 脂肪因子内脂素与缺血性脑卒中的相关性研究 [J]. 中国医刊，2012，47（9）：61-62.

[431] 王为幸，李晓永，苏青. 吡格列酮对初诊 2 型糖尿病患者肠源性内毒素水平的影响 [J]. 内科理论与实践，2012，7（4）：293-296.

[432] Okorokov P, Anikhovskaya I, Volkov I, et al. Intestinal endotoxin as a trigger of type 1 diabetes mellitus [J]. Human Physiology, 2011, 37 (2): 247-249.

[433] 张渭涛，施秉银，何旺，等. 吡格列酮和二甲双胍对初诊 2 型糖尿病患者肠源性内毒素水平的影响 [J]. 现代生物医学进展，2015，15（29）：5648-5650.

[434] 何旺，贾真，徐建萍. 初诊 2 型糖尿病患者采用吡格列酮治疗时肠源性内毒素水平的变化及临床意义 [J]. 陕西医学杂志，2015（4）：427-429.

[435] 王为幸，李晓永，苏青. 吡格列酮对初诊 2 型糖尿病患者肠源性内毒素水平的影响 [J]. 内科理论与实践，2012，7（4）：293-296.

[436] Homburg R. Polycystic ovary syndrome—from gynecological curiosity to multisystem endocrinopathy [J]. Human Reproduction, 1996, 11 (1): 29-39.

[437] Katsiki N, Hatzitolios A. Insulin-sensitizing agents in the treatment of polycystic ovary syndrome: An update [J]. Current Opinion in Obstetrics & Gynecology, 2010, 22 (6): 466-476.

[438] 吴效科，苏延华，顾秋善. 多囊卵巢综合征的高胰岛素血症及其分型的研究 [J]. 生殖医学杂志，1994，2：80-83.

[439] 邹品洁. 二甲双胍联合氯米芬治疗多囊卵巢综合征促排卵效果观察 [J]. 中国医学工程，2009（1）：71-72.

[440] 辛俊英，辛连芳，白连祥. 吡格列酮联合克罗米酚促进多囊卵巢综合征

排卵效果分析 [J]. 海南医学院学报, 2011, 17 (12): 1679-1680.

[441] 龙申美. 2 种不同方案治疗多囊卵巢综合征的疗效以及安全性比较 [J]. 河北医科大学学报, 2012, 33 (6): 652-654.

[442] 丛新茹, 郭雪桃, 成赟, 等. 不同胰岛素增敏剂对多囊卵巢综合征的临床疗效研究 [J]. 中华妇幼临床医学杂志 (电子版), 2015, 11 (6): 739-746.

[443] Brettenthaler N, De G, Huber P, et al. Effect of the insulin sensitizer pioglitazone on insulin resistance, hyperandrogenism, and ovulatory dysfunction in women with polycystic ovary syndrome [J]. Journal of Clinical endocrinology & Metabolosm, 2004, 89 (8): 3835-3840.

[444] 张会娟, 李道明, 欧阳军. 二甲双胍联合吡格列酮治疗多囊卵巢综合征的疗效及安全性 [J]. 中华内科杂志, 2005, 44 (11): 856-857.

[445] 范桂芳. 二甲双胍联合吡格列酮治疗多囊卵巢综合征30例 [J]. 中国现代药物应用, 2013, 7 (13): 160-161.

[446] 费爱华. 比索洛尔对充血性心力衰竭患者髓过氧化物酶和超敏c反应蛋白的影响 [J]. 中国医药, 2010, 5 (9): 809-811.

[447] 江欢, 朱伟杰. 抗苗勒氏管激素在多囊卵巢综合征患者卵巢功能调节中的作用 [J]. 中华生殖与避孕杂志, 2011, 31 (11): 757-760.

[448] 金翠红. 盐酸吡格列酮在多囊卵巢综合征治疗中的作用分析 [J]. 吉林医学, 2013, 34 (25): 5194-5195.

[449] 马小红, 冯国梅, 吴婧. 106 例多囊卵巢综合征 (胰岛素抵抗型) 的治疗体会 [J]. 甘肃医药, 2015, 34 (9): 647-650.

[450] 张铖, 叶平, 陈国林. 吡格列酮对压力负荷引起大鼠心肌肥厚的抑制作用 [J]. 中国动脉硬化杂志, 2004, 12 (3): 313-316.

[451] 周庆峰, 王洪新, 王怡薇, 等. 吡格列酮对高糖高胰岛素诱导的心肌细胞肥大的影响 [J]. 中国药理学通报, 2004, 20 (7): 818-821.

[452] 彭永平, 江时森, 陈锐华, 等. 血管紧张素Ⅱ1型受体拮抗剂与醛固酮受体拮抗剂对逆转高血压大鼠心肌重塑的作用 [J]. 中国动脉硬化杂志, 2002, 10 (5): 408-410.

[453] 伍仕敏, 叶平, 周新, 等. 吡格列酮体外对大鼠心肌肥大的改善作用 [J]. 中国药理学通报, 2004, 20 (1): 45-49.

[454] Yamamoto K, Ohki R, Lee R, et al. Peroxisome proliferator-activated receptor activators inhibit cardiac hypertrophy in cardiac myocytes [J].

Circulation，2001，104（14）：1670－1675.

[455] 杨维，叶平，周新，等. 吡格列酮对大鼠肥大心肌细胞炎性细胞因子表达的影响［J］. 中华老年心脑血管病杂志，2006，8（8）：552－555.

[456] 王富军，杨立群，齐会卿，等. 吡格列酮对 2 型糖尿病大鼠心肌组织中 MMP－9、TIMP－1 及胶原表达的影响［J］. 河北医科大学学报，2010，31（2）：139－142.

[457] 刘建军，李振中，鞠瑛，等. 吡格列酮对高糖高胰岛素诱导的肥大心肌细胞中 ct－1 的影响［J］. 山东大学学报（医学版），2006，44（8）：765－769.

[458] 伍仕敏，周新，叶平，等. PPARγ 激活物对体外肥大心肌细胞的影响［J］. 军事医学，2004，28（2）：105－107.

[459] 伍仕敏，艾洪武，章敏，等. AMPKα 信号途径参与吡格列酮对人肝癌细胞的凋亡诱导作用［J］. 军事医学，2012，36（9）：666－672.

[460] 伍仕敏，艾洪武，熊焰，等. 吡格列酮对 HepG2 细胞增殖和凋亡的影响及机制研究［J］. 中国药理学通报，2011，27（7）：975－981.

[461] Yang F，Zhang Z，Xin D，et al. Peroxisome proliferator-activated receptor ligands induce cell cycle arrest and apoptosis in human renal carcinoma cell lines［J］. Acta Pharmacologica Sinica，2005，26（6）：753－761.

[462] Mutoh M，Center N. Suppression of n－nitrosobis（2－oxopropyl）amine-induced pancreatic carcinogenesis in hamsters by pioglitazone，a ligand of peroxisome proliferator-activated receptor γ［J］. Carcinofenesis，2007，28（8）：1962－1969.

[463] Piccinni C，Motola D，Marchesini G，et al. Assessing the association of pioglitazone use and bladder cancer through drug adverse event reporting［J］. Diabetes Care，2011，34（6）：1369－1371.

[464] 舒畅，吴振启. 不同剂量吡格列酮对膀胱癌上皮细胞生长的影响［J］. 检验医学与临床，2015，12（19）：2878－2879.

[465] 李里，朱迪，孙逊. 转运体介导的肾靶向雷公藤内酯醇前体药物 tps－1－carnitine 的合成及体外细胞摄取研究［J］. 四川大学学报（医学版），2012，43（6）：936－940.

[466] 张人玲，齐颖，王育琴. 2 型糖尿病患者加用吡格列酮出现水肿的初步调查研究［J］. 药物不良反应杂志，2009，11（3）：179－182.

[467] 王连伟，李万森，张大鹏，等. 吡格列酮在 2 型糖尿病患者中的临床应用研究 [J]. 中国实用医药，2008，3（26）：128－129.

[468] Lambley R，Vahdani K，Konstantinidis A，et al. Rosiglitazone and pioglitazone. Beware macular oedema [J]. British Medical Journal，2009，339（7723）：709.

[469] Scheen A. Thiazolidinediones and liver toxicity [J]. Retour Au Numéro，2001，27（3）：305－313.

[470] 俞俊，姚德厚，毛新春. 盐酸吡格列酮导致肝毒性 1 例报告 [J]. 西南国防医药，2007，17（2）：152.

[471] 米斯比. 糖尿病药物的安全性该如何评价 [J]. 糖尿病天地，2009，3（1）：34－37.

[472] May L，Lefkowitch J，Kram M，et al. Mixed hepatocellular—cholestatic liver injury after pioglitazone therapy [J]. Annals of Internal Medicine，2002，136（6）：449－452.

[473] 洪亚君，郭维英. 吡格列酮联用二甲双胍治疗 2 型糖尿病的疗效及安全性分析 [J]. 中国药房，2010，24：2258－2259.

[474] 陈忻，杨丽，翟所迪. 罗格列酮和吡格列酮对 65 岁以上糖尿病患者心血管事件风险的 meta 分析 [J]. 药物不良反应杂志，2011，13（2）：73－77.

[475] 刘洋波. 吡格列酮：致心力衰竭 [J]. 药物不良反应杂志，2001，3（4）：264.

[476] Michael A，Wolski K，Nicholls S，et al. Pioglitazone and risk of cardiovascular events in patients with type 2 diabetes mellitus：A meta-analysis of randomized trials [J]. The Journal of the American Medical Association，2007，298（10）：1180－1188.

[477] Rajagopalan R，Rosenson R，Fernandes A，et al. Association between congestive heart failure and hospitalization in patients with type 2 diabetes mellitus receiving treatment with insulin or pioglitazone：A retrospective data analysis [J]. Clinical Therapeutics，2004，26（9）：1400－1410.

[478] 李永峰，张慧. 盐酸吡格列酮对 2 型糖尿病患者的长期疗效与安全性分析 [J]. 中国现代药物应用，2008，2（9）：41－43.

[479] 刘海花. 新的胰岛素增敏剂：吡格列酮应用进展 [J]. 药物流行病学杂志，2004，13（5）：240－242.

[480] 赖锦茂. 吡格列酮联合格列吡嗪治疗 2 型糖尿病 30 例疗效观察 [J]. 实用临床医学, 2010, 11 (6): 113+115.

[481] Kahn S, Haffner S, Heise M, et al. Glycemic durability of rosiglitazone, metformin, or glyburide monotherapy [J]. New England Journal of Medicine, 2006, 355 (23): 2427-2443.

[482] 董德翠. 吡格列酮与二甲双胍治疗 2 型糖尿病的疗效及安全性对比 [J]. 山东医药, 2010, 5 (25): 208-209.

[483] 王波纹. 吡格列酮致胃出血 1 例 [J]. 新医学, 2010, 41 (9): 93-94.

[484] 王丽, 邵闳. 盐酸吡格列酮致心包积液 1 例 [J]. 疑难病杂志, 2007, 6 (5): 301.

[485] 钮因安, 孙来玉, 倪生良. 盐酸吡格列酮合成路线图解 [J]. 中国医药工业杂志, 2007, 38 (1): 70-72.

[486] 师建华, 孟歌, 高扬. 降糖药吡格列酮合成方法的比较与评价 [J]. 中国医药导报, 2010, 7 (30): 24-27.

[487] 崔军民, 张丽洁, 苏天铎, 等. 噻唑烷二酮类药物吡格列酮盐酸盐的合成研究 [J]. 应用化工, 2010, 39 (1): 80-82.

[488] 楼晨光, 高丽梅, 宋丹青. 盐酸吡格列酮的合成 [J]. 中国新药杂志, 2005, 14 (10): 1187-1189.

[489] Huber J. A reduction method for substituted 5-methylene-thiazoldine diones: EP19930900732 [P]. 1994-10-12.

[490] Momose Y, Meguro K, Ikeda H, et al. Studies on antidiabetic agents. X. Synthesis and biological activities of pioglitazone and related compounds [J]. Chemical & Pharmaceutical Bulletin, 1991, 39 (6): 1440-1445.

[491] Meng G, Li ZY, M LZ. Cheminform abstract: An efficient one-step method for the large-scale synthesis of 2, 4-thiazolidinedione [J]. Organic Preparations & Procedures, 2009, 40 (16): 572-574.

[492] 杨可锋, 戴立言, 陈英奇. 盐酸吡格列酮的合成新方法研究 [J]. 有机化学, 2004, 24 (8): 890-892.

[493] Sohda T, Mizuno K, Imamiya E, et al. Studies on antidiabetic agents. Ii. Synthesis of 5-[4-(1-methylcyclohexylmethoxy)-benzyl] thiazolidine-2, 4-dione (add-3878) and its derivatives [J]. Chem Pharma Bull, 1982, 30 (10): 3580-3600.

[494] 马慧勇，金宏山，王燕，等. 5-对羟基苄基-2，4-噻唑烷二酮的合成 [J]. 合成化学，2007，15 (1)：82-84.

[495] 张瑞仁，曲有乐，王旭. 2，4-噻唑二酮的合成 [J]. 中国医药工业杂志，2002，33 (12)：578.

[496] Woo Lee H, Kim Y, Ahn J, et al. Molecular design, synthesis, and hypoglycemic and hypolipidemic activities of novel pyrimidine derivatives having thiazolidinedione [J]. European Journal of Medicinal Chemistry, 2005, 37 (7)：862-874.

[497] 王绍杰，张星一，戚英波. 2，4-噻唑二酮的合成 [J]. 中国药物化学杂志，2000，10 (4)：291-292.

[498] 黄宝莉. 一步法合成 2，4-噻唑烷二酮的研究 [J]. 安徽化工，2002，28 (1)：20.

[499] 刘丹，陈倩倩，孙红胜. 口腔崩解片的制备工艺研究与应用进展 [J]. 中国药房，2016，27 (25)：3579-3582.

[500] 李婷，陈连剑. 盐酸吡格列酮口腔崩解片的研制 [J]. 药品评价，2005，2 (4)：275-276.

[501] Gimble J, Robinson C, Wu X, et al. The function of adipocytes in the bone marrow stroma：An update [J]. Bone, 1996, 19 (5)：421-428.

[502] Nakano Y, Maeda A, Uchida S, et al. Preparation and evaluation of unpleasant taste masked pioglitazone orally disintegrating tablets [J]. International Journal of Pharmaceutics, 2013, 446 (1-2)：160-165.

[503] 李芝，武伟红，张冬暖，等. 啶虫脒与羧甲基壳聚糖和阿拉伯胶缓释微胶囊的制备及性能研究 [J]. 化学研究与应用，2010，22 (6)：745-748.

[504] 王富花，刘中阳，张占军. 壳聚糖的研究进展及其在食品医药工业中的应用 [J]. 广州化工，2010，38 (10)：46-48.

[505] 张宏，林玉仙，林青. 壳聚糖-阿拉伯胶吡格列酮微球的制备及工艺条件初探 [J]. 海峡药学，2012，24 (9)：11-12.

[506] 林青，张宏，林玉仙. Zns-壳聚糖阿拉伯胶包裹吡格列酮微球的制备工艺研究 [J]. 海峡药学，2014，4：31-34.

[507] 金红花，张恒弼. 缓释微丸制剂研究近况 [J]. 药学实践杂志，1996，2：103-107.

[508] 王颖莹，崔新刚，陈洪轩. 盐酸吡格列酮缓释微丸胶囊制备及体外释放

特性 [J]. 中国药师，2014，9：1503－1505.

[509] 杨颖，陆晓骅，孙长山，等. 盐酸吡格列酮分散片的制备及质量研究 [J]. 辽宁医学院学报，2008，29（3）：214－216.

[510] 田艳娟. 二甲双胍联合吡格列酮治疗 2 型糖尿病临床研究 [J]. 中国实用医药，2012，7（3）：88－89.

[511] 梁文杰. 二甲双胍配伍吡格列酮治疗 2 型糖尿病临床效果及安全性分析 [J]. 中国医药导刊，2013（3）：473－474.

[512] 王国洪. 吡格列酮和二甲双胍治疗新发 2 型糖尿病 [J]. 江汉大学学报（自然科学版），2010，38（1）：84－85.

[513] 戚筠，杨杨. 吡格列酮联用二甲双胍对新发 2 型糖尿病 Fins、Homair 和 ISI 指标的影响 [J]. 中国现代药物应用，2013，7（8）：101－102.

[514] 胡红琳，王长江，张木勋，等. 吡格列酮二甲双胍片治疗 2 型糖尿病的多中心随机双盲平行对照临床试验 [J]. 中国临床药理学杂志，2009，25（6）：483－486.

[515] 韩亭亭，郑俊，胡耀敏. 噻唑烷二酮类药物和二甲双胍联合治疗多囊卵巢综合征的系统评价 [J]. 第二军医大学学报，2010，31（4）：412－416.

[516] 柳杨，李辉，张宵翔，等. 盐酸吡格列酮/盐酸二甲双胍缓释片的研制 [J]. 生物学杂志，2015（3）：88－92.

[517] 张俊伟. 吡格列酮格列美脲双层片的处方工艺研究 [D]. 天津：天津大学硕士学位论文，2014.

[518] Pershadsingh H, Szollosi J, Benson S, et al. Effects of ciglitazone on blood pressure and intracellular calcium metabolism [J]. Hypertension, 1993, 21 (2): 1020－1023.

[519] Hulin B, Mccarthy P, Gibbs E. The glitazone family of antidiabetic agents [J]. Current Pharmaceutical Design, 1996, 2: 85－102.

[520] Imoto H, Imamiya E, Momose Y, et al. Studies on non-thiazolidinedione antidiabetic agents. 1. Discovery of novel oxyiminoacetic acid derivatives [J]. Cheminform, 2002, 34 (14): 1349－1357.

[521] Sohda T, Kawamatsu Y, Fujita T, et al. Discovery and development of a new insulin sensitizing agent, pioglitazone [J]. Yakugaku Zasshi Journal of the Pharmaceutical, 2002, 122 (11): 909－918.

[522] Willson T, Cobb J, Cowan R, et al. The structure-activity relationship

between peroxisome proliferator-activated receptor γ agonism and the antihyperglycemic activity of thiazolidinediones [J]. Journal of Medicinal Chemistry, 1996, 39 (3): 665－668.

[523] Chang A, Wyse B, Gilchrist B, et al. Ciglitazone, a new hypoglycemic agent: Studies in ob/ob and db/db mice, diabetic chinese hamsters, and normal and streptozotocin－diabetic rats [J]. Diabetes, 1983, 32 (9): 830－838.

[524] Fujita T, Sugiyama YSohda T. Reduction of insulin resistance in obese and/ or diabetic animals by 5－ [4－ (1－methylcyclohexylemthoxy) benzyl] － thiazolodine－2, 4－dione (add－3878, u－63, 287, ciglitazone), a new antidiabeticagent [J]. Diabetes, 1983, 32 (9): 804－810.

[525] Colca J, Wyse B, Sawada G, et al. Ciglitazone, a hypoglycemic agent: Early effects on the pancreatic islets of *ob/ob* mice [J]. Metabolism Clinical & Experimental, 1988, 37 (3): 276－280.

[526] Xin X, Yang S, Kowalski J, et al. Peroxisome proliferator-activated receptor gamma ligands are potent inhibitors of angiogenesis in vitro and in vivo [J]. Journal of Biological Chemistry, 1999, 274 (13): 9116－9121.

[527] Shah D, Menon K, Cabrera L, et al. Thiazolidinediones decrease vascular endothelial growth factor (vegf) production by human luteinized granulosa cells in vitro [J]. Fertility & Sterility, 2010, 93 (6): 2042－2047.

[528] 国际化学品安全规划署. 国际化学品安全卡. [EB/OL].

[529] 全球化学品信息平台. [EB/OL].

[530] 美国医学图书馆. 化学品标识数据库. [EB/OL].

[531] Sohda T, Mizuno K, Imamiya E, et al. Studies on antidiabetic agents. Ii. Synthesis of 5－ [4－ (1－methylcyclohexylmethoxy) －benzyl] thiazolidine－2, 4－dione (add－3878) and its derivatives [J]. Chemical & Pharmaceutical Bulletin, 1982, 30 (10): 3580－3600.

[532] Hulin B, Clark D, Goldstein S, et al. Novel thiazolidine－2, 4－diones as potent euglycemic agents [J]. Journal of Medicinal Chemistry, 1992, 35 (10): 1853－1864.

[533] Chaiken R, Norton M, Pasmantie R. Metabolic effects of darglitazone,

an insulin sensitizer in niddm subjects [J]. Diabetologia, 1995, 38 (11): 1307-1312.

[534] Stevenson R, Hutson N, Krupp M, et al. Actions of novel antidiabetic agent englitazone in hyperglycemic hyperinsulinemic *ob/ob* mice [J]. Diabetes, 1990, 39 (10): 1218-1227.

[535] Kreutter D, Andrews K, Gibbs E, et al. Insulinlike activity of new antidiabetic agent cp-68722 in 3T3-L1 adipocytes [J]. Diabetes, 1990, 39 (11): 1414-1419.

[536] Gibbs E, Genereux P, Kreutter D. A novel antidiabetic agent, cp-68722, increases levels of glucose transport and glucose transporter protein in 3T3-L1 adipocytes [J]. Diabetologia, 1989, 32: 491.

[537] Clark D, Goldstein S, Volkmann R, et al. Substituted dihydrobenzopyran and dihydrobenzofuran thiazolidine-2, 4-diones as hypoglycemic agents [J]. Journal of Medicinal Chemistry, 1991, 34 (1): 319.

[538] Ministry of Food and Drug Safety. Retrieved. MFDS permission information of Duvie Tablet 0.5mg (Release of Information) [EB/OL]. [2014-10-23].

[539] Chong Kun Dang press release. 20th new drug developed in Korea "Duvie Tablet" was approved [EB/OL]. [2013-07-04].

[540] Lee J, Woo Y, Hwang I, et al. Quantification of ckd-501, lobeglitazone, in rat plasma using a liquid-chromatography/tandem mass spectrometry method and its applications to pharmacokinetic studies [J]. Journal of Pharmaceutical & Biomedical Analysis, 2009, 50 (5): 872-877.

[541] Lee J, Noh C, Yim C, et al. Kinetics of the absorption, distribution, metabolism, and excretion of lobeglitazone, a novel activator of peroxisome proliferator-activated receptor gamma in rats [J]. Journal of Pharmaceutical Sciences, 2015, 104 (9): 3049-3059.

[542] Yim C, Jeong Y, Lee S, et al. Specific inhibition of the distribution of lobeglitazone to the liver by atorvastatin in rats: Evidence for an rOATP1B2-mediated interaction in hepatic transport [J]. Drug Metabolism and Dispositon, 2017, 45 (3): 246-259.

[543] Kim J, Kim J, Yi S, et al. Tolerability and pharmacokinetics of lobeglitazone (CKD-501), a peroxisome proliferator-activated receptor-γ agonist: A single and multiple-dose, double-blind, randomized control study in healthy male korean subjects [J]. Clinical Therapeutics, 2011, 33 (11): 1819-1830.

[544] Sorbera L, Castaner J, Fresno M, et al. Netoglitazone. Antidiabetic PPARα/PPARγ agonist [J]. Drugs of the Future, 2002 (27): 132-139.

[545] Reginato M, Bailey S, Krakow S, et al. A potent antidiabetic thiazolidinedione with unique peroxisome proliferator-activated receptor gamma-activating properties [J]. Journal of Biological Chemistry, 1998, 273 (49): 32679-32684.

[546] Sorbera L, Castañe J, Fresno M, et al. Netoglitazone-Antidiabetic-PPAR alpha/PPAR gamma agonist [J]. Drugs of the Future, 2002, 27 (2): 132-139.

[547] Lecka C, Gubrij I, Moerman E, et al. Inhibition of osf2/cbfa1 expression and terminal osteoblast differentiation by PPAR gamma2 [J]. Journal of Cellular Biochemistry, 1999, 74 (3): 357-371.

[548] Oxana P, Sylwia O, Larry J, et al. Netoglitazone is a PPAR gamma ligand with selective effects on bone and fat [J]. Bone, 2006, 38 (1): 74-84.

[549] Ueno H, Oe T, Suehiro I, et al. Naphthalene derivs: US 5594016 [P]. 1997-1-14.